JN252417

医療系学生のための

# 図解病態治療学

## TEXT & NOTE
テキスト&ノート

著 **丹羽利充**

修文大学 教授

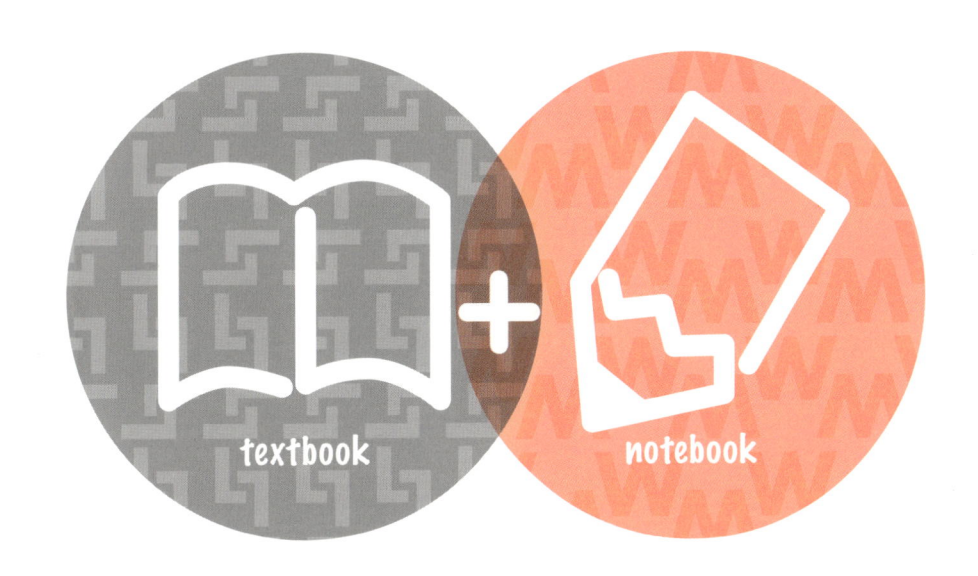

textbook + notebook

診断と治療社

# 序　文

　本書は内科学を中心にして，疾患の病態と治療について簡潔にまとめたものであり，とくに初めて病態治療学（科目名を病態生理学としている学校もある）を学ぶ看護師をはじめ，管理栄養士，薬剤師，臨床検査技師，診療放射線技師，臨床工学技士，理学療法士，作業療法士などの医療系学生を対象としている．いままでの病態治療学や病態生理学の教科書では詳しすぎたこともあり，内容が正確・簡潔で分かりやすいコンパクトなテキストを目指して本書を企画した．

　本文は可能なかぎり右ページに，記憶にとどめやすいよう箇条書きにてまとめた．とくにポイントとなる重要な文章は，チェックボックスの色を変えて示した．キーワードは色文字で強調してあるので，付録の赤シートも活用のうえ記憶の確認や整理に役立ててほしい．左ページには，本文の理解を助けるために関連したイラストや表を載せて解説している．また学生が自ら調べたことや授業で聞いたことを書き留めるノート欄が随所に設けてある．さらに内容の理解度をチェックするためのセルフアセスメント問題を各章の最後に付け加えたので，学習成果の確認に使ってほしい．

　病態治療学の範囲は膨大であるが，要点を簡潔にまとめた本書が，医療系学生の学習の手助けになれば幸いである．最後に，本書の出版にあたりご尽力いただいた診断と治療社の川口晃太朗氏に深謝する．

2015 年 10 月

修文大学 教授

丹羽利充

序　文 ……………………………………………………………………………… iii

著者プロフィール ………………………………………………………………… viii

## 第1章　内科学 ………………………………………………………………… 1

1. 臨床医学における内科学 ……………………………………………………… 2
2. 健康と疾患 ……………………………………………………………………… 4
3. 疾患の主な症状・徴候① ……………………………………………………… 6
4. 疾患の主な症状・徴候② ……………………………………………………… 8
5. 内科診断学 ……………………………………………………………………… 10
6. 内科治療学① …………………………………………………………………… 12
7. 内科治療学② …………………………………………………………………… 14
8. 末期患者の治療と死の判定 …………………………………………………… 16

セルフアセスメント ……………………………………………………………… 18

## 第2章　循環器の疾患 ………………………………………………………… 19

1. 循環器の解剖・生理 …………………………………………………………… 20
2. 心不全 …………………………………………………………………………… 22
3. 不整脈① ………………………………………………………………………… 24
4. 不整脈② ………………………………………………………………………… 26
5. 不整脈③ ………………………………………………………………………… 28
6. 虚血性心疾患① ………………………………………………………………… 30
7. 虚血性心疾患② ………………………………………………………………… 32
8. 心筋の疾患 ……………………………………………………………………… 34
9. 心臓弁膜症 ……………………………………………………………………… 36
10. 高血圧 ………………………………………………………………………… 38
11. 先天性心疾患 ………………………………………………………………… 40
12. 感染性心内膜炎 ……………………………………………………………… 42

セルフアセスメント ……………………………………………………………… 44

## 第3章　呼吸器の疾患 ………………………………………………………… 45

1. 呼吸器の解剖・生理 …………………………………………………………… 46
2. かぜ(感冒)とインフルエンザ，急性気管支炎 …………………………… 48
3. 肺　炎① ………………………………………………………………………… 50
4. 肺　炎② ………………………………………………………………………… 52

# Contents

　　5. その他の呼吸器感染症 ........................................... 54

　　6. 気管支喘息 ........................................................ 56

　　7. 慢性閉塞性肺疾患(COPD) ..................................... 58

　　8. 胸膜の疾患 ........................................................ 60

　　9. 腫瘍性肺疾患(肺がん) .......................................... 62

セルフアセスメント ...................................................... 64

第4章 消化器の疾患 ..................................................... 65

　　1. 消化器の解剖・生理 ............................................. 66

　　2. 食道の疾患 ........................................................ 68

　　3. 胃・十二指腸の疾患① .......................................... 70

　　4. 胃・十二指腸の疾患② .......................................... 72

　　5. 小腸・大腸の疾患① ............................................. 74

　　6. 小腸・大腸の疾患② ............................................. 76

　　7. 小腸・大腸の疾患③ ............................................. 78

　　8. 小腸・大腸の疾患④ ............................................. 80

　　9. 肝臓の疾患① .................................................... 82

　 10. 肝臓の疾患② .................................................... 84

　 11. 胆囊・胆管の疾患 ............................................... 86

　 12. 膵臓の疾患 ...................................................... 88

セルフアセスメント ...................................................... 90

第5章 腎・泌尿器の疾患 ................................................ 91

　　1. 腎・泌尿器の解剖・生理 ....................................... 92

　　2. 慢性腎臓病① .................................................... 94

　　3. 慢性腎臓病② .................................................... 96

　　4. 急性腎障害(急性腎不全) ...................................... 98

　　5. 慢性腎不全① ................................................... 100

　　6. 慢性腎不全② ................................................... 102

　　7. 糸球体腎炎 ...................................................... 104

　　8. ネフローゼ症候群 .............................................. 106

　　9. 全身性疾患による腎障害 ...................................... 108

　 10. 遺伝性腎疾患 ................................................... 110

　 11. 尿路感染症・尿路結石 ........................................ 112

12. 電解質の異常 ...... 114

セルフアセスメント ...... 116

## 第6章 代謝・内分泌系の疾患 ...... 117

1. ホルモンの種類と内分泌器官 ...... 118
2. 糖尿病 ...... 120
3. 脂質異常症 ...... 122
4. 肥満症・メタボリックシンドローム ...... 124
5. 高尿酸血症・痛風 ...... 126
6. 骨粗鬆症 ...... 128
7. 下垂体疾患 ...... 130
8. 甲状腺疾患・副甲状腺疾患 ...... 132
9. 副腎疾患 ...... 134

セルフアセスメント ...... 136

## 第7章 血液・リンパ系の疾患 ...... 137

1. 血　球 ...... 138
2. 貧　血① ...... 140
3. 貧　血② ...... 142
4. 白血病① ...... 144
5. 白血病② ...... 146
6. 悪性リンパ腫, Mタンパク血症 ...... 148
7. 出血性疾患① ...... 150
8. 出血性疾患② ...... 152

セルフアセスメント ...... 154

## 第8章 脳・神経系の疾患 ...... 155

1. 脳と神経 ...... 156
2. 脳血管障害① ...... 158
3. 脳血管障害② ...... 160
4. 神経変性疾患① ...... 162
5. 神経変性疾患② ...... 164
6. 免疫性神経疾患 ...... 166
7. 感染性神経疾患 ...... 168

# Contents

8. 筋障害(ミオパチー), 脳腫瘍 …………………………………………………… 170

セルフアセスメント ……………………………………………………………… 172

## 第9章 自己免疫疾患 …………………………………………………………… 173

1. 自己免疫疾患 ………………………………………………………………… 174
2. 関節リウマチ ………………………………………………………………… 176
3. 全身性エリテマトーデス …………………………………………………… 178
4. 多発性筋炎・皮膚筋炎, 強皮症 …………………………………………… 180
5. シェーグレン症候群, 抗リン脂質抗体症候群 …………………………… 182
6. 混合性結合組織病, ベーチェット病 ……………………………………… 184
7. 血管炎症候群① ……………………………………………………………… 186
8. 血管炎症候群② ……………………………………………………………… 188

セルフアセスメント ……………………………………………………………… 190

## 第10章 感染症 ………………………………………………………………… 191

1. 感染症 ………………………………………………………………………… 192
2. 細菌感染症① ………………………………………………………………… 194
3. 細菌感染症② ………………………………………………………………… 196
4. ウイルス感染症① …………………………………………………………… 198
5. ウイルス感染症② …………………………………………………………… 200
6. ウイルス感染症③ …………………………………………………………… 202
7. その他の感染症 ……………………………………………………………… 204

セルフアセスメント ……………………………………………………………… 206

## 第11章 中 毒 ………………………………………………………………… 207

1. 中毒・食中毒 ………………………………………………………………… 208
2. 薬毒物による中毒 …………………………………………………………… 210
3. 農薬による中毒 ……………………………………………………………… 212
4. 身近なものによる中毒 ……………………………………………………… 214

セルフアセスメント ……………………………………………………………… 216

参考文献 …………………………………………………………………………… 217
索 引 ……………………………………………………………………………… 219

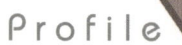

## 著者プロフィール

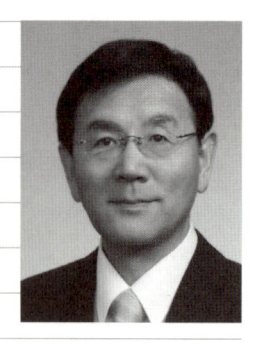

### 丹羽 利充（にわ　としみつ）
修文大学 教授

### 略 歴
名古屋大学医学部医学科 卒業

医学博士学位取得（名古屋大学）

名古屋大学医学部附属病院分院内科 助手

名古屋大学医学部附属病院分院内科 講師

名古屋大学医学部附属病院分院検査部 助教授

名古屋大学医学部附属病院予防医療部 助教授

名古屋大学医学部尿毒症病態代謝学寄附講座 教授

名古屋大学大学院医学系研究科尿毒症病態代謝学寄附講座 教授

修文大学健康栄養学部 教授

### 受 賞
日本透析療法学会賞（木本賞）

日本医用マススペクトル学会奨励賞

Messina大学レクターメダル

松本勇賞（日本医用マススペクトル学会）

国際尿毒症学会賞

### 主催学会
第3回　国際尿毒症毒性シンポジウム（1997年）

第11回 国際腎臓病栄養代謝学会（2002年）

第31回 日本医用マススペクトル学会年会（2006年）

第7回　国際尿毒症学会（2011年）

### 所属学会等
日本内科学会（認定内科医），日本腎臓学会（専門医，指導医，評議員），日本透析医学会（専門医，指導医），日本医用マススペクトル学会（理事長），日本人間ドック学会（専門医，指導医，理事，副編集委員長），日本遺伝カウンセリング学会（臨床遺伝専門医），日本病態栄養学会（評議員），日本医師会認定産業医

アメリカ腎臓学会，国際尿毒症学会（理事，元理事長），国際腎臓病栄養代謝学会，国際人間ドック学会（理事）

# 第1章

# 内科学

✔ **到 達 目 標**

☐ 健康と疾患について説明できる.

☐ 疾患の症状・徴候について説明できる.

☐ 診断・治療について説明できる.

☐ 末期患者の治療と死の判定について説明できる.

# 1 臨床医学における内科学

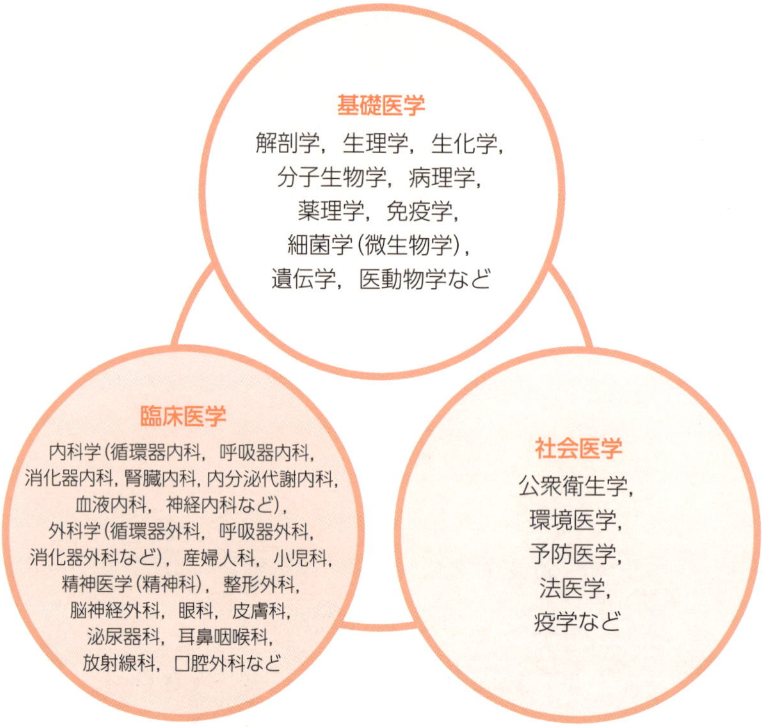

基礎医学
解剖学，生理学，生化学，
分子生物学，病理学，
薬理学，免疫学，
細菌学（微生物学），
遺伝学，医動物学など

臨床医学
内科学（循環器内科，呼吸器内科，
消化器内科，腎臓内科，内分泌代謝内科，
血液内科，神経内科など），
外科学（循環器外科，呼吸器外科，
消化器外科など），産婦人科，小児科，
精神医学（精神科），整形外科，
脳神経外科，眼科，皮膚科，
泌尿器科，耳鼻咽喉科，
放射線科，口腔外科など

社会医学
公衆衛生学，
環境医学，
予防医学，
法医学，
疫学など

**図1-1** 基礎医学・臨床医学・社会医学の関係

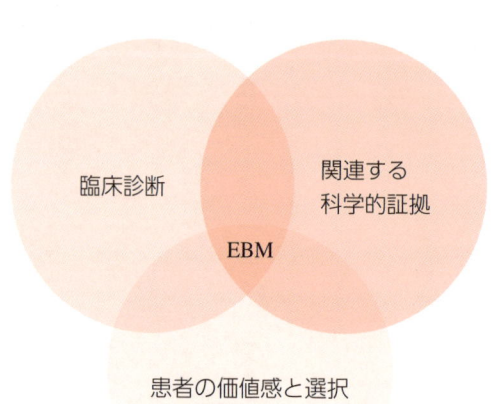

臨床診断

関連する
科学的証拠

EBM

患者の価値感と選択

**図1-2** evidence-based medicine の三本柱

**表1-1** インフォームド・コンセント

| ポイント | ●検査・治療の目的，内容，危険性，合併症などをわかりやすく説明する<br>●考えられうる他の検査・治療の選択肢も示す<br>●決定権は患者にあることを伝える<br>●提示された治療方針を拒否しても，診療に際して不利益にならないことを保証する<br>●セカンドオピニオンを受けてもよいと説明する<br>●理解力に不安があるときは，十分に理解できる人を同席させてかまわない旨，説明する |
|---|---|
| インフォームド・コンセントがむずかしい例 | ●意識障害，植物状態，認知症患者<br>●未成年者<br>●精神疾患を有する患者<br>●救急搬送されてきた患者 |

☐ 医学は，大きくは基礎医学，臨床医学，社会医学に分けられる（図1-1）.

☐ 基礎医学は，臨床医学の基礎となる学問である．解剖学，生理学，生化学，薬理学，病理学，細菌学，免疫学，分子生物学などがある.

☐ 臨床医学は，病気（疾患）に罹患している人の治療に関する学問である．内科学，外科学，産婦人科学，小児科学，精神医学，整形外科学，脳神経外科学，眼科学，皮膚科学，泌尿器科学，耳鼻咽喉科学，放射線医学，口腔外科学などがある.

☐ 社会医学は，人間の疾患や健康と，職業，地域，経済，伝統などの社会要因との関係を研究し，個人と社会の健康と福祉の向上を目標とする学問である．公衆衛生学，環境医学，予防医学，法医学などがある.

☐ 内科学は，患者の全身状態を総合的に把握して疾患を診断し，疾患の病態や病因を明らかにし，薬物療法や栄養療法などを用いて患者を治療する臨床医学である.

☐ 内科には，内科全般を担当する総合内科と，臓器別内科（循環器内科，呼吸器内科，消化器内科，腎臓内科，内分泌代謝内科，血液内科，神経内科など）がある.

☐ 現在の医療では，科学的根拠に基づいて診療方法を選択する evidence-based medicine（EBM）が重視される（図1-2）.

☐ 看護においても，科学的根拠を活用して最善の看護を提供していく evidence-based nursing（EBN）が重視されている.

☐ 診療行為に際して，医師が病状や治療方針を分かりやすく説明し，患者の同意を得るインフォームド・コンセント（informed consent）が大事である（表1-1）.

Note

# 2 健康と疾患

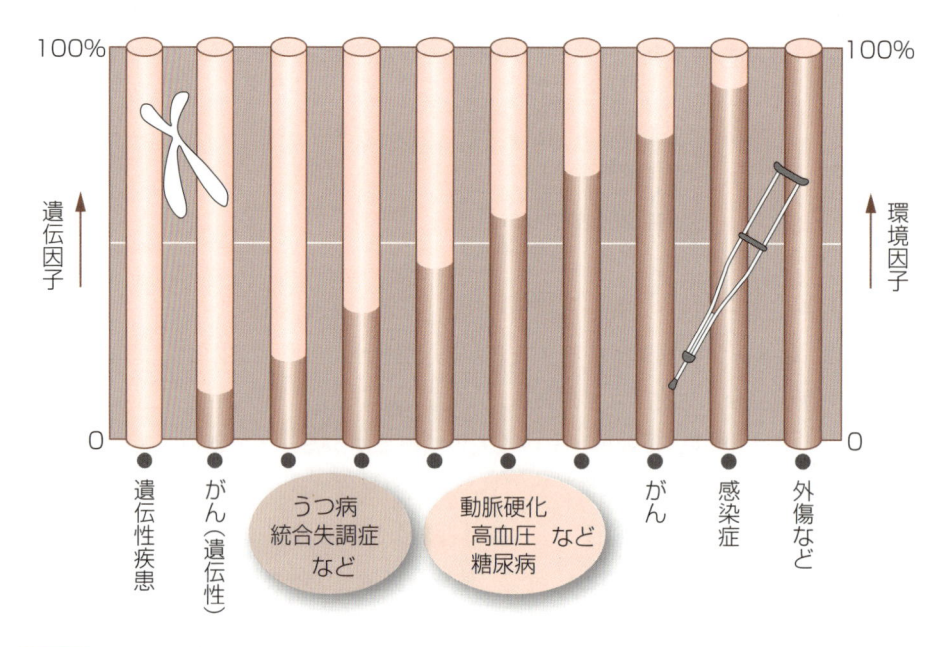

**図1-3** 環境因子と遺伝因子の関係

遺伝因子　環境因子

遺伝性疾患
がん（遺伝性）
うつ病
統合失調症
など
動脈硬化
高血圧　など
糖尿病
がん
感染症
外傷など

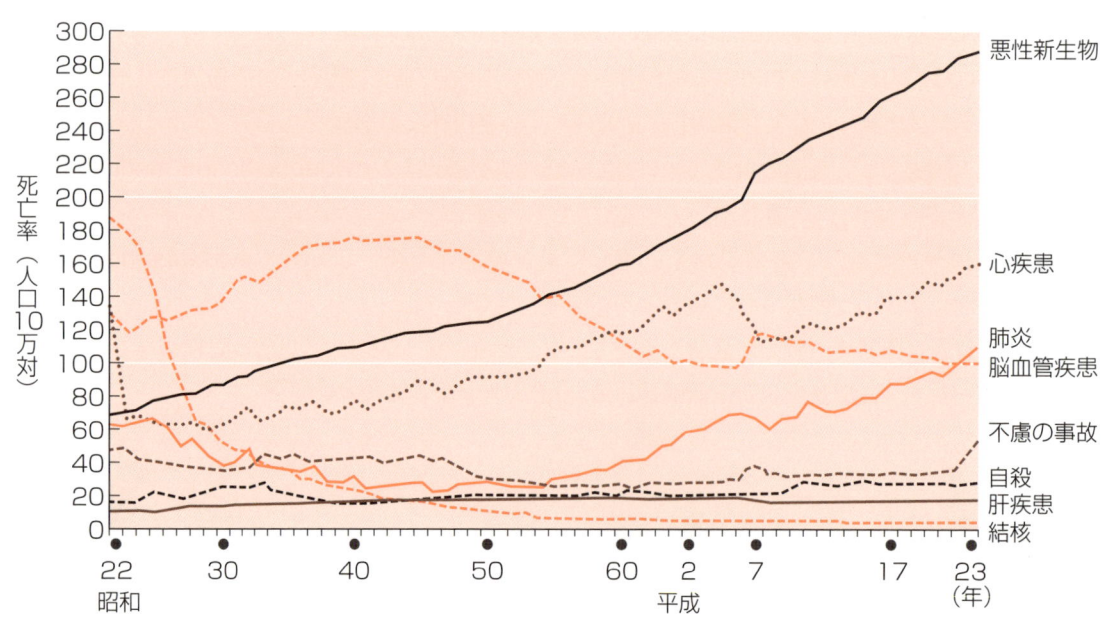

**図1-4** 主な死因別にみた死亡率の年次推移（厚生労働省）

死亡率（人口10万対）

悪性新生物
心疾患
肺炎
脳血管疾患
不慮の事故
自殺
肝疾患
結核

22　30　40　50　60　2　7　17　23
昭和　　　　　　　平成　　　　　（年）

## 1 健康と疾患

☐ 全ての臓器の機能が正常であり，身体および精神が調和して生活している状態を健康という．

☐ 身体的または精神的に健康な状態が維持できなくなったときを，病気（疾患）に罹患しているという．

## 2 病　因

☐ 病因としては，環境因子と遺伝因子がある．環境因子による疾患としては外傷がある．遺伝因子による疾患としては遺伝性疾患がある．多くの疾患では環境因子と遺伝因子の両方がその発症に関与している（図1-3）．

☐ また多くの疾患では老化が発症・進展に関与している．老化は進行性，不可逆性で，すべての臓器の機能が低下し，確実に死に至る．

## 3 死因の変遷

☐ 戦後しばらくは，結核が死因の1位であった．抗菌薬が開発され，栄養状態が改善されると結核による死亡は減少した（図1-4）．

☐ その後，脳血管疾患（脳卒中）が死因の1位となったが，高血圧の管理により徐々に減少した（図1-4）．

☐ 最近では，①悪性新生物（がん）が死因の1位である（図1-4）．続いて，②心疾患，③肺炎，④脳血管疾患の順である．

☐ 悪性新生物，脳血管疾患，心疾患は成人病といわれてきたが，最近では，これらは糖尿病なども含めて生活習慣病といわれる．

## 4 部位別がんによる死亡率

☐ 死因のトップは男性が肺がん，女性が大腸がんである．肺がんは男性では1993年に胃がんを抜いて，死因のトップになった．女性の肺がんも大腸がんと同様，死亡者が増え続けている．

☐ 男性のがんの死亡率は，①肺がん，②胃がん，③大腸がん，④肝臓がん，⑤膵がんの順である．

☐ 女性のがんの死亡率は，①大腸がん，②肺がん，③胃がん，④膵がん，⑤乳がんの順である．

Note

# 3 疾患の主な症状・徴候①

**表1-2**　主な症状・徴候

| 部　位 | 症状・徴候の例 |
|---|---|
| 頭頸部 | 頭部：頭痛，意識障害，失神など<br>顔面：浮腫，発疹，チアノーゼなど<br>頸部：腫脹，疼痛など<br>眼：視力低下など<br>鼻：鼻出血など<br>耳：聴力低下，めまい，耳鳴りなど |
| 胸腹部 | 胸部：胸痛，動悸，咳嗽，喘鳴，呼吸困難など<br>腹部：腹痛，悪心，嘔吐，下痢，便秘，食欲不振など<br>泌尿器：頻尿，無尿，血尿，多尿，乏尿など |
| 四肢 | 浮腫，関節痛など |
| 皮膚 | 発疹，紫斑，チアノーゼ，かゆみ，脱毛，多汗など |
| 精神・神経 | 不安，不穏，運動麻痺，言語障害，感覚障害，けいれんなど |
| 全身性 | 肥満，やせ，倦怠感，疲労感，発熱，貧血症状など |

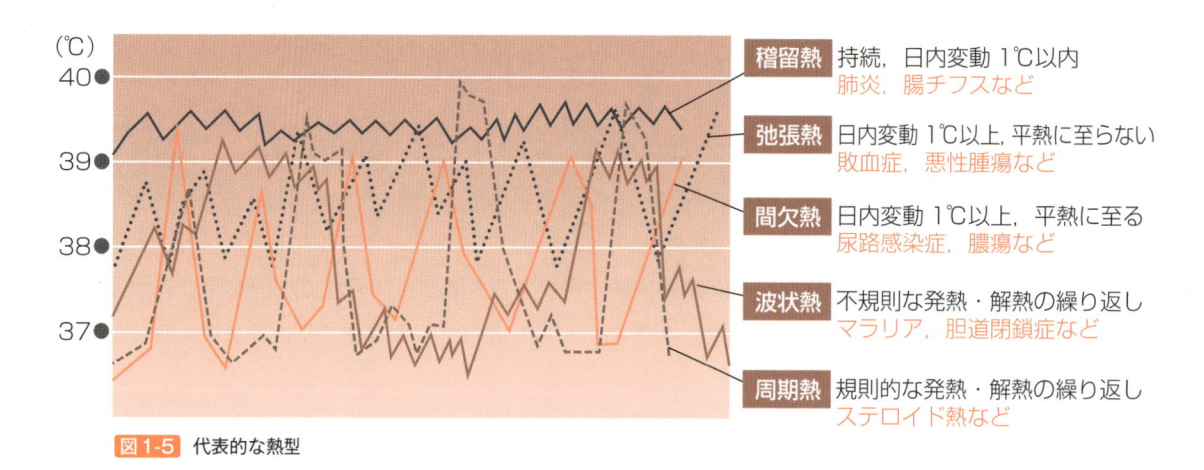

**稽留熱**　持続，日内変動1℃以内
　肺炎，腸チフスなど

**弛張熱**　日内変動1℃以上，平熱に至らない
　敗血症，悪性腫瘍など

**間欠熱**　日内変動1℃以上，平熱に至る
　尿路感染症，膿瘍など

**波状熱**　不規則な発熱・解熱の繰り返し
　マラリア，胆道閉鎖症など

**周期熱**　規則的な発熱・解熱の繰り返し
　ステロイド熱など

**図1-5**　代表的な熱型

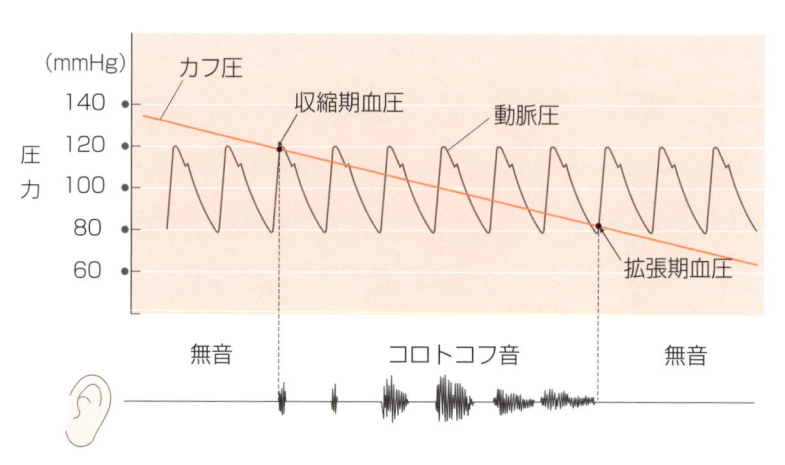

**図1-6**　聴診法による血圧測定

**1 自覚症状と他覚的所見**

☐ 疾患になると，健康時にはみられなかった身体的あるいは精神的な症状（自覚症状）を訴える．このうち最も重要な症状を主訴という．

☐ 疾患になると，医師や看護師など他人が診察して得られた客観的変化として徴候（サイン）（他覚的所見）が現れる．

☐ 表1-2に主な症状と徴候を示す．

**2 バイタルサイン**

☐ バイタルサインとは，生命維持にかかわる重要な徴候で，体温，脈拍，血圧，呼吸をいう．さらに，意識レベルを加えることもある．

☐ バイタルサインを観察し計測することをバイタルチェックという．

**1）体　温**

☐ 体温は，腋窩で測定すると健常人では36〜37℃に維持されている．37℃を超えるときは，発熱があると判断する．発熱は，感染症，悪性腫瘍，膠原病などでみられる．

☐ 37.0〜37.9℃を微熱，38.0〜38.9℃を中等度熱，39.0℃以上を高熱という．

☐ 疾患によっては特徴的な熱型パターンを示す（図1-5）．

**2）脈　拍**

☐ 脈拍とは，心臓が血液を送り出す際に動脈に生じた拍動をいう．

☐ 脈拍数は，健康な成人ではほぼ65〜85/分であり，100/分以上を頻脈といい，60/分以下を徐脈という．

☐ 頻脈は，精神的な緊張，運動後，発熱時にみられる．病的な頻脈としては，頻脈性不整脈，貧血，甲状腺機能亢進症などでみられる．

☐ 徐脈は，睡眠時や運動選手でもみられる．病的な徐脈としては徐脈性不整脈，甲状腺機能低下症などでみられる．

☐ 脈拍のリズムが一定であるのが整脈，脈拍のリズムが不整であるのが不整脈という．

☐ 動脈を指で圧迫した場合，圧迫されにくく緊張した脈拍が硬脈，圧迫されやすく柔らかい脈拍を軟脈という．硬脈は高血圧，動脈硬化でみられる．軟脈は低血圧でみられる．

**3）血　圧**

☐ 血圧として上腕動脈圧を測定する．最近では電子血圧計がよく用いられている．

☐ 水銀血圧計を用いた場合，聴診器を肘窩で上腕動脈の拍動を触れる位置におき，マンシェット（カフ）に空気を挿入して推定血圧より高い圧まで加圧してから空気を徐々に抜く．コロトコフ音の発生したときの圧を収縮期血圧（最高血圧），コロトコフ音の消失したときの圧を拡張期血圧（または最低血圧）という（図1-6）．

☐ 高血圧は，収縮期血圧140 mmHg以上／拡張期血圧90 mmHg以上である．

☐ 正常血圧は，収縮期血圧130 mmHg未満／拡張期血圧85 mmHg未満である．

# 4 疾患の主な症状・徴候②

表1-3 呼吸の型

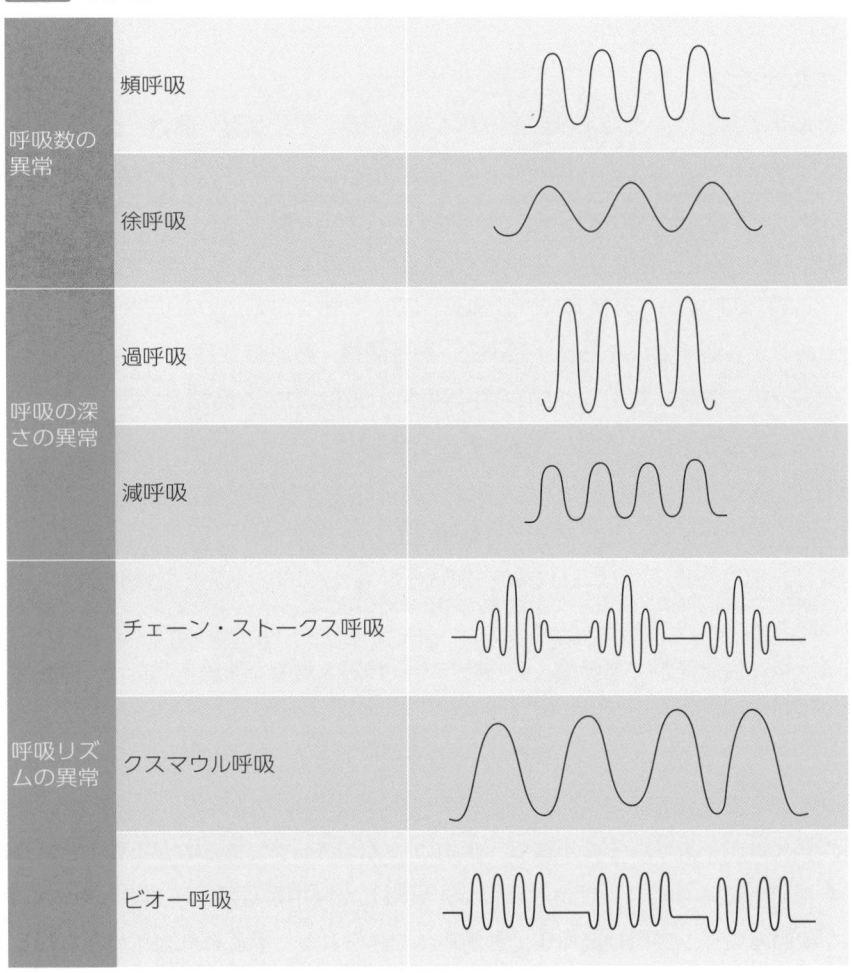

| | 頻呼吸 | |
|---|---|---|
| 呼吸数の異常 | | |
| | 徐呼吸 | |
| | 過呼吸 | |
| 呼吸の深さの異常 | | |
| | 減呼吸 | |
| | チェーン・ストークス呼吸 | |
| 呼吸リズムの異常 | クスマウル呼吸 | |
| | ビオー呼吸 | |

表1-4 意識障害の重症度分類（JCS，3-3-9度方式）

Ⅰ. 刺激をしなくても覚醒している状態（1桁で表現）
　0　意識清明
　1　見当識は保たれているが意識清明ではない
　2　見当識障害がある
　3　自分の名前・生年月日がいえない

Ⅱ. 刺激で一時的に覚醒する状態（2桁で表現）
　10　普通の呼びかけで開眼する
　20　大声の呼びかけや強く揺するなどで開眼する
　30　痛み刺激を加えて呼びかけを続けるとかろうじて開眼する

Ⅲ. 刺激しても覚醒しない状態（3桁で表現）
　100　痛みに対して払いのける動作をする
　200　痛み刺激で手足を動かしたり，顔をしかめたりする
　300　痛み刺激に対し全く反応しない

### 4）呼　吸

■ 正常な呼吸数は成人で16〜20回／分である．リズム，深さは規則正しい．

■ 呼吸数が24回／分以上を頻呼吸，呼吸数が12回／分以下を徐呼吸という（表1-3）．

□ 1回の呼吸換気量が多いことを過呼吸，少ないことを減呼吸という（表1-3）．

□ 呼吸状態をチェックするために，パルスオキシメーターが臨床によく使用されている．

■ パルスオキシメーターは，経皮的動脈血酸素飽和度（SpO$_2$）と脈拍数をモニターすることができる．SpO$_2$の正常値は96％以上，95％未満は呼吸不全の疑いがあり，90％未満は在宅酸素療法の適用となる．

■ 以下の呼吸は，重症であることを示す．

- 鼻翼呼吸は，呼吸困難の徴候であり，呼気時に鼻翼が膨らむ動きを伴う状態である．

- 下顎呼吸は，呼吸困難が著しくなり，呼吸筋を十分に働かせることができないで，下顎だけを動かして努力性に呼吸をしている状態である．

- 無呼吸は，呼吸が停止した状態であり，回復のない場合は死の徴候である．

- チェーン・ストークス呼吸は，呼吸期と無呼吸期が交互に繰り返される．小さい呼吸から，徐々に大きな呼吸となった後，次第に呼吸が小さくなり，一時的に呼吸停止がある．重篤な脳血管障害や心不全でみられる（表1-3）．

- クスマウル呼吸は，異常に深くて大きな呼吸が持続し，呼吸数も増えた状態である．尿毒症や糖尿病性昏睡などでみられる（表1-3）．

- ビオー呼吸は，無呼吸から突如として短い呼吸に移る．チェーン・ストークス呼吸のように，呼吸の深さに周期的変化はみられない．髄膜炎などでみられる（表1-3）．

### 5）意識レベル

■ 意識がしっかりしている状態を清明という．

□ 意識障害とは，物事を正しく理解し，周囲の刺激に対する適切な反応が損なわれている状態をいう．

■ 意識障害には清明度の低下（意識混濁）のほかに，意識内容の変化（意識変容）がある．

■ 意識の清明度の評価は，清明，傾眠，混迷，半昏睡，深昏睡に分類される．

□ 傾眠は，軽い刺激があれば覚醒するが，すぐ意識が混濁する状態である．

□ 混迷は，強い刺激にのみ少し反応する状態である．

□ 昏睡は，外部からどのような刺激が加えられても反応がない状態である．

□ 日本昏睡尺度（JCS）が臨床的に使用される（表1-4）．

■ 意識内容の変化（意識変容）は，せん妄，もうろう，錯乱がある．

□ せん妄とは，意識混濁に加えて幻覚や錯覚がみられる状態である．

□ もうろうとは，幻視，幻聴はなく，意識混濁も軽く，外界の認知はある程度可能であるが，誤認や錯覚がある．

□ 錯乱とは，意識が混濁し，思考に混乱をきたす状態である．

　　JCS：Japan Coma Scale

# 5 内科診断学

**表1-5** SOAP形式を用いた問題指向システム(POS)による診療録(POMR)の例

| | |
|---|---|
| S (subjective) | 両足のむくみ<br>糖尿病歴約18年，近医にて治療中であったが，尿タンパク陽性，血圧コントロール不良で紹介されて受診した |
| O (objective) | 71歳，男性，身長170cm，体重77kg，BMI 26.6<br>脈拍84/分 整，血圧182/96 mmHg，体温36.6℃，呼吸18回/分<br>頭頸部異常なし，胸部異常なし，腹部異常なし<br>両下腿浮腫中等度<br>心電図：左室肥大，胸部X線：心拡大(CTR 55%)<br>眼底検査：両側前増殖網膜症<br>血液検査：HbA1c 8.2%，空腹時血糖160 mg/dL，クレアチニン1.2 mg/dL，eGFR 57.1 mL/分/1.73m²，尿素窒素27.7 mg/dL，アルブミン3.6 g/dL，尿酸4.8 mg/dL，TC 266 mg/dL，TG 162 mg/dL，HDL-C 53 mg/dL，LDL-C 181 mg/dL<br>尿検査：タンパク(2+)，糖(+)，潜血(-) |
| A (assessment) | #1. 糖尿病性腎症　第3期(顕性腎症期)：DPP-4阻害薬を内服しているも血糖コントロール不良<br>#2. 糖尿病性網膜症　前増殖網膜症<br>#3. 高血圧：アンジオテンシンⅡ受容体拮抗薬(ARB)を服用しているも血圧コントロール不良<br>#4. 脂質異常症<br>#5. 浮腫 |
| P (plan) | #1. 血糖管理：内服薬を中止しインスリン治療を導入する<br>#2. 網膜症に対し網膜光凝固術を行う<br>#3. 血圧管理：Ca拮抗薬の追加，減塩食の指導<br>#4. 脂質管理：スタチン系薬の投与<br>#5. 浮腫に対しループ利尿薬の投与 |

BMI：body mass index，CTR(心胸比)：cardiothoracic ratio，eGFR(推算糸球体濾過量)：estimated glomerular filtration rate，TC：total cholesterol，TG：triglyceride，HDL-C：high density lipoprotein cholesterol，LDL-C：low density lipoprotein cholesterol，DPP-4：dipeptidyl peptidase-4，ARB：angiotensin receptor blocker

**表1-6** 身体診察

| | |
|---|---|
| 視　診 | 患者の体格，表情，歩行，身だしなみ，態度など．さらに頭から顔，頸部，胸部，腹部，四肢までみる． |
| 触　診 | 患者の身体各部に手指で触れ，脈拍，皮膚温，湿潤の具合，血管の状態，リンパ節や体表の腫脹，腫瘤，腹部の臓器，圧痛部位などをみる． |
| 打　診 | 患者の胸部，背部，腹部を手指や打診器でたたき，内臓の状態，ガスや液体の貯留状態をみる． |
| 聴　診 | 直接もしくは聴診器を用いて，患者の心音，呼吸音や腹部のグル音などを聞く． |
| 神経学的診察 | 患者の意識障害，脳神経の異常，髄膜刺激症状，筋の異常などを調べるための診察法． |

1

## ■1 診 察

☑ 医療面接，身体診察，臨床検査の結果を総合的に判定して，疾患の診断が行われる．こうした医療行為を診察という．

☐ 疾患の診断にあたり，その症状や臨床検査の結果から可能性がある複数の病気を比較して，合理的に特定する診断のことを鑑別診断という．

☑ 診察で得た所見や治療経過は，診療録（カルテ，チャート）に正確に記録しておく．患者の主観的および客観的情報を集め，それを評価する必要があり，それらのデータを明確に記載するために，SOAP形式を用いた問題指向システム（POS）による診療録（POMR）が作成される．

☐ SOAPは，S（subjective）：患者の主観的な訴え，O（objective）：検査結果やバイタルなどの客観的な内容，A（assessment）：SやOに対する医療者の判断で患者の問題点をいかに抽出したかを記載，P（plan）：Aに基づく今後の計画からなる（表1-5）．

## ■2 医療面接

☑ 医療面接では，患者プロフィール（氏名，生年月日，性別，住所，職業など），主訴（最も重要な自覚症状），現病歴（発病の日時，様式，持続期間，経過など），既往歴（出生してから現在までの疾患歴），家族歴（家系内での疾患歴），社会歴（職業歴，海外渡航歴，生活環境など）を聴取する．

☐ 面接時は，言語コミュニケーション（言葉づかい，敬語など）だけでなく，非言語コミュニケーション（服装・身だしなみ，態度，視線の合わせ方など）も大切である．

## ■3 身体診察

☑ 身体診察では，視診，触診，打診，聴診，神経学的診察がある（表1-6）．身体診察によって得られた他覚的所見を現症という．

## ■4 臨床検査

☑ 臨床検査では，検体検査（血液，尿，便，髄液，組織など），生理検査（心電図検査，呼吸機能検査，脳波検査，筋電図検査など），画像検査（X線検査，超音波検査，内視鏡検査，CT検査，MRI検査，PET検査など）などがある．

POS：problem oriented system，POMR：problem oriented medical record

Note

# 6 内科治療学①

表 1-7　内科的治療と外科的治療

| | | |
|---|---|---|
| 内科的治療 | 薬物療法 | ●薬物を用いて行う治療法<br>●内科的治療における中心的治療<br>●疾患の治療や QOL 改善を目指す |
| | 栄養療法 | ●エネルギーや栄養素の調整による治療法<br>●不足している栄養素を補うことで疾患の予防にもつながる |
| | 酸素療法 | ●室内空気より高濃度の酸素を用いた治療法 |
| | 輸血療法 | ●不足している血液成分を補う治療法<br>●臓器移植の一種ともいえる |
| | 血液浄化療法 | ●血液中の有害因子を，透析装置などを用いて除去する治療法 |
| | 放射線療法 | ●放射線を照射する治療法<br>●おもにがん治療において，抗がん薬や手術と併用される |
| 外科的治療 | 外科手術 | ●手術により患部を摘出する治療法<br>●侵襲的 |

QOL：quality of life

Note

1

□ 治療とは，疾患およびそれに伴う症状を取り除く行為をいう（表1-7）.

## 1 治療の種類

□ 原因療法は，疾患の原因を取り除くことにより，疾患を治癒させる治療法である. 対症療法は，頭痛，腹痛，発熱などの症状を取り除く. 診断的治療は，推定される疾患に対する治療を行い，その反応をみて診断を確定させる.

## 2 薬物療法

□ 薬物療法は，薬物を用いて行う治療法である. 投与法の違いにより，経口薬，注射薬，外用薬に分けられる.

□ 経口薬の剤型には，錠剤，カプセル剤，顆粒剤，散剤，水剤などがある.

□ 注射薬の投与経路としては，皮下注射（皮下注），皮内注射，筋肉注射（筋注），静脈注射（静注）がよく行われ，関節腔内注射，脊椎腔内注射なども行われる.

□ 点滴注射（点滴）は，ボトルやバッグに入れて吊した薬剤を，静脈内に留置した注射針から少量ずつ投与する方法で，静脈注射の一種である. 点滴注射により輸液療法が行われ，水分，電解質，薬物，栄養素などが補給される.

□ 外用薬としては，軟膏薬，塗布薬，吸入薬，点眼薬，点鼻薬，坐薬などがある.

## 3 栄養療法（食事療法）

□ 栄養療法は，摂取エネルギー量や，特定の栄養素（塩分，タンパク質，炭水化物，脂質，ビタミン，ミネラルなど）の摂取量を調整することにより，疾患の治療や予防を行う.

□ 栄養の補給法には経口栄養，経腸栄養，静脈栄養がある.

### 1）経口栄養

□ 経口栄養の形態には，普通食，軟食（全粥食，七分粥食，五分粥食，三分粥食），流動食，ミキサー食などがある.

### 2）経腸栄養

□ 経腸栄養としては，短期間の場合は経鼻チューブによる経鼻経管栄養法が適応となり，長期におよぶ場合は経皮内視鏡的胃瘻増設術（PEG）により作成された胃瘻が適応になる.

□ 経腸栄養剤の種類としては，成分栄養剤，消化態栄養剤，半消化態栄養剤などがある.

### 3）静脈栄養

□ 静脈栄養には，末梢静脈栄養と中心静脈栄養（完全静脈栄養）がある.

□ 末梢静脈栄養は，前腕などの末梢静脈より，グルコース，アミノ酸，脂肪，電解質の短期間の栄養補給に用いられる. 高浸透圧の溶液を注入すると静脈炎をきたす.

□ 中心静脈栄養は，鎖骨下静脈などから高カロリー輸液，アミノ酸，脂肪，ビタミン，微量元素などの長期にわたる栄養補給に用いられる.

PEG：percutaneous endoscopic gastrostomy

# 7 内科治療学②

**表1-8** 輸血の種類

| | | |
|---|---|---|
| 全血輸血 | | ●大量出血など，全血液成分が不足しているとき<br>●最近は使われなくなりつつある |
| 成分輸血 | 赤血球輸血 | ●赤血球成分が不足しているとき<br>●赤血球機能低下による酸欠状態のとき |
| | 白血球輸血 | ●顆粒球輸血(感染症の治療)や造血幹細胞移植時などに限定されている |
| | 血小板輸血 | ●血小板成分が不足しているとき<br>●血小板機能低下による出血・出血傾向のある場合に |
| | 血漿輸血 | ●複数の血液凝固因子が不足しているとき<br>●血液凝固因子の欠乏による出血・出血傾向のある場合に |

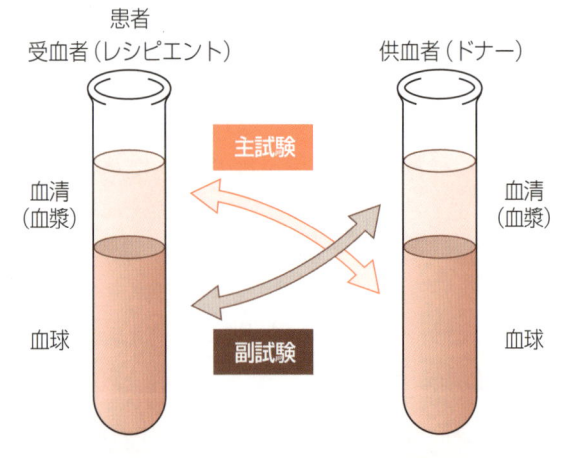

| 主試験 | 副試験 | 輸　血 |
|---|---|---|
| 凝集(−) | 凝集(−) | 可 |
| 凝集(−) | 凝集(+) | 原則不可 |
| 凝集(+) | 凝集(−) | 不可 |
| 凝集(+) | 凝集(+) | 不可 |

**図1-7** 交差適合試験(クロスマッチ)

### 4 酸素療法

- 室内気（ルームエア）にて動脈血酸素濃度（$PaO_2$）＜60 mmHg あるいは酸素飽和度（$SpO_2$）＜90％ は，酸素療法の適応となる．また，低酸素症が疑われる場合（重症外傷，急性心筋梗塞），短期的治療あるいは外科的処置において酸素療法が行われる．
- 酸素療法の副作用として，未熟児においては未熟児網膜症による失明，慢性呼吸不全患者においては$CO_2$ナルコーシスによる自発呼吸の停止および意識障害がある．また，高濃度酸素の長時間吸入による酸素中毒症や吸収性無気肺などもおきる．

### 5 輸　血

- 全血輸血と成分輸血があるが，現在では成分輸血が主に行われる（表1-8）．
- 成分輸血には，赤血球輸血（濃厚赤血球輸血，洗浄赤血球，白血球除去赤血球），白血球輸血，血小板輸血，血漿輸血（新鮮凍結血漿，アルブミン製剤，免疫グロブリン製剤，凝固因子製剤など）がある．
- 血液型にはABO血液型，Rh血液型がある．血液型不適合輸血により赤血球が凝集し，細血管の閉塞や溶血，重症ではショックをおこし死亡することもある．
- 輸血は同じ血液型どうしで行う．
- 輸血時には交差適合試験（クロスマッチ）を毎回行う（図1-7）．供血者（ドナー）の血球と受血者（レシピエント）の血漿を混和する主試験，また受血者の血球と供血者の血漿を混和する副試験を行い，主試験と副試験の両方とも凝集がおこらないことを確認してから輸血する．

### 6 血液浄化療法

- 血液透析，腹膜透析などの血液浄化療法が腎不全の治療に用いられる（☞ p.103「慢性腎不全②」参照）．

Note

# 8 末期患者の治療と死の判定

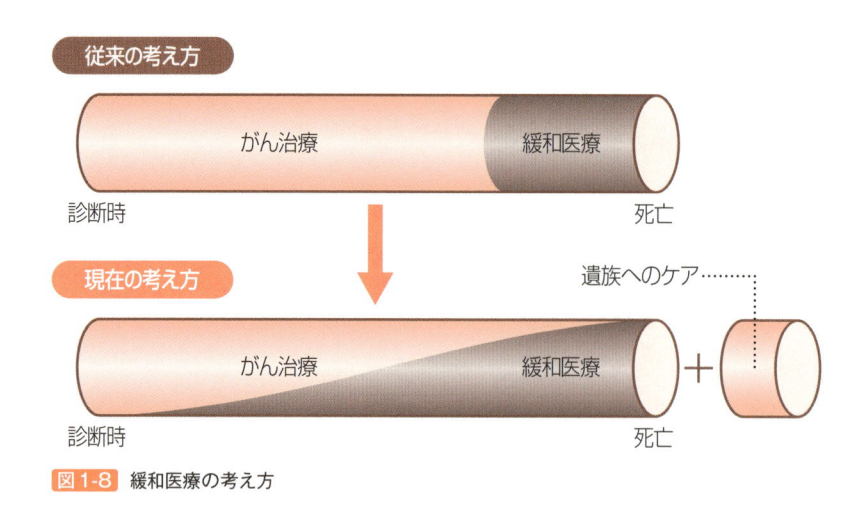

**図1-8** 緩和医療の考え方

**表1-9** 様々なヒトの死の定義

| 種　類 | | 定　義 |
|---|---|---|
| 心臓死 | | ● 心臓拍動停止，呼吸停止，脳機能停止(瞳孔対光反射の消失) |
| 脳死 | 全脳死 | ● 脳幹を含むすべての脳が機能しなくなった状態 |
| | 脳幹死 | ● 脳幹が機能を失った状態 |
| 植物状態 | | ● 大脳の機能の一部または全部を失って意識がない状態<br>● 脳幹や小脳は機能が残存し，自発呼吸ができることもある |
| 突然死 | | ● 予期しない突然の病死で，発症から24時間以内のもの |
| 尊厳死 | | ● 人間が人間としての尊厳を保って死に臨むこと |

Note

**1　終末期医療（ターミナルケア）と緩和医療（緩和ケア）**

□ 終末期とは，病状が不可逆的かつ進行性で，その時代に可能な限りの治療によっても病状の好転や進行の阻止が期待できなくなり，近い将来の死が不可避となった状態である．

■ 末期がんなど治療の見込みがない終末期の患者に対して行われる医療および看護をターミナルケアといい，ターミナルケアを専門に行う医療施設をホスピスという．

■ 緩和医療とは，生命を脅かす疾患による問題に直面している患者，およびその家族の生活の質（QOL）を改善する医療および看護である．医療的処置（緩和医療）に加え，精神的側面を重視した総合的な措置がとられる（図1-8）．

**2　尊厳死**

■ 尊厳死とは，人間が人間としての尊厳を保って死に臨むことである（表1-9）．

□ リビングウイル（生前意思）は，尊厳死の宣言書ともいわれ，患者が自分の病気が不治かつ末期であれば，延命措置を施さないでほしいと宣言しておくことである．

□ 延命措置とは，人工呼吸器，胃瘻，透析などの生命を維持するための措置である．

**3　心臓死**

□ 循環機能，呼吸機能，脳機能が不可逆的に停止した状態を死と判定する（表1-9）．

■ 心臓拍動停止，呼吸停止，および脳機能の不可逆的停止を示す瞳孔の対光反射の消失をもって死の3徴候といい，この場合の死を心臓死という．

□ 医師は，多くの場合，聴診で心音・呼吸音がないこと，橈骨動脈・頸動脈を触れないこと，心電図モニターで波形がなく平坦であること，睫毛反射・対光反射（直接反射，間接反射）の消失を確認して，死亡を宣告する．

□ 簡略化して，聴診で心音・呼吸音がないこと，心電図モニターで波形がなく平坦であること，対光反射の消失を確認して死亡を判定することもある．

**4　脳死と植物状態**

■ 脳死には，脳幹を含むすべての脳が機能しなくなった状態（全脳死）と，脳幹が機能を失った状態（脳幹死）がある（表1-9）．脳幹死はいずれ全脳死にいたる．脳死では脳機能は停止しているが，呼吸運動や心拍動が人工的に維持されている．

□ 臓器移植法により，限定した条件下での脳死は人の死としてもよいことが認められた．

■ 植物状態とは，大脳の機能の一部または全部を失って意識がない状態であるが，脳幹や小脳は機能が残っていて自発呼吸ができることが多く，まれに回復することもあり脳死とは異なる（表1-9）．

QOL：quality of life

# セルフアセスメント

**問1　死因の第1位は？**

① 心疾患
② 悪性新生物（がん）
③ 肺炎
④ 脳血管疾患

**問2　男性のがんによる死亡の第1位は？**

① 肺がん
② 胃がん
③ 大腸がん
④ 肝臓がん

**問3　女性のがんによる死亡の第1位は？**

① 肺がん
② 胃がん
③ 大腸がん
④ 膵がん

**問4　バイタルサインでないものは？**

① 体温
② 脈拍
③ 血圧
④ 尿量

**問5　頻脈は？**

① 85/分以上
② 100/分以上
③ 60/分以下
④ 120/分以上

**問6　糖尿病性昏睡でみられる呼吸は？**

① チェーン・ストークス呼吸
② ビオー呼吸
③ 下顎呼吸
④ クスマウル呼吸

**問7　高血圧は？**

① 収縮期血圧 140 mmHg 以上
② 収縮期血圧 135 mmHg 以上
③ 拡張期血圧 85 mmHg 以上
④ 拡張期血圧 80 mmHg 以上

**問8　外部からどのような刺激が加えられても反応がない意識状態は？**

① 傾眠
② 混迷
③ 昏睡
④ せん妄

**問9　酸素療法の適応は？**

① $PaO_2 < 80$ mmHg
② $PaO_2 < 60$ mmHg
③ $SpO_2 < 97\%$
④ $SpO_2 < 95\%$

**問10　死の3徴候でないものは？**

① 心臓拍動停止
② 呼吸停止
③ 意識消失
④ 対光反射の消失

解答　問1：②，問2：①，問3：③，問4：④，問5：②，問6：④，問7：①，問8：③，問9：②，問10：③

# 第2章

# 循環器の疾患

✓ 到達目標
- ☐ 心不全について説明できる.
- ☐ 不整脈について説明できる.
- ☐ 虚血性心疾患について説明できる.
- ☐ 高血圧について説明できる.

# 1 循環器の解剖・生理

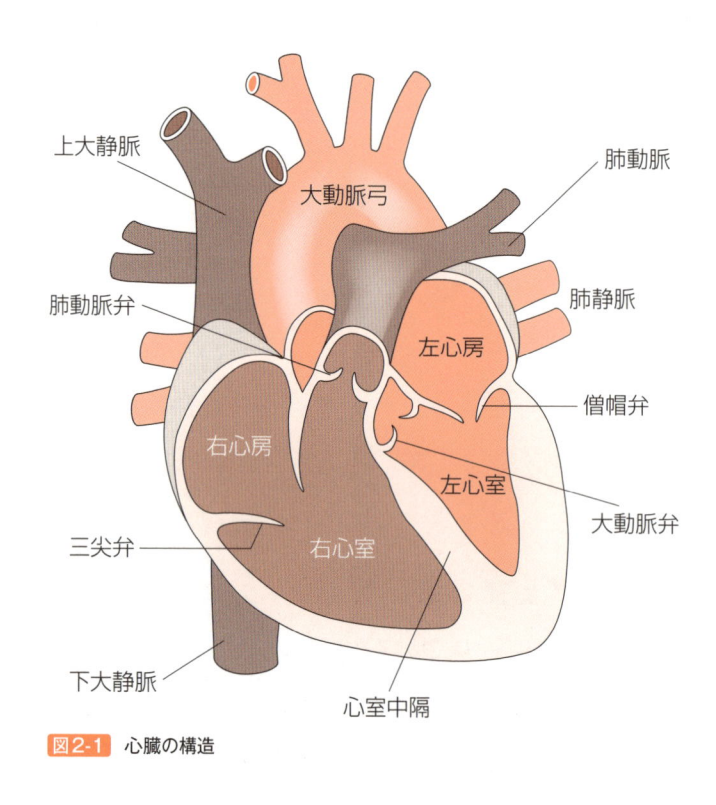

上大静脈

大動脈弓

肺動脈

肺動脈弁

肺静脈

左心房

僧帽弁

右心房

左心室

大動脈弁

三尖弁

右心室

下大静脈

心室中隔

**図2-1** 心臓の構造

Note

☐ 心臓は，左右の心房（左心房，右心房）と心室（左心室，右心室）の4つの部屋からなる（図2-1）．左右の心房は心房中隔によって分けられ，左右の心室は心室中隔によって分けられる．

☐ 右心房と右心室の間には三尖弁，左心房と左心室の間には僧帽弁，右心室の出口には肺動脈弁，左心室の出口には大動脈弁がある．三尖弁と僧帽弁を合わせて房室弁，肺動脈弁と大動脈弁をあわせて半月弁という．三尖弁，肺動脈弁，大動脈弁は3枚の弁尖からなっているが，僧帽弁は2枚の弁尖からなっている．

☐ 心臓壁は心内膜，心筋層，心外膜からなる．心臓は血液を送り出すポンプ機能をもつ．左心室からは大動脈へ，右心室からは肺動脈へ血液が駆出される．

☐ 静脈還流が増えるほど，拡張期の心室がより伸展し，収縮力が増強されて心拍出量が増加する．これをスターリングの法則という．

☐ 心臓の酸素と栄養を供給しているのは冠状動脈であり，大動脈起始部から分枝している．冠状動脈は，左冠状動脈と右冠状動脈に分枝し，左冠状動脈は回旋枝と前下行枝に分かれている．

☐ 心臓は交感神経と副交感神経（迷走神経）によって二重支配されている．交感神経からはノルアドレナリンが放出され，心筋収縮力の増加，心拍数の増加，興奮伝導速度の増加をきたす．副交感神経はアセチルコリンを放出し，心拍数の低下，興奮伝導速度の低下をもたらす．

Note

# 2 心不全

**表2-1** うっ血性心不全診断基準（フラミンガム）

| 大項目2つ，あるいは大項目1つと小項目2つを有するものを心不全とする | |
|---|---|
| 大項目 | ● 発作性夜間呼吸困難あるいは起坐呼吸　● 急性肺水腫<br>● 頸静脈怒張　● 奔馬調律（III音）<br>● 肺ラ音聴取　● 静脈圧上昇（16 cmH₂O 以上）<br>● 心拡大　● 循環時間延長（25 秒以上）<br>● 肝頸静脈逆流 |
| 小項目 | ● 下腿の浮腫　● 胸水の貯留<br>● 夜間の咳嗽　● 肺活量減少<br>● 労作時呼吸困難　　（最大量の 1/3 低下）<br>● 肝腫大　● 頻脈（120 回/分以上） |
| 大項目あるいは小項目 | ● 治療に反応して5日で4.5kg以上体重が減少した場合<br>　　大項目1つとみなす：心不全治療による効果<br>　　小項目1つとみなす：それ以外の治療による効果 |

**表2-2** うっ血性心不全重症度分類（NYHA分類）

| 重症度 | 説　明 |
|---|---|
| I度 | ● 心疾患があるが身体活動には特に制約がない<br>● 日常の身体活動で，激しい疲労，動悸，呼吸困難，狭心痛が生じないもの |
| II度 | ● 心疾患があり，身体活動が軽度に制約されるもの<br>● 安静時には無症状<br>● 日常の身体活動で，疲労，動悸，呼吸困難，狭心症を生じるもの |
| III度 | ● 心疾患があり，身体活動が高度に制約されるもの<br>● 安静時には無症状<br>● 日常の身体活動以下の労作で，疲労，動悸，呼吸困難，狭心症を生じるもの |
| IV度 | ● 心疾患があり，いかなる身体活動も制約されるもの<br>● 安静時にも心不全症状や狭心症がみられる<br>● わずかな労作で増悪する |

NYHA：New York Heart Association

**表2-3** AHA/ACC ステージ分類

| ステージA | 危険因子を有するが，心機能障害がない |
|---|---|
| ステージB | 無症状の左室収縮機能不全 |
| ステージC | 症候性心不全 |
| ステージD | 治療抵抗性心不全 |

AHA/ACC：American Heart Association / American College of Cardiology

**表2-4** 急性心不全の症状と所見

| | 症状（自覚的） | 所見（他覚的） |
|---|---|---|
| 左心不全 | 息切れ，呼吸困難，頻呼吸，起坐呼吸　など | 喘鳴，水泡音，III音・IV音聴取，泡沫状の喀痰（ピンク色）　など |
| 右心不全 | 右季肋部痛，心窩部不快感，食思不振・満腹感，易疲労感　など | 頸静脈怒張，肝腫大，肝・胆道系酵素高値，肺うっ血　など |
| 心拍出量低下 | 意識障害．記銘力低下，不穏　など | 低血圧，チアノーゼ，冷汗　など |

**表2-5** 心不全の重症度からみた薬物治療

| 重症度 | AHA/ACC | NYHA | 使用薬剤 |
|---|---|---|---|
| 無症候 | ステージA | | ACE阻害薬，ARB |
| | ステージB | Ⅰ度 | ACE阻害薬，ARB，β遮断薬 |
| 軽症 | ステージC | Ⅱ度 | ACE阻害薬，ARB，β遮断薬，利尿薬，ジギタリス，経口強心薬 |
| 中等症〜重症 | ステージC | Ⅲ度 | ACE阻害薬，ARB，β遮断薬，抗アルドステロン薬，利尿薬，ジギタリス，経口強心薬 |
| 難治 | ステージD | Ⅳ度 | ACE阻害薬，ARB，β遮断薬，抗アルドステロン薬，利尿薬，ジギタリス，経口強心薬，静注強心薬，h-ANP |

## 1 病　態

- 心不全とは，心臓のポンプ機能が低下し，末梢組織に十分な血液が供給できず，また末梢組織からの血液の静脈還流が低下した結果，臓器うっ血，呼吸困難，運動能力の低下などの症状を呈する病態である．
- 心不全はほとんどの心疾患の最終的な病態である．
- 心不全の診断基準を表2-1に示す．心不全の重症度にはNYHA分類がよく用いられる（表2-2）．またAHA/ACCステージ分類も用いられる（表2-3）．
- 急性心不全・慢性心不全，左心不全・右心不全，収縮機能不全・拡張機能不全，低心拍出性心不全・高心拍出性心不全などに分類される．
- 急性心不全とは，心臓に器質的および/あるいは機能的異常が生じて急速に心ポンプ機能の代償機転が破綻し，心室拡張末期圧の上昇や主要臓器への還流不全をきたし，それに基づく症状や徴候が急性に出現，あるいは悪化した病態をいう．
- 急性心不全の自覚症状，他覚所見を表2-4に示す．
- 慢性心不全とは，慢性の心筋障害により心臓のポンプ機能が低下し，末梢主要臓器の酸素需要量に見合うだけの血液量を絶対的にまた相対的に拍出できない状態であり，肺，体静脈系または両系にうっ血をきたし，日常生活に障害を生じた病態をいう．

## 2 治　療

- 急性心不全の治療には，半座位のベッド安静とし，酸素療法，薬物治療を行う．
- 薬物としては，ループ利尿薬（フロセミド）の静注，血管拡張薬（硝酸イソソルビド，ニトログリセリン，ニトロプルシドなど）の舌下，点滴静注，塩酸モルヒネの静注，心房性ナトリウム利尿ペプチド（カルペリチド）が使用される．また重症心不全に対してはカテコラミン製剤（ドパミン，ドブタミン），ホスホジエステラーゼ（PDE）阻害薬（ミルリノンなど）を用いる．低ナトリウム血症を呈する場合，バソプレシン拮抗薬（トルバプタン）が用いられる．
- 慢性心不全の治療には，身体活動の制限，減塩食（6 g/日未満）とし，薬物治療を行う．薬物としては，ループ利尿薬，アンジオテンシン変換酵素（ACE）阻害薬，アンジオテンシンⅡ受容体拮抗薬（ARB），β遮断薬（カルベジロールなど），抗アルドステロン薬，ジギタリス，強心薬，ヒト心房性ナトリウム利尿ペプチド（h-ANP）などが用いられる（表2-5）．

# 3 不整脈①

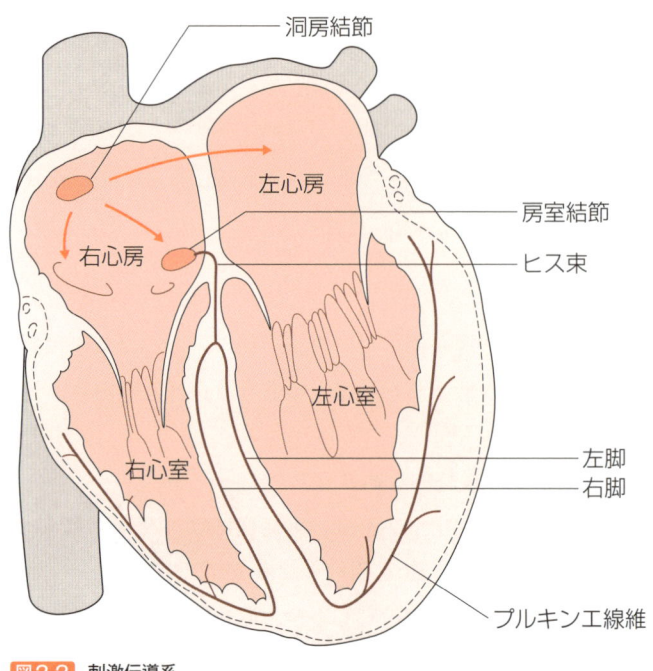

**図2-2** 刺激伝導系

*Labels: 洞房結節, 左心房, 右心房, 房室結節, ヒス束, 左心室, 右心室, 左脚, 右脚, プルキンエ線維*

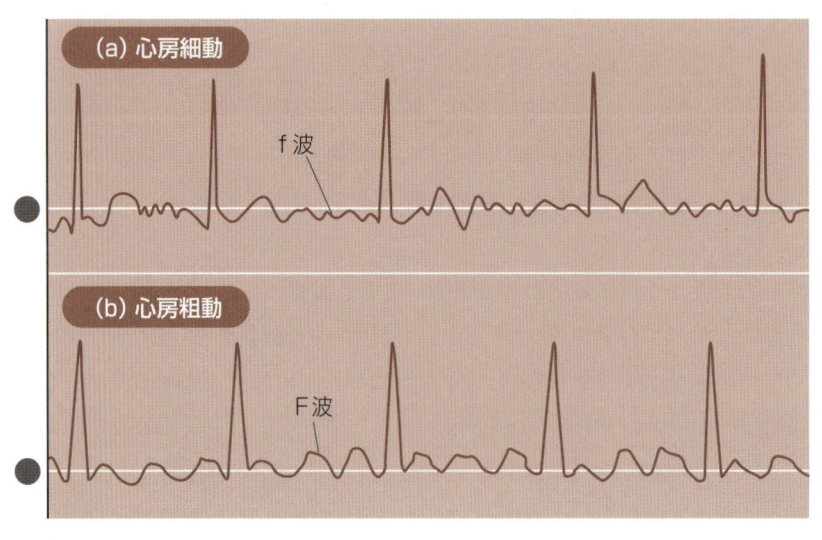

**図2-3** (a)心房細動と(b)心房粗動

2

### ■1 特殊心筋と刺激伝導系

- ■ 心筋は特殊心筋と固有心筋からなる.
- ■ 特殊心筋は,洞房結節,房室結節,ヒス束,プルキンエ線維(右脚,左脚)からなる刺激伝導系を構成する(図2-2).電気的興奮は洞房結節→房室結節→ヒス束→プルキンエ線維(右脚,左脚)→心室筋に伝わる.
- □ 刺激伝導系の細胞はいずれも自ら興奮する自動能を有しているが,洞房結節の興奮頻度が60～90回/分と最も高いので心臓拍動リズムを形成している.洞房結節で生じた興奮は左右の心房に伝わるとともに房室結節に伝わる.
- □ 房室結節の伝導速度は遅いため心房筋が収縮してから心室筋が興奮するまで0.12～0.18秒遅れる(房室遅延).心房筋の収縮により血液が心室に充満するまでに時間を要するためである.
- □ プルキンエ線維の興奮伝導速度は心筋の興奮伝導速度より速く,左右の心室をほぼ同時に興奮させて収縮させる.

### ■2 不整脈

- ■ 不整脈とは,洞房結節により支配されている正常な洞リズム(60～100回/分)以外の心拍リズムの異常である.心電図で診断される.

#### 1)心房細動

- □ 心房の拍動数は1分間で300回以上になり,不規則に拍動する.
- ■ 心電図ではP波のかわりに基線の不規則な細かな揺れ(f波)がみられる(図2-3).
- □ 甲状腺機能亢進症に合併することがある.
- □ 動悸,息切れ,胸苦感,疲労感,脈の乱れなどの自覚症状がある.
- ■ 心房内血栓の形成により血栓が脳の血管に詰まって脳梗塞をおこすことがある.
- □ 治療:抗不整脈薬として,β遮断薬,カルシウム拮抗薬を用い,心房細動の脈拍数を低下させる.抗凝固薬(ワルファリンなど)を用い,血栓形成を抑制し,脳梗塞を予防する.電気的除細動やカテーテルアブレーション(経皮的カテーテル心筋焼灼術)を行う.

#### 2)心房粗動

- ■ 心房は1分間に240回以上の回数で収縮しているが,心室に伝わる割合が様々であり(2:1,4:1など),症状も多様である.
- □ 多くの場合,右心房の中で,三尖弁輪という右心房と右心室の連結部分の周りを電気信号が回っている状態である.
- □ 動悸などを訴えることがある.
- ■ 心電図で,基線の規則正しい間隔をもつ鋸歯状の揺れ(F波)を認める(図2-3).
- □ 治療:頻拍となっている場合は,β遮断薬,カルシウム拮抗薬を用い,心拍数を正常化する.血栓予防のために抗凝固薬(ワルファリンなど)を用いる.カテーテルアブレーションを行う.

# 4 不整脈②

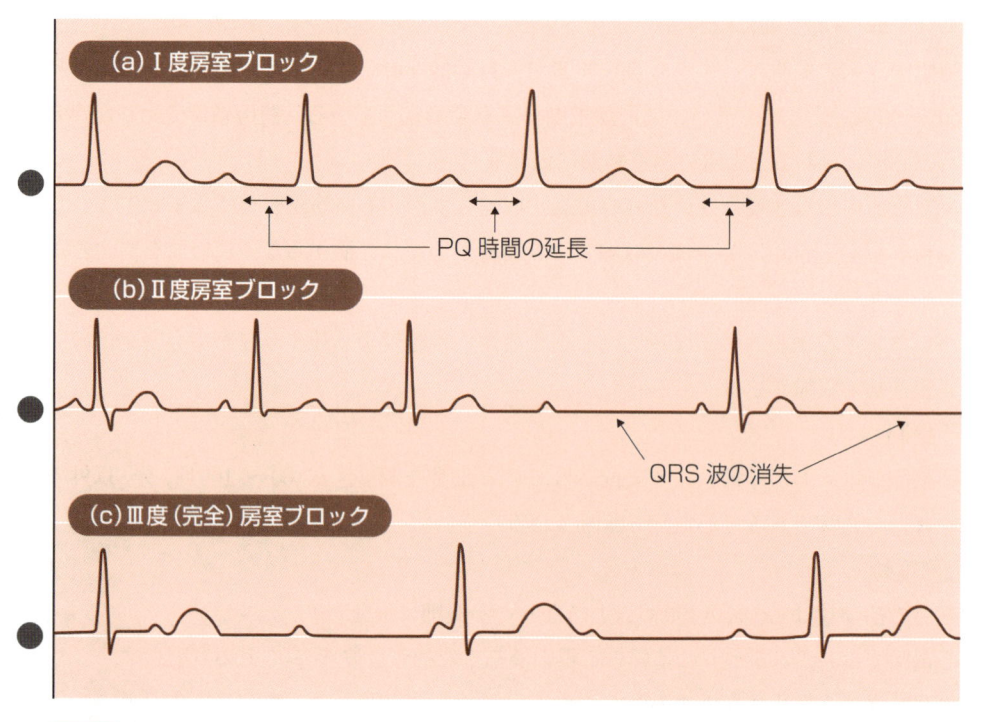

(a) Ⅰ度房室ブロック

PQ 時間の延長

(b) Ⅱ度房室ブロック

QRS 波の消失

(c) Ⅲ度(完全)房室ブロック

**図2-4** 房室ブロック
（a）Ⅰ度房室ブロック，（b）Ⅱ度房室ブロック（モービッツⅡ型），（c）Ⅲ度（完全）房室ブロック

**表2-6** 房室ブロックの心電図波形の特徴

| 種　類 | PQ時間 | QRS波 |
| --- | --- | --- |
| Ⅰ度 | 0.21 秒以上に延長 | 正常 |
| Ⅱ度（ウェンケバッハ型） | 次第に延長 | PQ 時間延長後に消失 |
| Ⅱ度（モービッツⅡ型） | 一定 | 突然消失 |
| Ⅲ度（完全房室ブロック） | 不規則 | P波とは独立した間隔で出現 |

Note

### 3)洞性頻脈

■ 心拍が100回/分以上の規則正しい頻脈を洞性頻脈という.

□ 多くの場合, 運動, 興奮, 発熱などによっておきる正常の反応であるが, 甲状腺機能亢進症, 貧血, 出血, 低酸素, 感染症などによっておきることがある.

□ 治療：原因の除去, 原因疾患の治療を行う.

### 4)洞不全症候群

■ 洞結節の障害によって, 心拍数が減少し徐脈や心停止をおこし脳への血流が途絶え意識障害や失神などの症状をおこす病気を洞不全症候群という.

□ めまい, 失神, 息切れ, 呼吸困難などの症状を示す.

□ 洞性徐脈, 洞停止・洞房ブロック, 徐脈頻脈症候群に分類される.

■ 洞性徐脈は常に心拍数50回/分以下である. 洞停止・洞房ブロックは, PP間隔が延長している. 徐脈頻脈症候群は徐脈と上室性頻脈性不整脈が合併したものである.

□ 治療：症状のある徐脈ではアトロピンやイソプロテレノールなどが投与される. ペースメーカーの植込みを行う.

### 5)房室ブロック(AVブロック)

■ 心房の洞房結節で発生した電気興奮が心室に伝わるまでの途中で伝導が遅れたり, 途絶えたりする状態を房室ブロックという.

■ Ⅰ度房室ブロックはPQ時間(PR時間)の延長があるが房室伝導は脱落しない, Ⅱ度房室ブロックは房室伝導が時々脱落するもの, Ⅲ度房室ブロックは房室伝導が完全に途絶えたものである(図2-4, 表2-6).

■ Ⅱ度房室ブロックには, PQ間隔が次第に延長してQRS波が脱落するⅠ型(ウェンケバッハ型/モービッツⅠ型)と, PQ間隔の延長がなくQRS波が脱落するⅡ型(モービッツⅡ型)がある.

□ めまい, 失神, 疲労感などを伴うことがある.

□ 治療：Ⅰ度では治療は必要としない. Ⅱ度のウェンケバッハ型では, 血行動態が安定である場合, 治療は必要としない. また, 血行動態が不安定な場合は薬物療法(アトロピン, ドーパミン, アドレナリン, イソプロテレノールなど)を行う. Ⅱ度のモービッツⅡ型ではペースメーカーの適応になる. Ⅲ度ではペースメーカーの適応になる.

Note

# 5 不整脈③

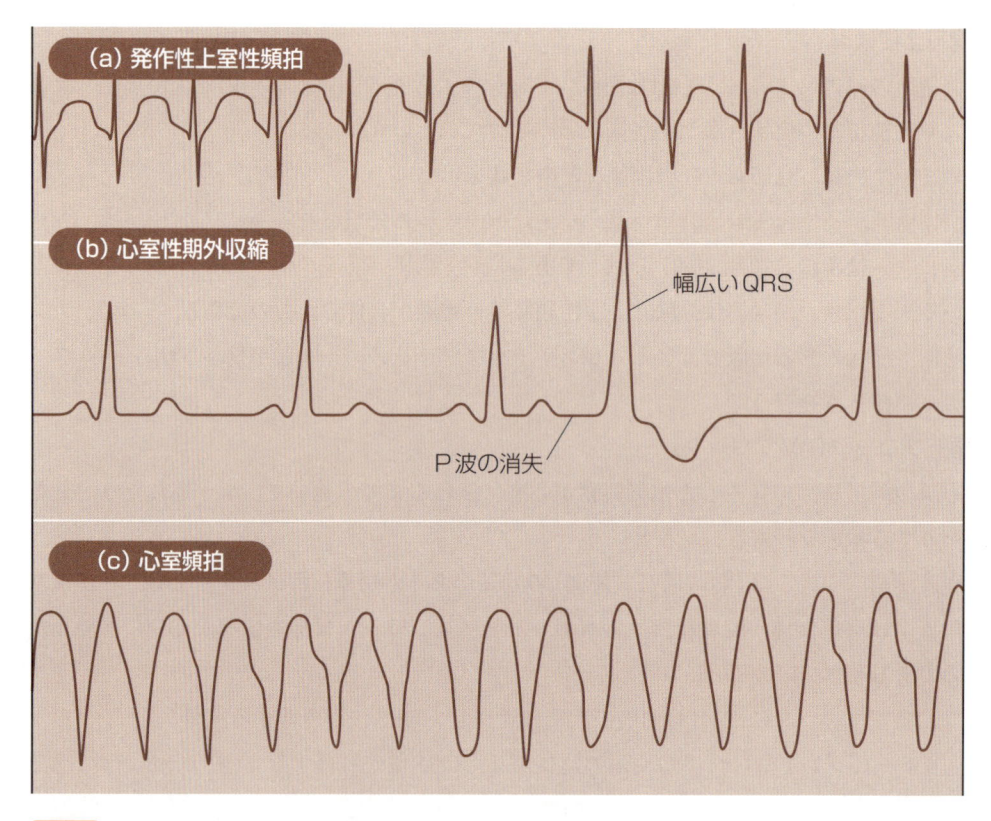

（a）発作性上室性頻拍

（b）心室性期外収縮

幅広いQRS

P波の消失

（c）心室頻拍

**図2-5**　（a）発作性上室性頻拍，（b）心室性期外収縮，（c）心室頻拍

Note

## 6）発作性上室性頻拍

☑ 突然脈拍が速くなり，しばらく続いたあとに突然止まる頻拍であり，洞房結節，心房，房室接合部のいずれかが頻拍に関わっている（図2-5a）.

☐ 突然現れて突然止まる頻拍は，リエントリー（回帰興奮）によっておこる.

☑ WPW症候群の心電図では，QRS波にδ波が生じ，PQ短縮，QRS延長がみられる.

☐ 自覚症状として，突然始まり，しばらく続いて突然とまる動悸を感じる.

☐ 治療：発作時には，息こらえをする，冷たい水を飲む. 抗不整脈薬（カルシウム拮抗薬，β遮断薬，ジギタリス，ATP製剤）を投与する. カテーテルアブレーションを行う.

## 7）期外収縮

☑ 期外収縮は，もともとの調律で心拍が生じると予想される時期より早期に生じる電気的な興奮のことをいう.

☐ 期外収縮は，不整脈の原因として最も頻度が高い.

☑ 心房あるいは房室結節から生じる上室性期外収縮と，ヒス束より下部の心室から生じる心室性期外収縮に分けられる.

☐ 上室性期外収縮は，洞調律あるいは基本調律のQRS波とほぼ同一のQRS波が早期に現れ，先行T波の前後に異所性P波がある.

☐ 心室性期外収縮は，洞調律の時とはまったく違うQRS波を示し，先行するP波がなく，洞調律の周期より早期に現れる（図2-5b）.

☐ 脈の結滞，動悸，息切れなどを訴えることがある.

☐ 治療：通常は治療を必要としない. 期外収縮の出現頻度が多い場合や自覚症状が強い場合，薬物治療（β遮断薬など）を行う. カテーテルアブレーションを行う.

## 8）心室頻拍

☑ 心室性期外収縮が高頻度（心拍数が120回/分以上の頻度で心室性期外収縮が3連発以上出現する場合）に出現するものを心室頻拍という.

☑ 心室細動に移行する恐れがあるため危険である.

☐ 動悸，息切れ，めまい，ふらつき，意識消失発作などを呈する.

☐ 心電図でQRS波は幅広く変形している（図2-5c）.

☐ 治療：抗不整脈薬（β遮断薬など）を投与する. カテーテルアブレーションを行う. 植込み型除細動器を装着する.

Note

# 6 虚血性心疾患①

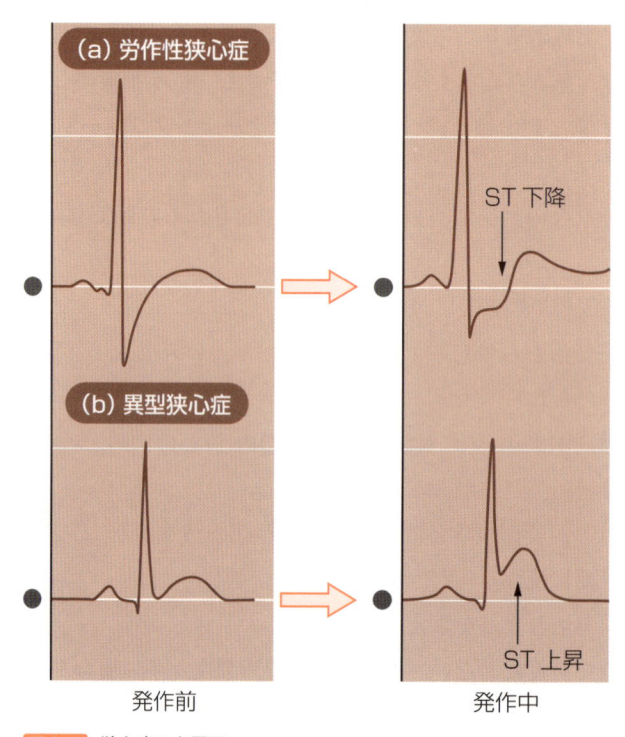

**図2-6** 狭心症の心電図

（a）労作性狭心症，（b）異型狭心症

Note

☐ 虚血性心疾患とは，冠動脈が狭くなったり詰まったりして心筋が酸素不足に陥る状態であり，急性冠症候群ともいう．

☐ 虚血性心疾患には，一時的な酸素不足でおきる狭心症と完全に詰まる心筋梗塞がある．

## 1 狭心症

### 1)病　態

☐ 狭心症とは，心筋に酸素を供給している冠動脈の動脈硬化や攣縮などによる一過性の心筋の虚血のため，胸痛・胸部圧迫感などの症状を呈する疾患である．

☐ 発症の誘因によって労作性狭心症と安静狭心症に分類され，経過によって安定狭心症と不安定狭心症に，さらに発症機序によって器質性狭心症，冠攣縮性狭心症，冠血栓性狭心症に分類される．

☐ 労作性狭心症は運動などの身体活動によって症状が出る狭心症であり，安静狭心症は安静時に症状が出る狭心症である．

☐ 安定狭心症は最近3週間の症状や発作が安定化している狭心症であり，不安定狭心症は症状が最近3週間以内に発症した場合や発作が増悪している狭心症である．

☐ 冠攣縮性狭心症は冠動脈の攣縮が原因の虚血であり，冠攣縮性狭心症のうち心電図でST波が上昇している場合，異型狭心症という．

☐ 症状として，発作性の胸部の痛み(締め付けられるような痛み,圧迫感)がある．心窩部から，頸部や左肩へ向かう放散痛を伴う．発作は2〜3分のことが多く，大体15分以内には消失する．

☐ 発作時の心電図では，労作性狭心症においてST下降がみられ，異型狭心症においてST上昇がみられる(図2-6)．

☐ 非発作時は正常心電図を示すので,ホルター心電図(24時間心電図)，運動負荷試験(マスター2段階，トレッドミル，エルゴメーターなど)心電図が行われる．

☐ 心臓カテーテル検査，冠動脈造影検査により診断が確定する．

### 2)治　療

☐ 発作時にはニトログリセリンなどの硝酸薬の舌下投与により，数分間で症状がおさまる．

☐ 発作の予防には，硝酸薬，労作性狭心症に対してβ遮断薬，異型狭心症に対してカルシウム拮抗薬が用いられる．また冠拡張薬(ニコランジル)，抗血小板薬(アスピリン)，ACE阻害薬，スタチンなども用いられる．

☐ 高血圧，脂質異常症，糖尿病，肥満があればその治療を行う．

☐ 禁煙する．ストレス，過労を避ける．

☐ 経皮的冠動脈インターベンション(PCI)や冠動脈バイパス術(CABG)を行う．

PCI：percutaneous coronary intervention，CABG：coronary artery bypass grafting

# 7 虚血性心疾患②

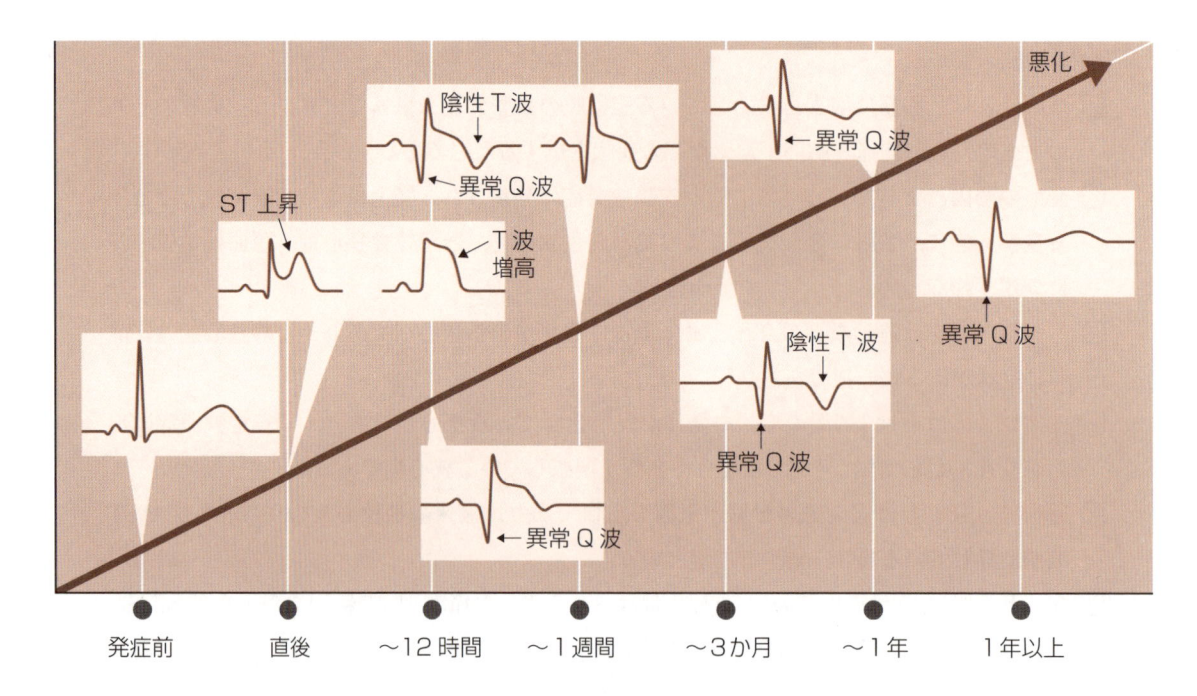

**図2-7** 心筋梗塞の心電図変化

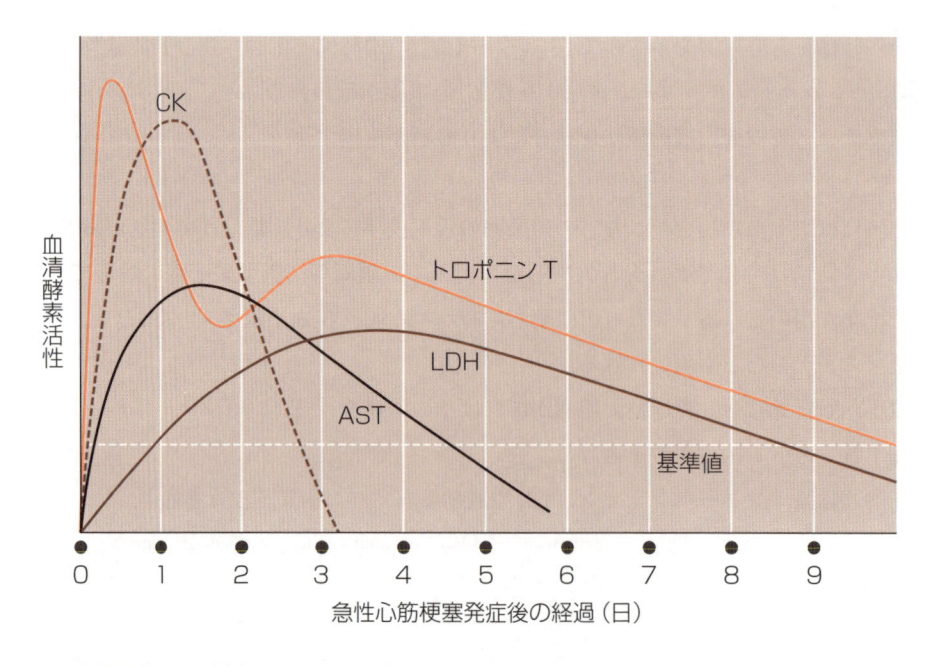

急性心筋梗塞発症後の経過（日）

**図2-8** 心筋梗塞発症後の血中逸脱酵素の変動

### 2 心筋梗塞

#### 1）病　態

■ 心筋梗塞とは，心筋細胞に酸素や栄養を供給している冠動脈に閉塞や狭窄などがおきて血液の流量が低下し，心筋が虚血状態になり壊死した状態である．

□ 冠動脈硬化症により，閉塞性血栓が形成されることによりおきる．

□ 急性に発症し，致死率が高い．

■ 非常に強い胸痛がみられ，持続時間が長く，ニトログリセリンは無効である．

□ 顔面蒼白，冷や汗，徐脈，血圧低下，脈拍上昇などを伴い，意識障害がみられることがある．

■ 心電図に特徴的な変化として，ST上昇→異常Q波→陰性T波（冠性T波）が時間の経過とともにみられる（図2-7）．異常Q波は最後まで残る．

■ 血液検査では，白血球増加，AST（GOT），CK，LDHなどの心筋逸脱酵素の増加，CK-MBの増加，トロポニンTの増加がみられる（図2-8）．

□ 心エコーにより，壁運動の低下部位から梗塞部位がわかり，さらに左室機能，合併症の有無がわかる．

#### 2）治　療

■ 安静とし，鎮痛薬（モルヒネ：M），酸素吸入（O），硝酸薬（N），アスピリン（A）を投与する（頭文字を取ってMONA：心筋梗塞の応急処置）．

■ 発症からできるだけ早期に，経皮的冠動脈インターベンション（PCI）治療を行う．

□ 早期PCIが困難な場合，経静脈的血栓溶解療法により血栓溶解薬（ウロキナーゼ，組織プラスミノーゲンアクチベーター）の投与を行う．

□ 抗血小板薬や抗凝固薬が心筋梗塞の予防に用いられる．

　　MONA：morphine, oxygen, nitroglycerin and aspirin，PCI：percutaneous coronary intervention

Note

# 8 心筋の疾患

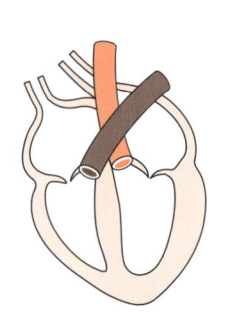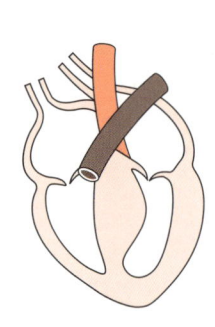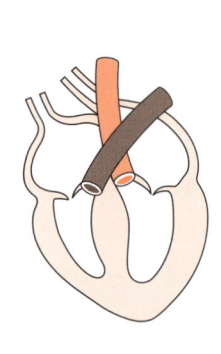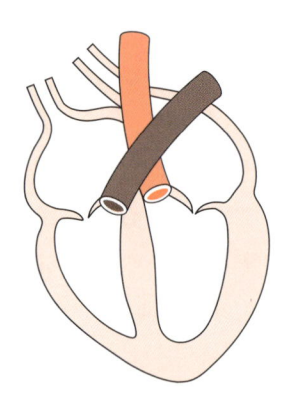

正常　　　　　閉塞性肥大型心筋症　　非閉塞性肥大型心筋症　　拡張型心筋症

**図2-9** 心筋症

**表2-7** 心筋症の分類

| 分　類 | | 特　徴 |
|---|---|---|
| 肥大型 | 閉塞性 | ● 心筋が肥大<br>● 心筋収縮時に心室内圧較差が出現する |
| | 非閉塞性 | ● 心筋が肥大<br>● 心筋収縮時に心室内圧較差が出現しない |
| 拡張型 | | ● 心筋の外壁が菲薄<br>● 左室の拡張 |
| 拘束型 | | ● まれな疾患 |
| 内腔閉塞型 | | |
| その他の特定心筋症：<br>　高血圧性，虚血性，中毒性，アルコール性，産褥性，弁膜症性，筋ジスト<br>　ロフィーによる二次性心筋症，たこつぼ心筋症，など | | |

Note

## ◼️1 心筋症

### 1）病　態

☐ 心筋症は心機能障害を伴う心筋疾患をいう.

☐ 肥大型（閉塞性，非閉塞性），拡張型，拘束型，内腔閉塞型に分類される（図2-9，表2-7）.

☐ 肥大型心筋症では，左室ないし右室の心筋肥大に基づく左室拡張機能低下がみられる．約半数に常染色体優性遺伝の家族内発症がみられ，心筋関連タンパク質の遺伝子異常が報告されている．自覚症状としては，胸痛，動悸，労作時呼吸困難，失神がみられる．心電図，心エコーにより心肥大が検出される.

☐ 拡張型心筋症は，心筋収縮不全と左室内腔の拡張を特徴とする疾患である．慢性心不全を呈し，致死性不整脈や動脈の血栓塞栓症を伴うことがある．自覚症状として，うっ血性心不全の症状がみられる．心エコーにより左室の拡張と収縮能の低下が検出される.

### 2）治　療

☐ 根本的治療法はない.

☐ 自覚症状の改善に，β遮断薬，カルシウム拮抗薬，抗不整脈薬（ジソピラミド）などを投与する.

☐ 心不全があれば，利尿薬，ACE阻害薬，ARB，β遮断薬，抗アルドステロン薬を投与する.

## ◼️2 心筋炎

### 1）病　態

☐ 心筋炎は，心筋に発生した炎症である.

☐ 原因として，ウイルス（コクサッキー，アデノウイルス，パルボウイルス，エコーウイルス，インフルエンザウイルスなど）が多い.

☐ 多くは，かぜ様症状（悪寒，発熱，頭痛，筋肉痛，全身倦怠感）で発生し，その後，数時間から数日に心症状（心不全徴候，胸痛，心ブロックや不整脈）がみられる.

☐ 心電図，心エコー，血液検査（CRP上昇，白血球数増加，AST・LDH・CKの上昇，トロポニンTの上昇，ウイルス抗体価の上昇など）が有用である.

### 2）治　療

☐ 原因疾患に対する治療を行う.

☐ ステロイドパルス療法も試みられる.

☐ 心不全，不整脈に対する治療を行う.

Note

# 9 心臓弁膜症

表2-8 心臓弁膜症の分類と病態

| | 狭窄症 | 閉鎖不全 |
|---|---|---|
| 僧帽弁 | 僧帽弁口狭窄<br>↓<br>左室への血液流入減少<br>左房内の血液貯留<br>↓<br>左房内血栓・肺うっ血<br>↓<br>心不全 | 僧帽弁閉鎖が不完全<br>↓<br>左房への血液逆流<br>↓<br>左室負担増<br>↓<br>心不全 |
| 大動脈弁 | 大動脈弁の肥厚・石灰化<br>↓<br>大動脈への血液送り出し減少<br>↓<br>左室負担増<br>↓<br>心不全・狭心症など | 大動脈弁閉鎖が不完全<br>↓<br>拡張期に大動脈から左室へ血液が逆流<br>↓<br>左室負担増・心肥大<br>↓<br>心不全 |

## 1 僧帽弁狭窄症

### 1) 病 態

■ 僧帽弁狭窄症（MS）は，僧帽弁口の狭窄により，左室への血液流入が障害され心拍出量が低下し，また左房内圧上昇により肺うっ血をきたす病態である（表2-8）.

■ 原因はおもに小児期のリウマチ熱罹患によっておきる.

□ 弁膜症のなかで最も多い.

□ 易疲労感，労作時息切れや呼吸困難などの左心不全症状がみられる.

■ 心房細動による塞栓症が重要な合併症である.

□ 聴診（Ⅰ音の亢進，僧帽弁の解放音），心電図（僧帽性P波，心房細動），心エコー（僧帽弁の解放制限，弁口狭小化，左房拡大）が診断に有用である.

### 2) 治 療

□ 心不全に対し，塩分制限，利尿薬，強心薬の投与を行う.

□ 心房細動がある場合，抗凝固療法を行う.

□ 中等症以上では，交連切開術，僧帽弁置換術などの外科手術を行う.

## 2 僧帽弁閉鎖不全症

### 1) 病 態

■ 僧帽弁閉鎖不全症（MI/MR）は，僧帽弁閉鎖が不完全なため，収縮期に左室から左房へ血液が逆流する病態である（表2-8）.

□ 原因はおもに腱索の延長や断裂による僧帽弁逸脱である．

□ 労作時の息切れ，動悸などの左心不全症状がみられる．

□ 聴診（全収縮期雑音），心電図（左房拡大，左室肥大，心房細動），心エコー（左房拡大，左室拡大，左室壁運動の増大，僧帽弁逆流シグナル）が診断に有用である．

## 2）治　療

□ 心不全に対し，塩分制限，利尿薬，強心薬の投与を行う．

□ 心房細動がある場合，抗凝固療法を行う．

□ 中等症以上では，僧帽弁形成術，僧帽弁置換術などの外科手術を行う．

## 3 大動脈弁狭窄症

### 1）病　態

□ 大動脈弁狭窄症（AS）は，大動脈弁の肥厚・石灰化により弁解放制限をきたし，左室・大動脈間に圧較差を生じ，左室に圧負荷をきたす病態である（表2-8）．

□ 三尖弁および二尖弁の石灰化が主な原因である．

□ 高齢者に多い．

□ 労作時息切れ，易疲労感などの症状から，進行すると心不全，狭心症，失神がみられる．

□ 聴診で駆出性収縮期雑音，心エコーで大動脈弁の肥厚・石灰化，大動脈弁通過血流速度の上昇がみられる．

### 2）治　療

□ 軽症では経過観察する．

□ 中等症以上では，大動脈弁置換術を行う．

□ 感染性心内膜炎を予防する．

## 4 大動脈弁閉鎖不全症

### 1）病　態

□ 大動脈弁閉鎖不全症（AI/AR）は，大動脈弁閉鎖が不完全なため，拡張期に大動脈から左室に血液が逆流する病態である（表2-8）．

□ 大動脈弁の異常，大動脈基部の異常などによっておこる．

□ 労作時の息切れ，動悸がみられる．

□ 心エコー（左室拡大，左室肥大，左室壁運動の増大，大動脈弁逆流シグナル）が診断に有用である．

### 2）治　療

□ 軽度では経過観察する．

□ 中等症以上では，大動脈弁形成術，大動脈弁置換術などの外科手術を行う．

□ 感染性心内膜炎を予防する．

MS：mitral stenosis，MI：mitral insufficiency（MR：mitral regurgitation），AS：aortic valve stenosis，AI：aortic valve insufficiency（AR：aortic valve regurgitation）

# 10 高血圧

表2-9　成人における血圧値の分類（単位：mmHg）

| 分類 | | 収縮期血圧 | | 拡張期血圧 |
|---|---|---|---|---|
| 正常域血圧 | 至適血圧 | ＜120 | かつ | ＜80 |
| | 正常血圧 | 120〜129 | かつ/または | 80〜84 |
| | 正常高値血圧 | 130〜139 | かつ/または | 85〜89 |
| 高血圧 | Ⅰ度高血圧 | 140〜159 | かつ/または | 90〜99 |
| | Ⅱ度高血圧 | 160〜179 | かつ/または | 100〜109 |
| | Ⅲ度高血圧 | ≧180 | かつ/または | ≧110 |
| | （孤立性）収縮期高血圧 | ≧140 | かつ | ＜90 |

（日本高血圧学会高血圧治療ガイドライン作成委員会編：高血圧治療ガイドライン2014. p.19, 2014）

Note

## 1 病　態

- ■ 高血圧は140 mmHg以上かつ/または90 mmHg以上である（以下，収縮期血圧/拡張期血圧にて記載する）.

- ■ ただし，高血圧基準値は，診察室血圧，24時間自由行動下血圧，家庭血圧で異なる．診察室血圧値は140/90 mmHg以上，家庭血圧値は135/85 mmHg以上，24時間自由行動下血圧値は130/80 mmHg以上の場合に高血圧として対処する．一方，130/85 mmHg未満を正常血圧，120/80 mmHg未満を至適血圧とする（表2-9）.

- ■ 日本の高血圧患者は約4,300万人と推定される.

- ■ 高血圧を放置すると，自覚症状がないまま血管障害が進行し，脳卒中，心臓病，腎不全などをきたす.

- ■ 高血圧には，原因が不明である本態性高血圧と原因が明らかな二次性高血圧がある.

- ■ 二次性高血圧の原因には，腎性高血圧（腎実質性高血圧，腎血管性高血圧），内分泌性高血圧（原発性アルドステロン症，クッシング症候群，褐色細胞腫，甲状腺機能亢進症，末端肥大症），妊娠高血圧，睡眠時無呼吸症候群，薬剤誘発性などがある.

- ■ 二次性高血圧の診断には，血漿レニン活性，アルドステロン，コルチゾール，ACTH，カテコールアミン3分画などのホルモン検査，尿中のメタネフリン2分画，またはカテコールアミン3分画や腹部エコーなどの検査が有用である.

## 2 治　療

- □ 高血圧治療の対象は140/90 mmHg以上のすべての高血圧患者であり，高血圧患者は血圧値と血圧以外の危険因子，高血圧性臓器障害の有無によって低リスク，中等リスク，高リスクの3群に層別化される.

- ■ 降圧目標は140/90 mmHg未満とする.

- ■ ただし，糖尿病，慢性腎臓病では降圧目標は130/80 mmHg未満とする．後期高齢者は150/90 mmHg未満を降圧目標とし，忍容性があれば140/90 mmHg未満を目指す.

- ■ 高血圧治療は，生活習慣の修正（第1段階）と降圧薬治療（第2段階）により行われる.

- ■ 生活習慣の修正として，①減塩：食塩6 g/日未満にする．②野菜・果物を積極的に摂取し，コレステロールや飽和脂肪酸の摂取を控える．魚（魚油）の積極的摂取も推奨される．③減量：体格指数BMI（体重（kg）÷身長（m）$^2$で算出）25 kg/m$^2$ 未満が目標であるが，目標に達しなくとも約4 kgの減量で有意な降圧が得られる．④運動：有酸素運動を中心に定期的に（毎日30分以上を目標に）運動を行う．⑤節酒：エタノールで男性20 〜 30 mL/日以下，女性で10 〜 20 mL/日以下にする．⑥禁煙：禁煙の推進と受動喫煙の防止に努める．⑦その他：防寒や情動ストレスの管理などを行う.

- ■ 主要な降圧薬は，カルシウム拮抗薬，レニン・アンジオテンシン系阻害薬（ARB，ACE阻害薬，直接的レニン阻害薬），利尿薬（サイアザイド系および類似薬，ループ利尿薬，カリウム保持性利尿薬），β遮断薬であり，病態によりα遮断薬，中枢性交感神経抑制薬（メチルドパ，クロニジン，グアナベンズ）などが加えられる.

- ■ カルシウム拮抗薬，ACE阻害薬，ARB，利尿薬が第一選択薬となる

# 11 先天性心疾患

(a)
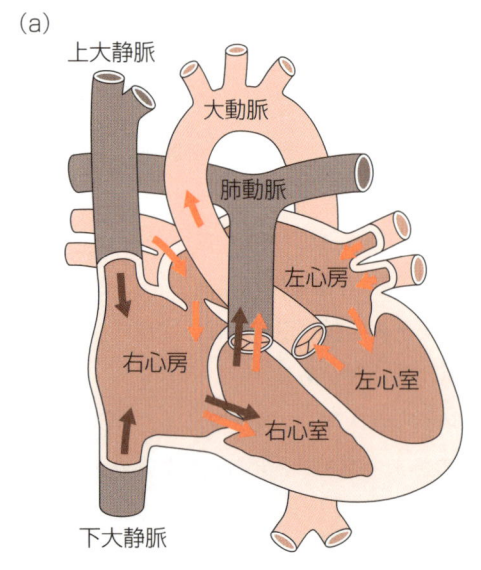

(b)
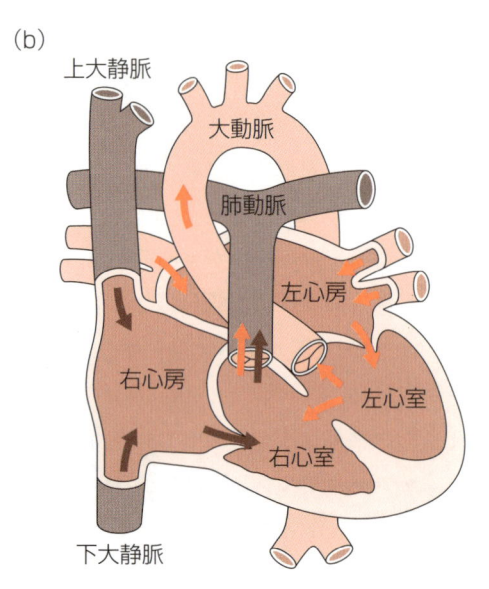

**図2-10**　(a)心房中隔欠損症と(b)心室中隔欠損症

Note

2

### ■1　心房中隔欠損症（ASD）

**1）病　態**

■ 心房中隔の一部に組織欠損があり，左右心房間の短絡<sub>（たんらく）</sub>をきたす心疾患である（図2-10a）.

■ 収縮期に左房から右房へ血液が流入し，右房右室に容量負荷がかかり右心不全となる.

□ 成人の先天性心疾患のなかで最も多い. 多くは思春期まで無症状で，その後，動悸や息切れがみられる.

□ 聴診で胸骨左縁上部に駆出性収縮期雑音とⅡ音の固定性分裂がある.

□ 心電図では，不完全右脚ブロック，右軸偏位がみられる.

□ 心エコーで心房中隔欠損孔の確認，右房・右室の拡大がみられる.

**2）治　療**

□ 軽症は経過観察とする. 中等症以上は欠損孔を閉鎖する手術を行う.

### ■2　心室中隔欠損症（VSD）

**1）病　態**

■ 心室中隔の一部に組織欠損があり，左右心室間の短絡をきたす心疾患である（図2-10b）.

□ 収縮期に左室から右室へ動脈血の一部が流入する.

■ 欠損孔が大きいと，肺動脈血管抵抗が上昇し，右室から左室へ静脈血が流入しチアノーゼを認めるアイゼンメンゲル症候群となる.

□ 欠損孔が小さいと無症状であり，高度になるとチアノーゼ，心不全，失神がみられる.

□ 聴診で，胸骨左縁下部に汎収縮期雑音がある.

□ 心電図では左室肥大がみられる.

□ 心エコーで心室中隔欠損孔が確認される.

**2）治　療**

□ 軽症は経過観察とする. 中等症以上は欠損孔を閉鎖する手術を行う.

ASD：atrial septal defect,　VSD：ventricular septal defect

Note

# 12 感染性心内膜炎

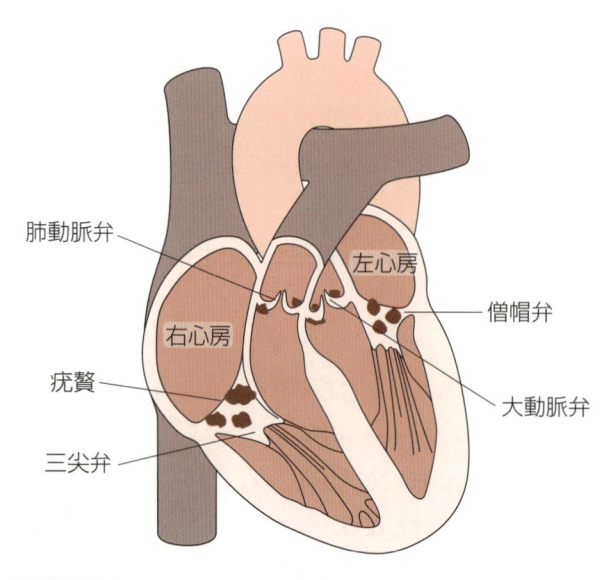

肺動脈弁
左心房
僧帽弁
右心房
疣贅
大動脈弁
三尖弁

図2-11　感染性心内膜炎

Note

## 1 病　態

■ 感染性心内膜炎とは，弁膜，心房，心室壁内膜，腱索，乳頭，肉柱などの心内膜に炎症がおこる疾患である（図2-11）.

■ 原因としては，緑色レンサ球菌，黄色ブドウ球菌，腸球菌などの細菌感染が多い.

□ 先天性心疾患，弁膜症など，心臓に基礎疾患が存在することが多い.

□ 外傷，抜歯，手術などの一過性の菌血症の処置後におきる.

■ 発熱，悪寒など感染症状のほかに，心悸亢進，呼吸困難などの心不全症状がみられる．さらに，心内膜に形成された血栓が遊離して，皮膚や粘膜に塞栓をおこし，溢血斑，オスラー結節（指，足底，前腕，耳などの疼痛を伴う赤い結節），ジェーンウェイ斑（手掌，足底にみられる圧痛のない出血斑），ロート斑（周囲に出血巣を伴う眼底の白色斑），爪床の出血斑，血尿（腎梗塞），神経症状（脳塞栓，脳膿瘍）などがみられる.

□ 血液培養で起炎菌が同定される.

□ 心エコーで疣贅がみられる.

## 2 治　療

□ 起炎菌に感受性のある抗菌薬（ペニシリン系など）を大量に投与する．感染症状が消失した後も，4～6週間くらい投与する.

Note

# セルフアセスメント

**問1**　心不全の症状または所見でないものは？

① 労作時呼吸困難
② 起坐呼吸
③ 下腿浮腫
④ 徐脈

**問2**　慢性心不全の治療薬として適当でないものは？

① ARB
② α遮断薬
③ β遮断薬
④ 利尿薬

**問3**　心房細動で間違いは？

① 心房細動は甲状腺機能亢進症に合併することがある
② 心房細動では抗凝固薬を用いる
③ 心房細動ではF波がみられる
④ 心房細動では脳梗塞をおこすことがある

**問4**　房室ブロックで正しいのは？

① Ⅱ度房室ブロックではPQ時間の延長がある
② Ⅲ度房室ブロックではPQ時間の延長がなく
　 QRS波が脱落する
③ ウェンケバッハ型ではPQ時間が次第に延長し
　 QRS波が脱落する
④ Ⅱ度房室ブロックではペースメーカーの適応となる

**問5**　不整脈で間違いは？

① WPW症候群ではθ波がみられる
② 期外収縮には上室性期外収縮と心室性期外収縮がある
③ 心室頻拍は心室細動に移行することがある
④ 洞不全症候群ではペースメーカーの植込みを行う

**問6**　狭心症について間違いは？

① 労作性狭心症では身体活動によって症状が出る
② 安静狭心症では安静時に症状が出る
③ 異型狭心症ではST低下がみられる
④ ニトログリセリンの舌下投与により症状がおさまる

**問7**　心筋梗塞について間違いは？

① ST低下がみられる
② 異常Q波がみられる
③ トロポニンTの増加がみられる
④ 早期にPCI治療を行う

**問8**　心筋の疾患について正しいのは？

① 肥大型心筋症では遺伝性発症がみられる
② 拡張型心筋症では右室の拡張がみられる
③ 心筋炎は細菌感染による
④ 心筋炎ではステロイドは用いられない

**問9**　高血圧について正しいのは？

① 高血圧は150/90 mmHg以上である
② 原発性アルドステロン症は高血圧の原因となる
③ 慢性腎臓病の降圧目標は130/90 mmHg未満である
④ 糖尿病の降圧目標は140/90 mmHg未満である

**問10**　感染性心内膜炎について間違いは？

① オスラー結節がみられる
② ジェーンウェイ斑がみられる
③ ペニシリン系薬が用いられる
④ 原因としてウイルス感染が多い

解答　問1：④，問2：②，問3：③，問4：③，問5：①，問6：③，問7：①，問8：①，問9：②，問10：④

# 第3章

# 呼吸器の疾患

✔ 到達目標

- ☐ 呼吸器感染症について説明できる.
- ☐ 気管支喘息について説明できる.
- ☐ 慢性閉塞性肺疾患について説明できる.
- ☐ 肺がんについて説明できる.

# 1 呼吸器の解剖・生理

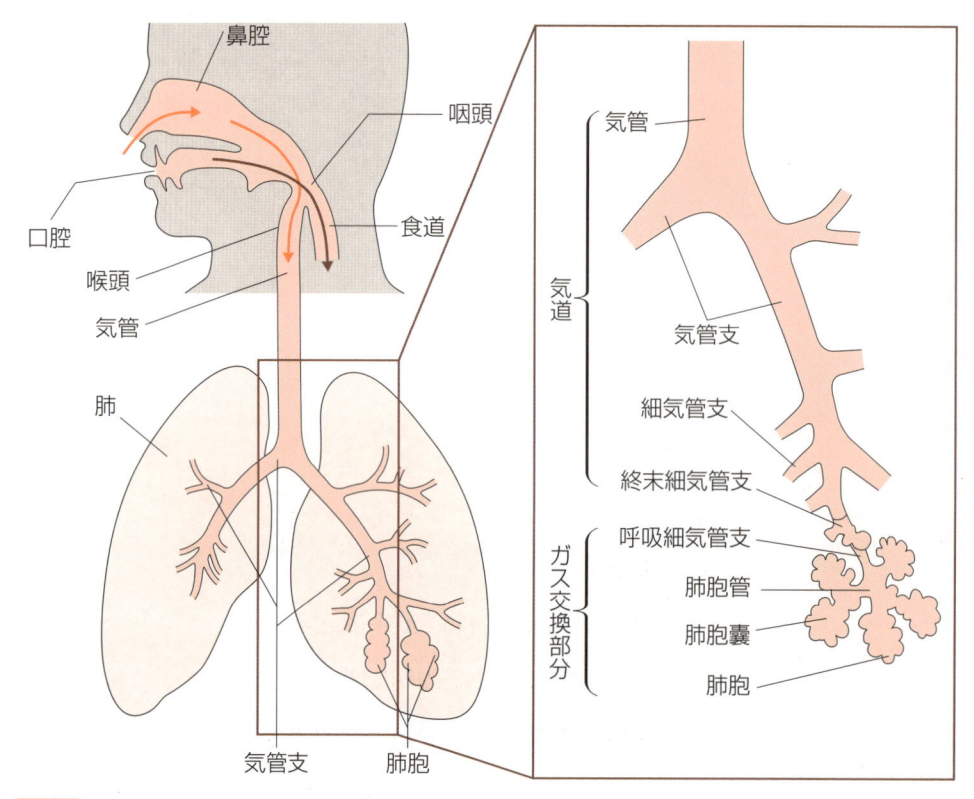

**図3-1** 気道と肺

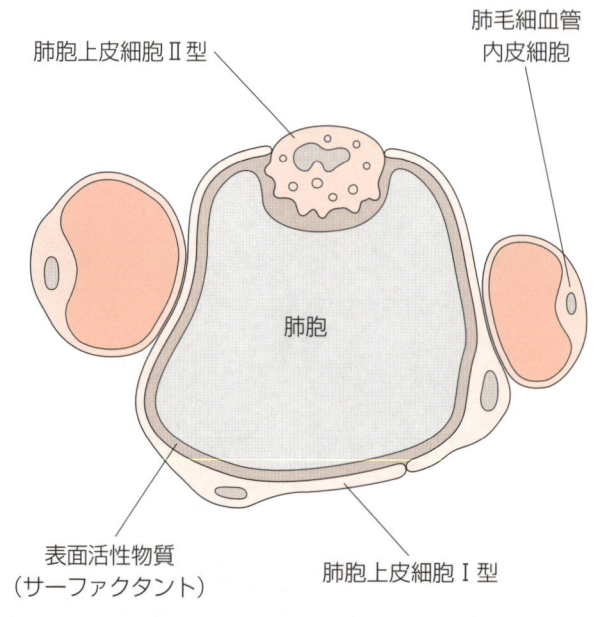

**図3-2** 肺胞上皮細胞と肺毛細血管

## 1 気道・肺の構造と機能

■ 気道は鼻腔，口腔，咽頭，喉頭，気管，気管支からなる．

□ 気管から左右の主気管支に分かれ，さらに肺葉気管支，区域気管支，小気管支，細気管支，終末細気管支，呼吸細気管支を経て，肺胞となる（図3-1）．気管は約20回の分岐を繰り返し，肺胞となる．肺胞の表面積は約60 m²とテニスコートの大きさになる．

■ 肺は左右あり，右肺は上葉，中葉，下葉の3葉からなり，左肺は上葉，下葉の2葉からなる．

□ 肺動脈は，気管支と伴走し，肺胞を覆うように毛細血管網を形成する．肺胞でガス交換を行った後，肺静脈となり，小葉間を走行し，左心房に還る．小葉は肺の基本単位で1本の細気管支が支配する領域である．小葉間には小葉間隔壁があり，肺静脈，リンパ管が走行する．

□ 胸腔は胸膜に覆われた狭い間隙である．胸膜は肺を覆う臓側胸膜と胸壁を覆う壁側胸膜からなる．胸膜表面に存在する中皮細胞は，微絨毛を有し，呼吸運動に伴う胸膜の摩擦を軽減している．胸腔には微量の生理的な胸水が存在する．

## 2 肺胞の構造と機能

■ 肺胞の構造は，肺胞上皮細胞と毛細血管網からなる（図3-2）．

□ 肺胞腔と肺毛細血管内腔との間には，肺胞上皮細胞，基底膜，血管内皮細胞がある．

■ 肺の実質は気腔および気腔を囲む上皮組織からなり，これら以外の支持構造が肺の間質である．つまり，肺の実質は肺胞腔および肺胞上皮細胞からなり，間質は肺胞間壁や毛細血管，小葉間隔壁，結合組織などからなる．

■ 肺胞では毛細血管との間で，酸素と二酸化炭素のガス交換が行われている．酸素は肺胞から血液内に，二酸化炭素は血液から肺胞内に移動する．肺胞内のガスの一部は呼息によって吐き出される．ガスの移動が動的な平衡状態に達し，肺胞内の$P_{O_2}$は100 mmHg，$P_{CO_2}$は40 mmHgとほぼ一定に保たれる．肺胞でガス交換した後の動脈血では$P_{O_2}$は95 mmHg，$P_{CO_2}$は40 mmHgとなる．

■ 血液のpHは$HCO_3^-$，$H^+$，$P_{CO_2}$によって調節されている．正常では血液のpHは7.40 ± 0.05の狭い範囲に維持されている．この範囲よりも酸性であるとアシドーシスといい，アルカリ性であるとアルカローシスという．

■ 呼吸器疾患により二酸化炭素の排出が障害されると$P_{CO_2}$が上昇し，血液のpHが低下し，呼吸性アシドーシスとなる．一方，過換気症候群のように換気が過剰に行われ血液内の$P_{CO_2}$が低下すると血液のpHは上昇し，呼吸性アルカローシスとなる．

Note

# 2 かぜ(感冒)とインフルエンザ，急性気管支炎

表3-1　かぜとインフルエンザの違い

| | かぜ(感冒) | インフルエンザ |
|---|---|---|
| 発　症 | ゆっくり | 急激 |
| 発　熱 | 37 ～ 38℃程度(微熱) | 38 ～ 40℃程度(高熱) |
| 発症時期 | 年中 | 冬季・乾燥した時期に流行 |
| 主症状 | 上気道炎(鼻炎・咽頭痛など) | 全身症状(関節痛・筋肉痛・全身倦怠感・頭痛など) |
| 合併症 | まれ | 肺炎, インフルエンザ脳炎 |
| 原因微生物 | ライノウイルス, コロナウイルス, パラインフルエンザウイルス, RSウイルス, 溶連菌, 百日咳菌, 淋菌, マイコプラズマなど多数 | インフルエンザウイルス |
| 感染力 | 弱い | 強い |

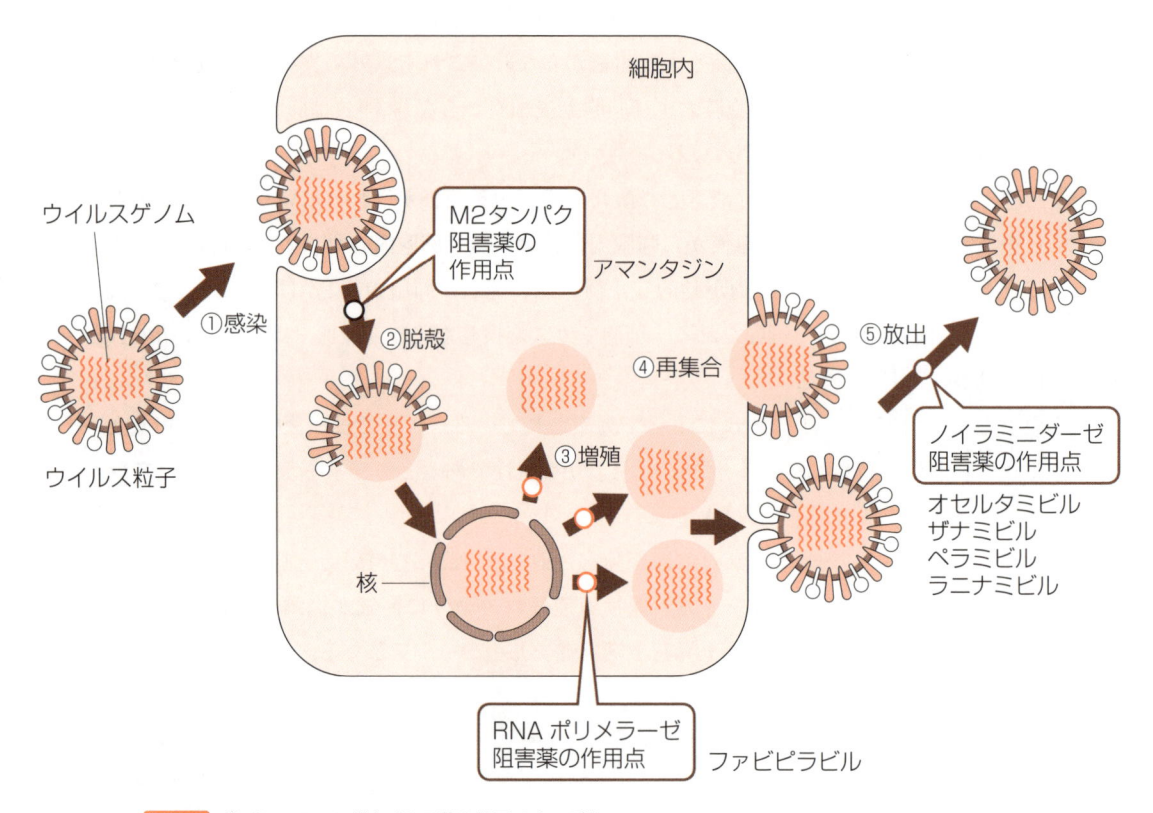

図3-3　抗インフルエンザウイルス薬の作用メカニズム

## ■ かぜ(感冒)

■ 上気道(鼻腔，咽頭，喉頭)におこる炎症を上気道炎といい，感染症による急性上気道炎をかぜ(感冒)という(表3-1).

- [ ] 上気道の急性炎症のみでなく，下気道(気管，気管支，肺)にまで広がった急性炎症をかぜ症候群という．
- [ ] 原因としてウイルスが80〜90%を占める．ライノウイルス，コロナウイルス，パラインフルエンザウイルス，RSウイルスなどがある．ウイルスのほかに，マイコプラズマ，A群β溶血性レンサ球菌(溶連菌)，百日咳菌，淋菌などがある．
- [ ] 症状として，微熱，頭痛，発熱，悪寒，鼻汁，咽頭痛，咳，嗄声，食欲不振などを呈する．
- [ ] 治療：ウイルス感染がほとんどであるため，安静にして水分補給を行う．対症療法を行う．二次細菌感染が疑われれば，抗菌薬を使用する．

### 2 インフルエンザ

- [ ] インフルエンザはインフルエンザウイルスによってひきおこされる急性感染症で，多くは上気道炎症状・呼吸器疾患を伴うことで流行性感冒ともいわれる(表3-1)．
- [ ] 突然の発熱で高熱を呈する．脱力感や関節痛など全身症状が強い．頭痛は強い．鼻汁，咽頭痛など上気道炎症状はみられない．悪心・嘔吐，下痢などの消化器症状は軽度である．
- [ ] 合併症として肺炎とインフルエンザ脳症がある．
- [ ] 感染経路は咳やくしゃみなどによる飛沫感染が主である．潜伏期間は1〜2日が通常であるが，最大7日までである．感染者が他人へウイルスを伝播させる時期は発症の前日から症状が軽快してのちおよそ2日後までである．
- [ ] 新型インフルエンザとは，季節性インフルエンザと抗原性が大きく異なるインフルエンザであって，国民が免疫を獲得していないことから全国的かつ急速な蔓延により国民の生命および健康に重大な影響を与えるおそれがあると認められるものをいう．
- [ ] 鳥インフルエンザとは，A型インフルエンザウイルスが鳥類に感染しておきる鳥類の感染症である．このうちH5N1亜型ウイルスなどでは家禽と接触したヒトへの感染・発病が報告されている．今のところヒトに感染する危険性は極めて低いが，ヒトインフルエンザウイルスと混じり合い，ヒトの間で感染する能力をもつウイルスに変異し，世界的流行(パンデミック)をひきおこす可能性がある．
- [ ] 治療：抗インフルエンザウイルス薬を投与する(図3-3)．対症療法を行う．二次細菌感染が疑われれば，抗菌薬を投与する．
- [ ] 予防：インフルエンザワクチンの予防接種を行う．

### 3 急性気管支炎

- [ ] 気管，気管支の粘膜の急性炎症を急性気管支炎という．
- [ ] 多くはウイルス感染による．そのほか細菌，刺激性ガスなどによる．かぜ症候群に続発しておきることが多い．
- [ ] 咳，痰がみられる．発熱，食欲不振，全身倦怠感，前胸部不快感を伴うこともある．
- [ ] 細菌感染では血液検査で白血球の増加がみられるが，ウイルス感染では白血球の増加はみられない．細菌感染では膿性・粘性痰がみられる．
- [ ] 治療：ウイルス感染の場合，安静にして水分補給を行う．対症療法を行う．細菌感染による場合，抗菌薬を投与する．

# 3 肺 炎①

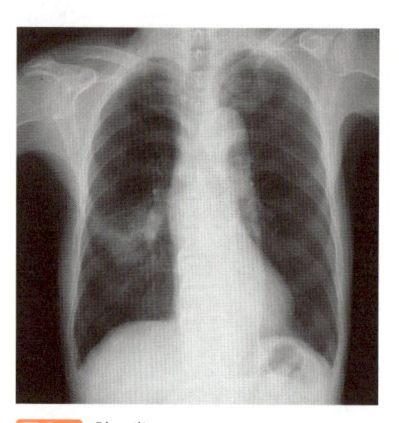

**図3-4 肺 炎**
右中下肺野に淡く不整形に白くなって
いる肺炎像がみられる.
（医療法人 今光会 今光ホームケアクリ
ニック理事長 小山倫浩先生のご厚意
による）

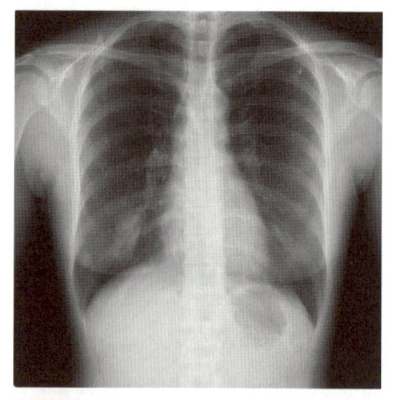

**図3-5 マイコプラズマ肺炎**
右下肺野に不整形の白い肺炎像がみら
れる. 右中葉のマイコプラズマ肺炎で
ある.
（医療法人 今光会 今光ホームケアクリ
ニック理事長 小山倫浩先生のご厚意
による）

☐ 肺炎は，感染症によっておきる肺の急性炎症である.

■ 肺炎は日本人の死亡原因の第3位である（☞ p.4 図1-4参照）.

■ 肺炎球菌などの細菌が原因でおきるものを細菌性肺炎という.

■ 市中肺炎では肺炎球菌が最も多く，院内肺炎では薬剤耐性菌が増加する.

■ 非定型肺炎の原因としてはマイコプラズマ，クラミジア，レジオネラ，ウイルス，原虫な
どがある.

## ❶ 細菌性肺炎

■ 感染経路は咳やくしゃみなどによる飛沫感染が主である.

☐ 咳，痰（膿性），発熱，倦怠感，食欲不振，胸痛がみられる.

☐ 高齢者では症状が軽い. 進行すると，呼吸困難，頻脈，チアノーゼ，意識障害がみられる.

■ 胸部X線写真で浸潤影がみられる（図3-4）. 血液検査では白血球増加，核の左方移動，
CRP増加がみられる. 動脈血酸素飽和度（$SpO_2$）の低下がみられる. 喀痰培養により原因菌
を特定する. 尿中肺炎球菌の抗原検出が診断に有用である.

□ 治療：ペニシリン系薬，セフェム系薬などの β -ラクタマーゼ系抗菌薬を投与する．安静にして水分補給を行う．対症療法を行う．呼吸困難が強ければ酸素吸入を行う．

□ 予防：肺炎球菌ワクチンの予防接種を行う．

### 2 誤嚥性肺炎

□ 飲食物，胃液などが誤って気管や気管支内に入ることを誤嚥という．

□ 誤嚥性肺炎は，細菌が唾液や胃液とともに肺に流れ込んで生じる肺炎である．

□ 高齢者の肺炎の70％以上が誤嚥に関係している．

□ 脳血管障害で嚥下障害がある患者，意識障害のある患者，鼻腔栄養チューブを使用している患者で多く発症する．

□ 胸部X線写真では背側，肺底部に多い．

□ 治療：酸素吸入を行う．抗菌薬を投与する．気管支鏡による気管内異物の除去，気管支洗浄を行う．

□ 予防：食事は座位で行い，食後2時間くらいは座位のままとする．咳反射を強くするため，ACE阻害薬を使用する．

### 3 マイコプラズマ肺炎

□ 肺炎マイコプラズマ（Mycoplasma pneumoniae）による肺炎である（図3-5）．

□ 他の細菌と異なり細胞壁をもたないので，ペニシリン，セフェムなどの細胞壁合成阻害の抗菌薬には感受性がない．

□ 長期間続く咳が特徴である．発熱，全身倦怠，頭痛などがみられる．

□ 血清マイコプラズマ抗体の測定が診断に有用である．

□ 治療：第一選択薬として，マクロライド系薬（エリスロマイシン，クラリスロマイシン）を投与する．マクロライド系薬が無効の場合には，テトラサイクリン系薬（ミノサイクリン），または，ニューキノロン系薬（レボフロキサシン）を投与する．

□ 呼吸不全を伴う場合はステロイドの全身投与の併用を考慮する．

### 4 クラミジア肺炎

□ クラミジア肺炎には，肺炎クラミジア（Chlamydia pneumoniae），トラコーマ・クラミジア（C. trachomatis），オウム病クラミジア（C. psittaci）による肺炎が含まれる．

□ 肺炎クラミジアによるクラミジア肺炎は市中肺炎の約10％を占める．

□ 肺炎クラミジアでは比較的軽症で，長期間の乾性咳がみられる．

□ トラコーマ・クラミジアは，新生児，乳児期にほぼ限られる．湿性咳がみられる．

□ オウム病クラミジアでは高熱で突然発症する例が多く，頭痛，全身倦怠感，筋肉痛，関節痛などがみられる．さらに髄膜炎，多臓器障害，ショック症状を呈し致死的な経過をとることもある．

□ 治療：テトラサイクリン系薬，マクロライド系薬，ニューキノロン系薬を投与する．ペニシリン系薬やセフェム系薬などの β -ラクタム系抗菌薬は無効である．

CRP：C-reactive protein，ACE：angiotensin converting enzyme

# 4 肺　炎②

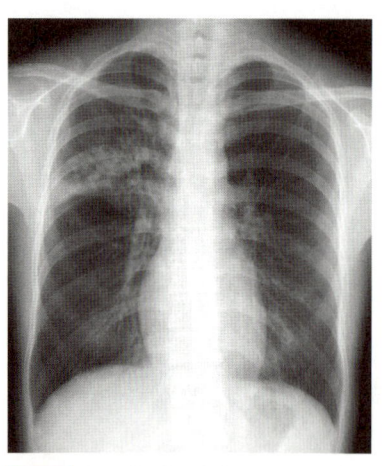

**図3-6　百日咳による肺炎**

右上肺野に気管支透亮像（エアブロンコグラム）のある肺炎像がみられる．
（医療法人 今光会 今光ホームケアクリニック理事長　小山倫浩先生のご厚意による）

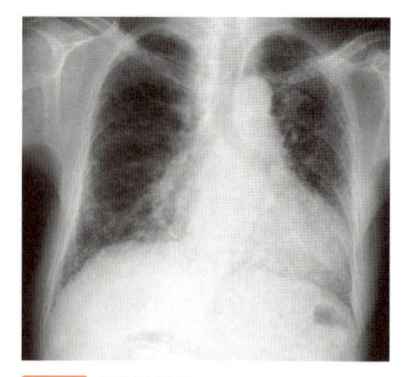

**図3-7　間質性肺炎**

全肺野に網状影，粒状影，輪状影を認める．
（医療法人 今光会 今光ホームケアクリニック理事長　小山倫浩先生のご厚意による）

Note

3

**5 レジオネラ肺炎**

□ レジオネラ肺炎は，レジオネラ・ニューモフィラ（*Legionella pneumophila*）による肺炎である．

□ レジオネラ肺炎は市中肺炎の約5％を占める．

□ レジオネラ・ニューモフィラは温泉，24時間風呂，循環式浴槽，ジャグジー，水冷式空調施設などに存在している．

□ 高熱，咳，頭痛，筋肉痛，悪感などの症状がおこる．進行すると呼吸困難，胸痛，下痢，意識障害を併発する．死亡率は15〜30％と高い．

□ 尿中レジオネラ菌の抗原検出が診断に有用である．

□ 治療：ニューキノロン系薬，マクロライド系薬などの抗菌薬を使用する．静注用のニューキノロン系薬が第一選択薬である．

**6 百日咳による肺炎**

□ 百日咳は百日咳菌による飛沫感染により発症する．成人の場合，咳症状が約2〜3か月と長く続く．血清百日咳抗体の検査が診断に有用である．

□ 臨床経過は3期に分けられる．①カタル期（約2週間持続）：通常7〜10日間程度の潜伏期を経て，普通のかぜ症状で始まり，次第に咳の回数が増えて程度も激しくなる．②痙咳期（約2〜3週間持続）：次第に特徴ある発作性けいれん性の咳（痙咳）となる．合併症としては肺炎（図3-6）のほか，脳症がみられる．③回復期（2〜3週）：激しい発作は次第に減衰し，2〜3週間で認められなくなるが，その後も時折忘れた頃に発作性の咳が出る．

□ 治療：マクロライド系薬が有効である．

**7 間質性肺炎**

□ 間質性肺炎は，肺の間質（肺胞隔壁など）が病変の主座である．原因が特定しえない間質性肺炎を特発性間質性肺炎という．

□ 咳，呼吸困難などを緩徐に発症する．

□ 両側肺野（とくに下背部）の捻髪音が特徴的である．

□ 胸部X線写真では胸膜直下，下葉にはじまる網状，輪状，粒状，蜂巣状の像を呈する（図3-7）．

□ 進行すると呼吸機能検査（スパイロメトリー）で％肺活量が80％未満の拘束性肺障害がみられる．

□ 治療：ステロイド薬，免疫抑制薬（アザチオプリン，シクロホスファミド，シクロスポリン，タクロリムス），抗線維化薬（ピルフェニドン）などが用いられる．

□ 酸素療法，呼吸リハビリテーションを行う．

# 5 その他の呼吸器感染症

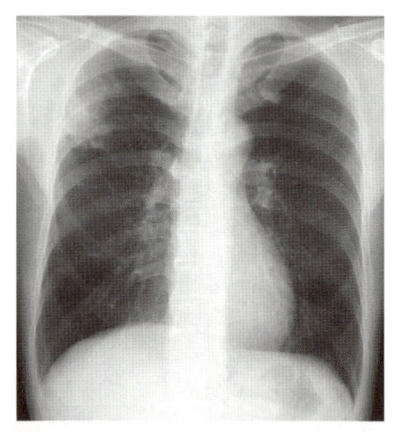

**図3-8** 肺結核
右上肺野に淡く不整形の白い浸潤影がみられる.
(医療法人 今光会 今光ホームケアクリニック理
事長　小山倫浩先生のご厚意による)

**表3-2** 抗結核薬の種類

| | 一般名 | 略号 | 特記事項 |
|---|---|---|---|
| 第一選択薬 a | リファンピシン | RFP | |
| | リファブチン | RBT | ※ RFP が使用できない場合のみ |
| | イソニアジド | INH | |
| | ピラジナミド | PZA | |
| 第一選択薬 b | ストレプトマイシン | SM | 聴器毒性 |
| | エタンブトール | EB | 視力障害 |
| 第二選択薬 | レボフロキサシン | LVFX | ※モキシフロキサシンでも可 |
| | カナマイシン | KM | |
| | エチオナミド | TH | |
| | エンビオマイシン | EVM | |
| | パラアミノサリチル酸 | PAS | |
| | サイクロセリン | CS | |
| | デラマニド | DLM | ※新薬(ニトロイミダゾール系) ※多剤耐性結核のみ |

a：強力な抗菌力をもつ，b：aと併用する.

## 1 肺結核

**肺結核**は，**結核菌** (*Mycobacterium tuberculosis*) による肺感染症である．結核菌は，肺以外にもほとんどすべての臓器に感染する.

□ 患者が咳をしたときに出る細かい飛沫に含まれる結核菌が乾燥して空中を漂い，他の人が息をすると肺の中に吸い込まれて感染する．これを空気感染，または飛沫核感染という．感染後，発病する人は10 ～ 15％である．

□ 微熱，咳，痰，血痰，倦怠感，体重減少，寝汗などがみられる．

□ 感染しやすい人は，免疫のない若者，糖尿病患者，がん患者，透析患者，慢性関節リウマチ患者，エイズ患者などである．

□ 胸部X線写真で肺尖部に浸潤陰影，空洞がみられる（図3-8）．

□ クオンティフェロンやT-スポットなどのインターフェロンγ遊離試験により診断される．

□ 喀痰の塗抹，培養，PCRにより菌が検出される．

□ 治療：抗結核薬を最短でも6か月間内服する．最初の2か月はイソニアジド（INH），リファンピシン（RFP），ピラジナミド（PZA），エタンブトール（EB）〔またはストレプトマイシン（SM）〕の4剤併用療法，その後の4か月はINH，RFPの2剤併用が行われる（表3-2）．

## 2 肺膿瘍

□ 肺膿瘍は，肺が炎症をおこして肺組織の構造が破壊されて空洞をつくり，そこに膿がたまった状態である．肺化膿症ともよばれる．

□ 原因として，嫌気性菌と好気性菌の混合感染が多い．

□ 寒気を伴う高熱，咳，痰（血痰，黄～緑色の痰，嫌な臭いの痰）がみられる．

□ 白血球増加，CRP増加，低酸素血症がみられる．胸部X線写真やCTでニボー（鏡面像）のある空洞がみられる．

□ 治療：原因菌に対して有効な抗菌薬を組み合わせて投与する．経皮的に穿刺ドレナージによる排膿や，膿瘍のある肺葉の切除手術を行うこともある．

## 3 肺真菌症

### 1）肺アスペルギルス症

□ 真菌である *Aspergillus fumigatus* による肺感染症である．

□ 肺に空洞とその中に菌球（アスペルギローマ）を形成する．

□ 発熱，痰，血痰，呼吸困難，全身倦怠感などがみられる．

□ 喀痰，気管支洗浄液中に真菌を検出する．

□ 治療：切除手術を行う．手術不可能の場合は，抗真菌薬を空洞内に注入する．

### 2）肺クリプトコッカス症

□ 真菌である *Cryptococcus neoformans* による肺感染症である．

□ 人と獣の間で共通して感染する人獣共通感染症である．犬や猫，鳥（鳩の糞など）からも感染する．

□ 免疫力の低下があると感染しやすい．発熱，咳などの肺炎症状がみられる．

□ 喀痰，気管支洗浄液中に真菌を検出する．

□ 治療：抗真菌薬を投与する．

# 6　気管支喘息

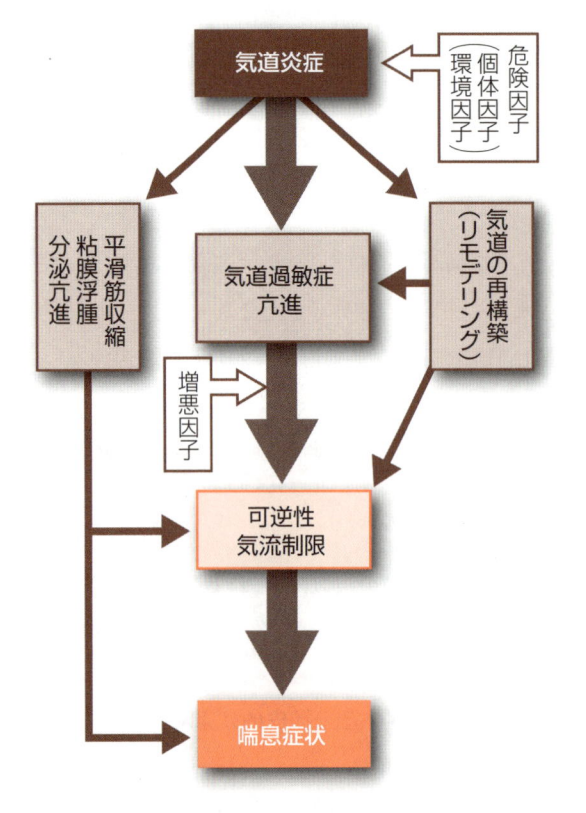

**表3-3** 気管支喘息の危険因子・増悪因子

| 個体因子 | アレルギー素因，遺伝素因，性差など |
|---|---|
| 環境因子 | アレルゲンとの接触，大気汚染，喫煙，アルコール，妊娠，肥満，過労，ストレス，呼吸器疾患(感染症，過換気など)，気温，その他の刺激物質など |

**図3-9** 気管支喘息増悪のメカニズム

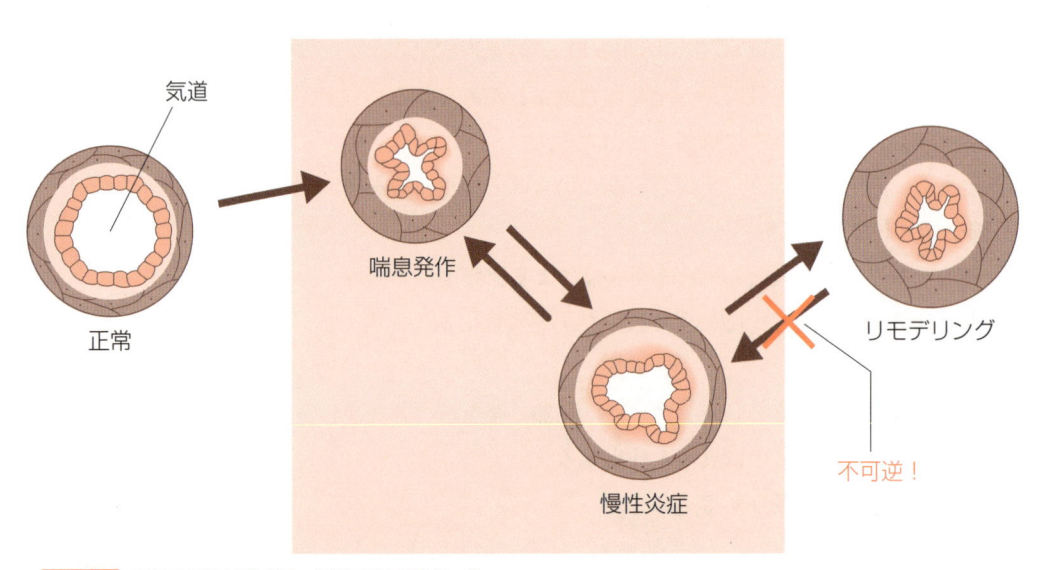

**図3-10** 気管支喘息の模式図・気道のリモデリング

## 1 病　態

- □ 気管支喘息は慢性の気道炎症，気道過敏性の亢進，可逆性気流制限を有し，発作性に，呼吸困難，喘鳴，咳などの呼吸器症状をきたす疾患である（図3-9）.

- □ 幼児期に発症することの多いアトピー型と40歳以上の成人発症に多くみられる非アトピー型に分類される.

- □ アトピー型では吸入抗原に対して産生されたIgE抗体が肥満細胞に結合し，抗原と反応すると，ヒスタミンやロイコトリエンなどの化学伝達物質を放出する（Ⅰ型アレルギー）. その誘因は細菌・ウイルス感染，過労，ハウスダスト（埃・ダニ・花粉・カビなど）・食物・薬物などのアレルゲン，運動，タバコ，アルコールなどである（表3-3）.

- □ 気管支の炎症が慢性的に続いた結果，気道壁が厚くなって，気管支の内腔が狭くなる現象を，気道のリモデリング（再構築）という（図3-10）.

- □ 呼吸機能検査（スパイロメトリー）で可逆性の1秒率の低下がみられる.

- □ 喀痰・末梢血中の好酸球の増加や，血清中の非特異的IgE値の上昇がみられる.

- □ アレルゲンを特定するために，血清中のアレルゲン特異的IgE抗体の測定や，皮膚テスト（プリックテスト）が行われる.

## 2 治　療

- □ 吸入ステロイド薬，気管支拡張薬（$\beta_2$刺激薬，テオフィリン薬，抗コリン薬），抗アレルギー薬（ロイコトリエン受容体拮抗薬），抗IgE抗体を使用する.

- □ 原因アレルゲン，タバコの煙，大気汚染を避ける.

- □ 感冒，インフルエンザ，肺炎などの呼吸器感染症を予防する.

Note

# 7 慢性閉塞性肺疾患（COPD）

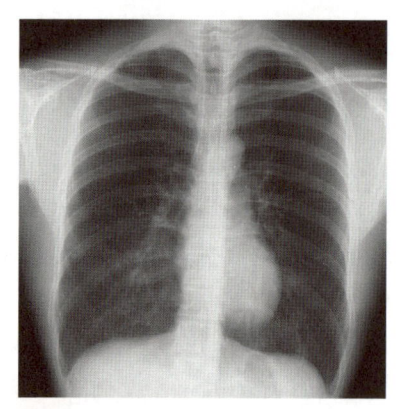

**図3-11** 肺気腫

肺の過膨張により，肺の透過性の亢進と横隔膜
の低位がみられる．
（医療法人 今光会 今光ホームケアクリニック理
事長　小山倫浩先生のご厚意による）

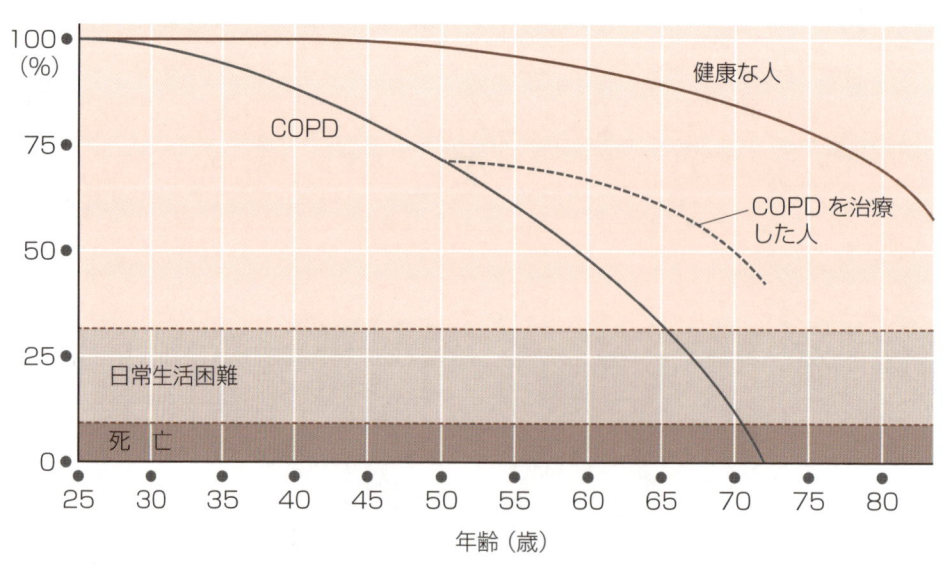

**図3-12** COPDの進行

## ■1 病　態

■ 慢性閉塞性肺疾患（COPD）は，従来，慢性気管支炎や肺気腫（図3-11）とよばれてきた病気の総称である．

■ タバコの煙を主とする有害物質を長期に吸入曝露することで生じた肺の炎症性疾患であり，喫煙習慣により中高年に発症し，ゆっくりと進行する不可逆的な生活習慣病である（図3-12）．

□ 咳，痰（膿性），労作時息切れ，気流制限がみられる．また，肺胞が破壊されて肺気腫になると，酸素の取り込みや二酸化炭素を排出する機能が低下し，低酸素血症，高二酸化炭素血症がみられる．

■ 呼吸機能検査（スパイロメトリー）で1秒率が70％未満である．他の気流閉塞をきたしうる疾患を除外する．

## ■2 治　療

■ 禁煙する．

■ 吸入ステロイド薬，気管支拡張薬（抗コリン薬，$\beta_2$刺激薬，テオフィリン薬）を使用する．

■ 口すぼめ呼吸や腹式呼吸などの呼吸訓練，運動による呼吸筋力の改善，栄養状態の改善などの呼吸リハビリテーションを行う．

□ 低酸素血症があれば在宅酸素療法を行う．

■ インフルエンザワクチンや肺炎球菌ワクチンの接種などにより呼吸器感染症を予防する．

COPD：chronic obstructive pulmonary disease

Note

# 8 胸膜の疾患

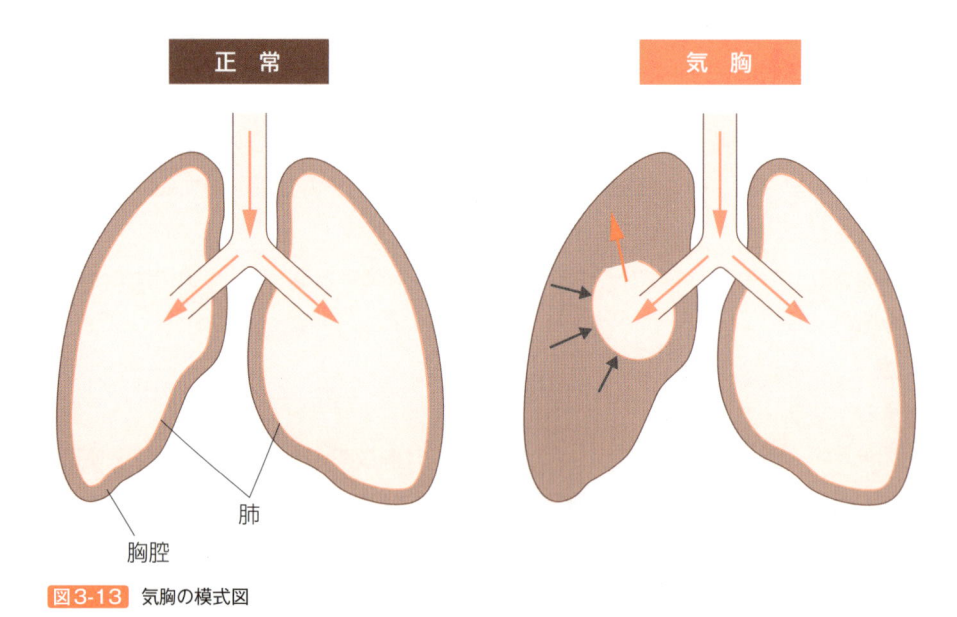

**図3-13** 気胸の模式図

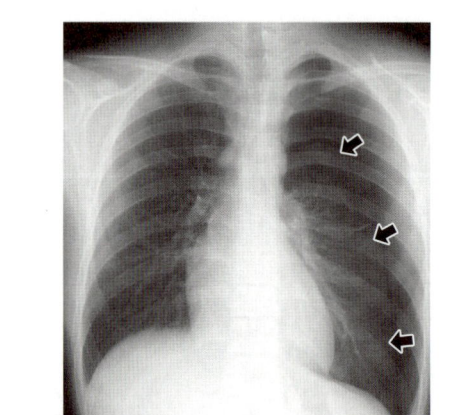

**図3-14** 気　胸
左の肺が左の胸腔内に縮んでいる.
（医療法人 今光会 今光ホームケアクリニック理
事長　小山倫浩先生のご厚意による）

### 1　気　胸

□ 気胸は，肺に穴が開き肺内の空気が胸腔内に漏れて貯留し，肺が圧縮される疾患である（図3-13）.

□ 突然の胸痛で発症し，呼吸困難，酸素飽和度の低下，頻脈，動悸，咳などがみられる.

□ 原因別に，自然気胸，続発性気胸，外傷性気胸，医原性気胸がある.

□ 自然気胸は背の高い，やせた若い男性（10 〜 20代）に多い. 肺胞の一部が嚢胞化したもの（ブラ）や胸膜直下にできた嚢胞（ブレブ）が破れ，吸気が胸腔に漏れることでおこる（図3-14）.

□ 続発性気胸は中高年に多く，COPDなどの肺疾患がある. 女性の場合，子宮内膜症に伴う月経随伴性気胸がある.

□ 外傷性気胸は交通事故に伴う肋骨骨折などによる.

□ 医原性気胸では誤穿刺などによる.

□ 治療：軽度の場合，安静にする. トロッカーカテーテルを用いた胸腔ドレナージを行い，持続吸引器で脱気する.

□ 再発がある場合，胸膜癒着術（テトラサイクリン，ピシバニールなど）を行う. 嚢胞切除などの手術療法を行う.

### 2　胸膜炎

□ 胸膜炎とは胸膜に炎症が生じている状態である.

□ 症状として，胸痛，息切れ，発熱がみられる. 胸痛は深呼吸や咳で増悪する.

□ 多くは胸水がみられる（胸水は，うっ血性心不全，ネフローゼ症候群，肝硬変などでもみられる）. 胸水穿刺により原因を精査する. がん性胸膜炎における胸水は血性のことがある.

□ 原因としては，細菌感染（肺炎随伴性胸膜炎，結核性胸膜炎など），ウイルス感染（コクサッキーＢなど），腫瘍（がん性胸膜炎），膠原病（膠原病性胸膜炎）などがある.

□ 治療：原因に対する治療を行う.

Note

# 9 腫瘍性肺疾患（肺がん）

表3-4 肺がんの分類

| 組織型 | | | 好発部位 | 特　徴 |
|---|---|---|---|---|
| 非小細胞がん | 非扁平上皮がん | 腺がん | 肺野部 | ● 女性に多い<br>● 喫煙と相関しない<br>● 症状が出にくい<br>● 肺がんのなかでの発生頻度は高い |
| | | 大細胞がん | | ● 男性に多い<br>● 肺がんのなかでの発生頻度は低い<br>● 増殖スピードが速い |
| | 扁平上皮がん | | | ● 男性に多い<br>● 喫煙と相関する<br>● 症状が出やすい |
| 小細胞がん | | | 肺門部 | ● 喫煙と相関する<br>● 増殖スピードが速い<br>● 転移しやすいか発見時に転移している<br>● 薬物療法・放射線療法が有用 |

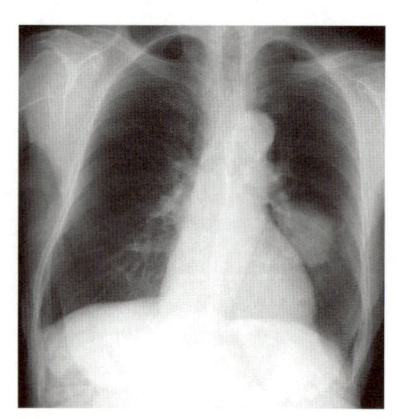

図3-15 肺腺がん

左中肺野に白い腫瘤影を認める.
（医療法人 今光会 今光ホームケアクリニック理
事長　小山倫浩先生のご厚意による）

## ■1 病　態

- □ 肺がん（表3-4）は，肺に発生する悪性腫瘍で，肺そのものから発生した原発性肺がん（げんぱつせい）のことをいう．

- □ 他の臓器から発生し，肺に転移したものを転移性肺がん，または肺転移という．

- □ 肺がんは，がんのなかで最も死亡数が多い．

- □ 肺がんの原因の70％はタバコで，その他に受動喫煙，環境，食生活，放射線，薬品がある．

- □ 肺がんの組織型には，小細胞がん，扁平上皮がん（へんぺい），腺がん（せん），大細胞がんがある．

- □ 小細胞がん，扁平上皮がんは肺の中枢（肺門部）に発生し，腺がんは末梢（肺野部）に発生する．

- □ 咳，痰，倦怠感，体重減少，胸痛などの症状がみられる．とくに血痰は肺がんの可能性が高い．

- □ 胸部X線写真（図3-15），CT，気管支鏡，胸腔鏡，生検により診断される．

- □ 腫瘍マーカーとして，小細胞がん（ProGRP），扁平上皮がん（CYFRA）（シフラ），腺がん（CEA）が参考になる．

- □ 進行度はTNM分類を使用する．転移のないものから進行がんまで4段階（I〜Ⅳ期）に分類し，さらにA，Bに分類する．

## ■2 治　療

- □ 小細胞がんは進行が早く，発見された時にはすでに転移している場合が多いため，非小細胞がんとは治療法が異なる．

- □ 小細胞がんは，遠隔転移がある場合は抗がん薬治療を行い，遠隔転移がない場合は抗がん薬と胸部放射線照射の組合せが用いられる．

- □ ゲフィチニブ（イレッサ®）は，上皮成長因子受容体（EGFR）のチロシンキナーゼを選択的に阻害する内服抗がん薬であり，分子標的治療薬の一種である．EGFR遺伝子変異陽性の手術不能または再発非小細胞肺がんが適応である．副作用として，死亡例を含む重篤な急性肺障害，間質性肺炎が報告されている．

- □ 非小細胞がんは，ⅠA期では手術のみ，ⅠB期から手術可能なⅢB期までは手術後に抗がん薬治療を組み合わせる．手術が不可能なⅢA，ⅢB期では胸部放射線照射と抗がん薬2剤を組み合せた併用療法を行う．放射線照射ができないⅢB期，Ⅳ期では抗がん薬治療を行う．

- □ 肺がんなどのがんの予防には禁煙する．

  EGFR：epidermal growth factor receptor

Note

# セルフアセスメント

**問1　インフルエンザについて間違いは？**

① 合併症としてインフルエンザ脳症がある
② 高熱を伴う
③ 抗インフルエンザウイルス薬が用いられる
④ 感染経路は接触感染が主である

**問2　肺炎について正しいのは？**

① ウイルスが主な原因である
② 市中肺炎では肺炎球菌が最も多い
③ マイコプラズマ肺炎では咳症状は少ない
④ 百日咳による肺炎には抗菌薬は無効である

**問3　間質性肺炎について正しいのは？**

① 両側上背部の捻髪音が特徴的である
② 胸部X線写真では浸潤影がみられる
③ スパイロメトリーで拘束性肺障害がみられる
④ ステロイド薬は用いられない

**問4　肺結核について正しいのは？**

① 感染経路は飛沫感染である
② 高熱を伴う
③ 胸部X線検査で蜂巣状影がみられる
④ 抗結核薬の4剤併用療法が用いられる

**問5　肺真菌症について間違いは？**

① 肺アスペルギルス症では空洞はみられない
② 肺アスペルギルス症では切除手術を行う
③ 肺クリプトコッカス症では犬，猫，鳥から感染する
④ 肺クリプトコッカス症では発熱がみられる

**問6　気管支喘息について正しいのは？**

① アトピー型ではIgM抗体が関与している
② アトピー型ではI型アレルギーが関与している
③ スパイロメトリーで1秒率の上昇がみられる
④ 吸入ステロイド薬は用いられない

**問7　慢性閉塞性肺疾患について正しいのは？**

① 肺気腫は含まない
② 低二酸化炭素血症を呈する
③ スパイロメトリーで1秒率が70％未満である
④ 禁煙しても治療効果はない

**問8　気胸について間違いは？**

① 自然気胸はやせた若い男性に多い
② ブラやブレブが破れておきる
③ 女性では月経随伴性気胸がおきる
④ 抗菌薬で治療する

**問9　肺がんについて正しいのは？**

① がんのなかで最も死亡数が多い
② 腺がんは肺の中枢にできる
③ 小細胞がんは肺の末梢にできる
④ CYFRAは腺がんの腫瘍マーカーである

**問10　肺がんについて間違いは？**

① 小細胞がんは進行が遅い
② 進行度はTNM分類を用いる
③ ゲフィチニブはEGFR遺伝子変異陽性例に効果がある
④ がんの予防には禁煙が重要である

解答　問1：④，問2：②，問3：③，問4：④，問5：①，問6：②，問7：③，問8：④，問9：①，問10：①

# 第4章

# 消化器の疾患

✓ 到達目標

- ☐ 食道の疾患について説明できる.
- ☐ 胃・十二指腸の疾患について説明できる.
- ☐ 小腸・大腸の疾患について説明できる.
- ☐ 肝臓・胆囊・膵臓の疾患について説明できる.

# 1 消化器の解剖・生理

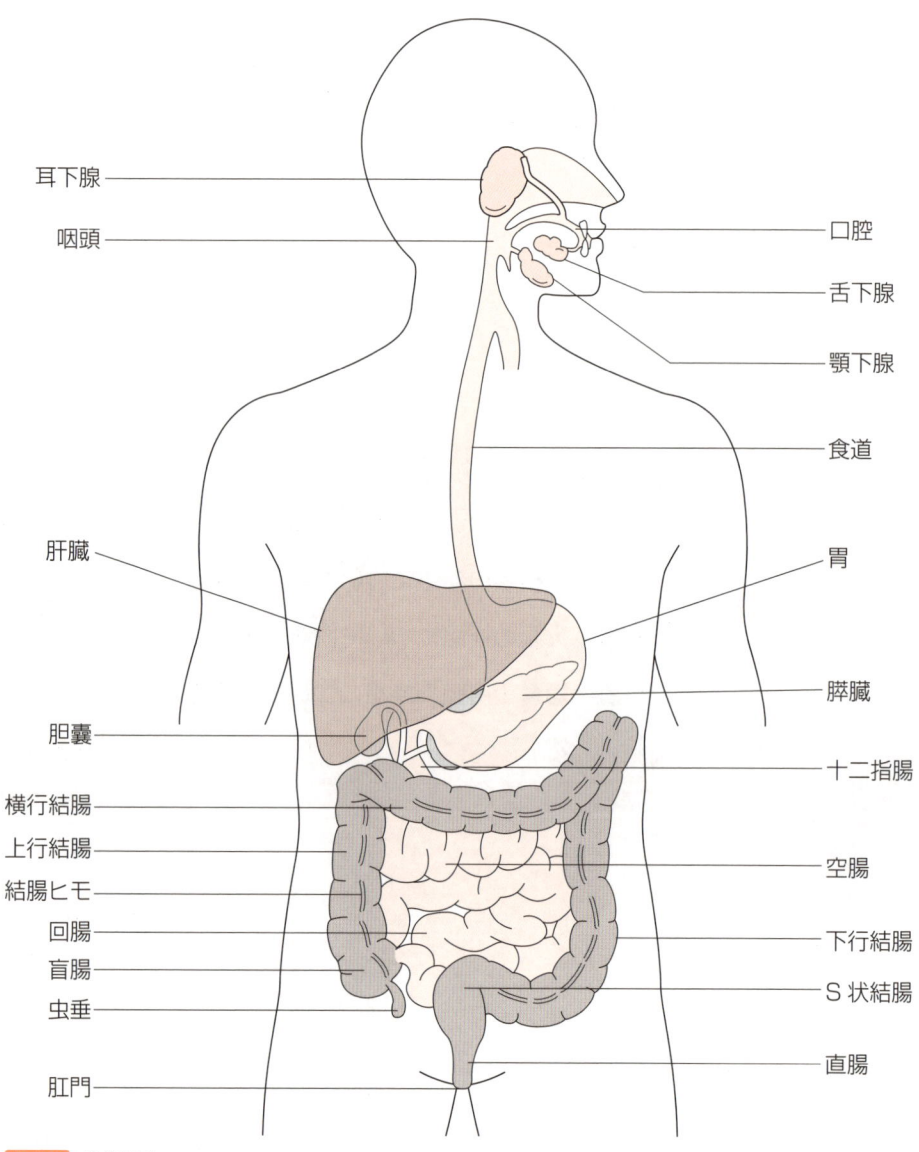

耳下腺
咽頭
肝臓
胆嚢
横行結腸
上行結腸
結腸ヒモ
回腸
盲腸
虫垂
肛門

口腔
舌下腺
顎下腺
食道
胃
膵臓
十二指腸
空腸
下行結腸
S 状結腸
直腸

図4-1　消化器系

- ☐ 消化器系は消化管と消化腺からなる.
- ■ 消化管は，口腔，咽頭，食道，胃，小腸(十二指腸，空腸，回腸)，大腸(盲腸，上行結腸，横行結腸，下行結腸，S状結腸，直腸)，肛門からなる(図4-1).
- ☐ 消化管は中空器官であり，壁は粘膜，筋層，漿膜の3層からなる.
- ■ 消化腺は唾液腺，肝臓，胆嚢，膵臓からなり，その分泌物は導管によって管腔に分泌されている(図4-1).
- ☐ 唾液腺は口腔に，肝臓・胆嚢および膵臓は十二指腸につながっている.
- ■ 唾液腺として耳下腺，舌下腺，顎下腺がある.
- ☐ 食道の上部には上部食道括約筋，下部には下部食道括約筋があり，逆流を防いでいる.
- ☐ 胃は，噴門，胃底部，胃体部，前底部，幽門からなる．食道とつながる部分が噴門，十二指腸とつながる部分が幽門である．胃粘膜には胃小窩があり，胃腺が開口している.
- ☐ 十二指腸は，上部，下行部，水平部，上行部に分かれる.
- ■ 総胆管と主膵管は膵臓内で合流し，十二指腸下行部のファーター乳頭(大十二指腸乳頭)に開口し，胆汁と膵液を排出している.
- ☐ 空腸と回腸の明確な境界はみられないが，約40%が空腸，約60%が回腸である.
- ☐ 小腸の粘膜には，輪状ヒダがあり，腸絨毛がある．腸絨毛の表面には1層の上皮細胞があり，その表面の微絨毛が刷子縁を形成している．小腸の粘膜の表面積は広く栄養物の吸収が効率よく行われている.
- ☐ 回腸と盲腸の間には回盲弁があり，逆流を防いでいる．盲腸の後内側には虫垂が出ている.
- ☐ 結腸には数cmおきにヒモで結束したようにみえるくびれがあり，そのくびれの間の結腸壁が膨らんだ部分をハウストラ(結腸膨起)という．大腸では水分の吸収が行われる.
- ☐ 肛門には輪状の平滑筋である内肛門括約筋と横紋筋の外肛門括約筋がある．内肛門括約筋は反射的に，外肛門括約筋は随意的に肛門を閉じる機能がある.

Note

# 2 食道の疾患

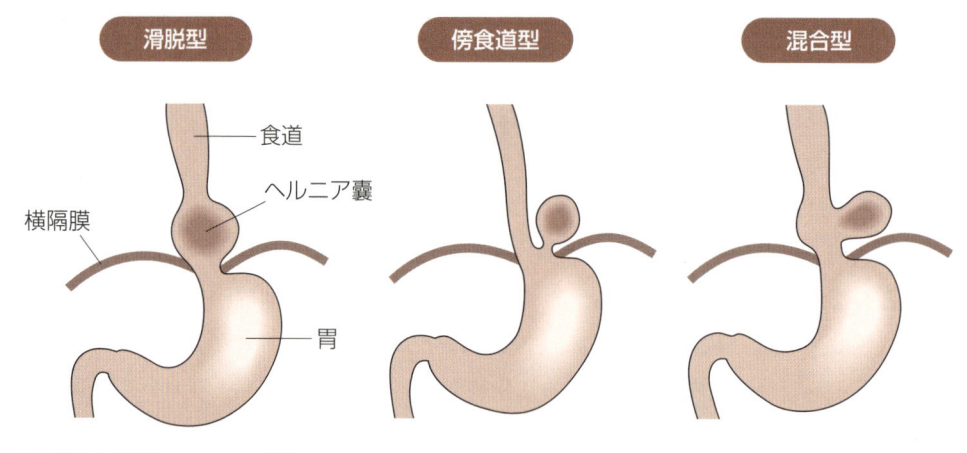

図4-2　食道裂孔ヘルニアの分類

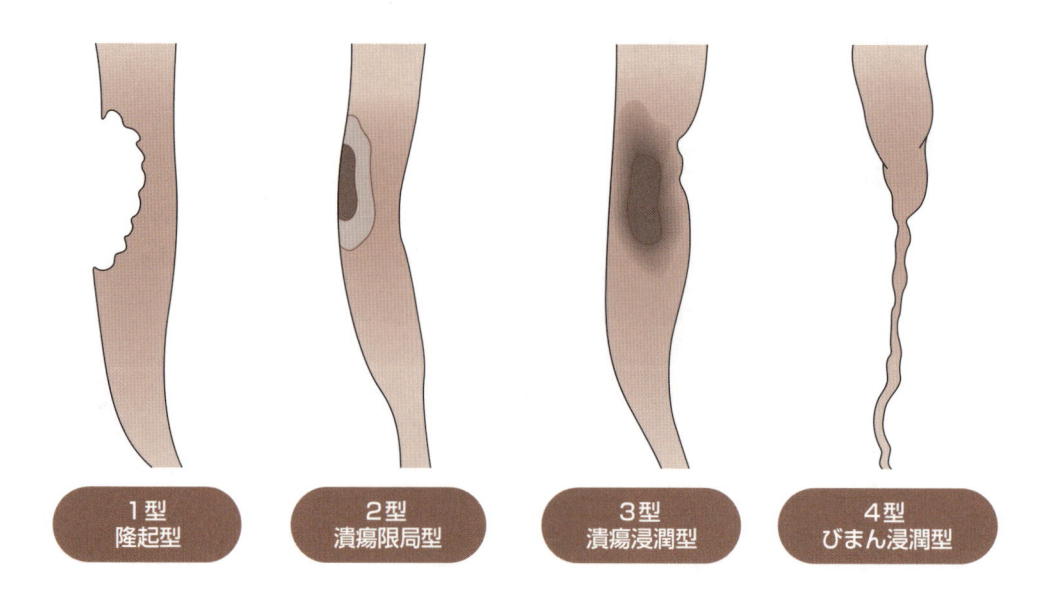

図4-3　進行性食道がんのX線所見

### 1 胃食道逆流症

1）病　態

☐ 胃食道逆流症（GERD）は胃の内容物が食道へ逆流しておきる疾患である．

☐ 内視鏡で食道炎が認められるのが逆流性食道炎で，胸やけがあるにもかかわらず内視鏡で食道炎が認められないのが非びらん性食道逆流症という．

□ 胸やけや呑酸のほかに，胸痛，嚥下痛，咽頭や喉頭の異常感，嗄声，咳などの誤嚥症状，ときに食道出血をきたすこともある．診断には内視鏡検査を行う．

## 2）治　療

□ 食べ過ぎ，早食い，高脂肪食，アルコール，喫煙，食べてすぐ寝るなどの生活習慣を改善する．きついベルトや前かがみ姿勢を避け，肥満を解消する．

□ 薬物療法として，プロトンポンプ阻害薬（PPI）やH$_2$受容体拮抗薬（H$_2$ブロッカー），制酸薬を投与する．薬物療法が無効な場合，逆流防止術が行われる．

## 2 食道裂孔ヘルニア

### 1）病　態

□ 食道裂孔ヘルニアとは，胃の一部が食道裂孔を通って胸腔内へ逸脱している状態をいう．

□ 胃がそのまま滑り出している滑脱型，胃の一部が食道のわきを通って出ている傍食道型，両者があわさった混合型がある（図4-2）．滑脱型が最も多い．

□ 滑脱型では胃液の食道内逆流がみられる．傍食道型では胃が締めつけられて胃粘膜からの出血や，血液循環が悪くなる．

□ 初期では無症状で，進行すると胸やけ，胸痛がみられる．

### 2）治　療

□ 軽症〜中等症では治療は行わない．重症では食道裂孔を縫い縮める手術を行う．

## 3 食道がん

### 1）病　態

□ 食道がんの90％以上が扁平上皮がんである．

□ 飲酒，喫煙が危険因子である．60歳以上の男性に多い．

□ 初期には，飲食時の軽度のつかえる感じ，食道の異物感，進行すると食道が狭窄し，固形物がつかえ，やがて流動物まで通りが悪くなる．

□ 診断には内視鏡検査を行う．ヨード液をかけると，正常な食道は黒く染まり，がんの部分は染まらずに黄色な領域として認められ，その部分を生検し病理検査を行う．

□ がんの進行度の検査には，超音波内視鏡検査やCT・MRI，X線検査（図4-3）を行う．

### 2）治　療

□ 早期の上皮内・粘膜がんは，内視鏡的粘膜切除術，内視鏡的粘膜下層剥離術により切除する．

□ がんが発生した臓器と転移している可能性のあるリンパ節を一緒に切除する手術を行う．

□ 手術が不可能の場合，あるいはすでに手術がふさわしくないほどがんが進行している場合，放射線治療や化学療法が行われる．

□ 放射線治療は抗がん薬と一緒に用いるのがより効果的である．

□ 食道がんに最も多く使われている抗がん薬は，シスプラチンと5-フルオロウラシルの併用である．

GERD：gastroesophageal reflux disease，PPI：proton pump inhibitor

# 3 胃・十二指腸の疾患①

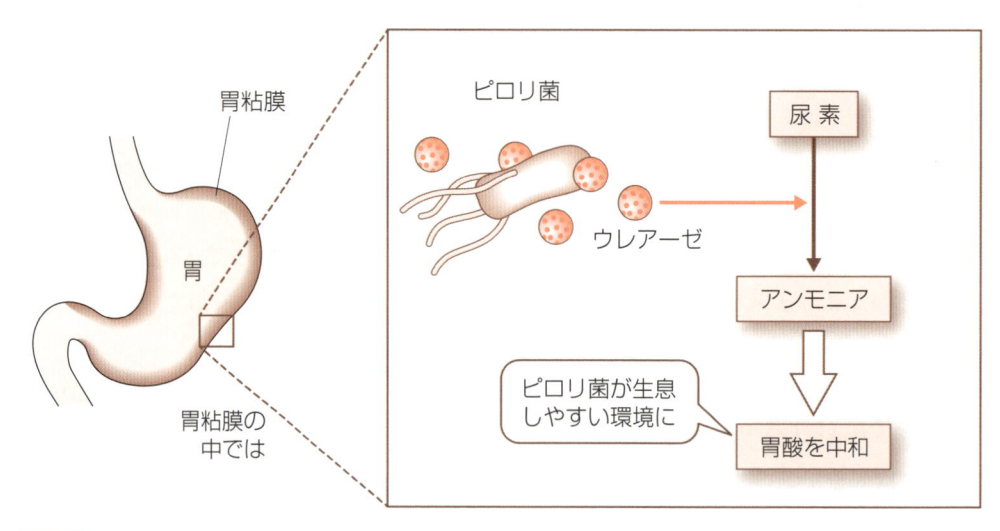

図4-4　ピロリ菌が胃酸を中和するメカニズム

表4-1　ピロリ菌の除菌療法

| 一次除菌療法 | 3 剤併用（P-CAB or PPI）＋ AMPC ＋ CAM，7 日間<br>※ P-CAB としてボノプラザン，PPI としてランソプラゾール，オメプラゾール，ラベプラゾールを使用 |
|---|---|
| 二次除菌療法 | 一次除菌に失敗した場合<br>3 剤併用（P-CAB or PPI）＋ AMPC ＋ MNZ |

P-CAB：カリウムイオン競合型アシッドブロッカー，PPI：プロトンポンプ阻害薬，AMPC：アモキシシリン，CAM：クラリスロマイシン，MNZ：メトロニダゾール

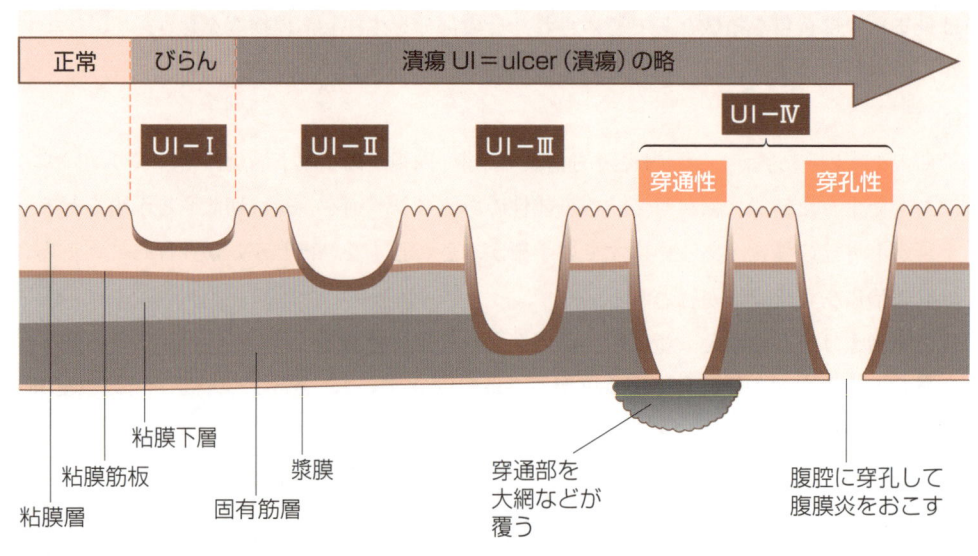

図4-5　びらん・潰瘍の模式図

## 1 胃　炎

### 1)病　態

☐ 胃炎は胃粘膜の炎症であり，急性胃炎と慢性胃炎がある．

☐ 急性胃炎は胃粘膜の急性炎症で，腹痛，胃部不快感，嘔吐，消化管出血などの突発症状より発症する．薬物（NSAID，抗生物質），アルコール，ストレス，ピロリ菌（ヘリコバクター・ピロリ）感染（図4-4），アニサキスなどが原因となる．24時間以上続くことが多い．

☐ 慢性胃炎は，胃粘膜の慢性炎症と固有胃腺の萎縮，腺の過形成または腸上皮化生を主要所見とする．固有胃腺の萎縮は幽門前庭部から胃体部へと加齢とともに拡大していく．ピロリ菌感染が主原因である．症状として，心窩部痛・不快感，腹部膨満感，胸やけ，悪心・嘔吐などがみられる．

☐ ピロリ菌感染は，慢性胃炎，胃潰瘍や十二指腸潰瘍のみならず，胃がん，MALTリンパ腫，びまん性大細胞型B細胞性リンパ腫，特発性血小板減少性紫斑病，鉄欠乏性貧血，慢性蕁麻疹の発症に関与している．

☐ ピロリ菌感染は，尿素呼気テスト（$^{13}$C-尿素を服用し一定時間後の呼気を採取，尿素分解により生成した$^{13}CO_2$を検出），血中・尿中抗ピロリIgG抗体検査，便中ピロリ抗原検査，内視鏡生検組織を用いた迅速ウレアーゼ試験（ピロリ菌のウレアーゼ活性により尿素から産生されるアンモニアを検出），組織鏡検法，培養法により診断される．

### 2)治　療

☐ 急性胃炎では原因を除去する．$H_2$ブロッカーや粘膜保護薬を投与する．

☐ 慢性胃炎のピロリ菌陽性例では除菌療法（表4-1）を行う．$H_2$ブロッカー，制酸薬，粘膜保護薬，消化酵素薬などを投与する．

## 2 胃・十二指腸潰瘍

### 1)病　態

☐ 胃・十二指腸潰瘍（消化性潰瘍）は，胃・十二指腸の粘膜筋板を超え粘膜下層より深部に達する組織欠損である（図4-5）．一方，びらんとは粘膜上皮にとどまる組織欠損である．

☐ 原因としてピロリ菌が最も多く，胃潰瘍の約70％，十二指腸潰瘍の90％以上である．その他，NSAID，ストレスなどがある．

☐ 症状として，上腹部痛・不快感，胸やけ，食欲不振，腹部膨満感などがある．胃潰瘍では食後に痛みを感じることが多く，十二指腸潰瘍では空腹時に痛みを感じ，食事をとると痛みが治まることが多い．吐血，下血，穿孔，狭窄などの重篤な合併症がみられる．

☐ 内視鏡，X線検査により診断される．

### 2)治　療

☐ 潰瘍部位から出血がある場合，内視鏡的止血治療（加熱，凝固止血，血管収縮，直接結紮，クリップ）を行う．止血に不成功であれば手術を行う．

☐ NSAIDの服用中止．PPI，$H_2$ブロッカー，抗コリン薬，防御因子増強薬を使用する．

☐ ピロリ菌感染例では除菌療法を行う．

NSAID：non-steroidal anti-inflammatory drug

# 4 胃・十二指腸の疾患②

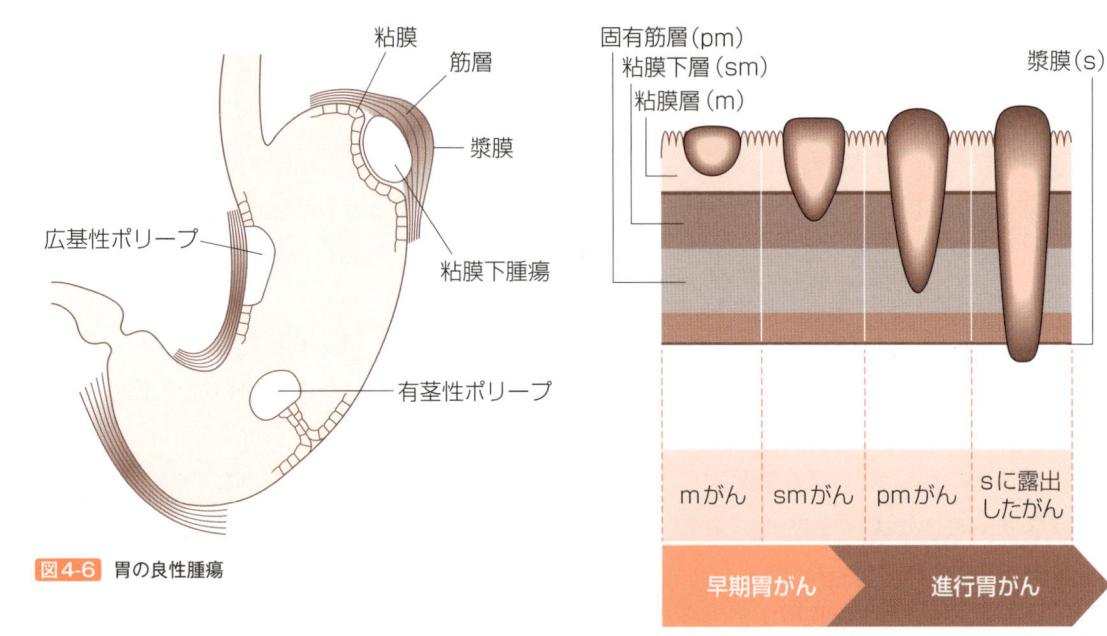

**図4-6** 胃の良性腫瘍

**図4-7** 早期胃がんと進行胃がん

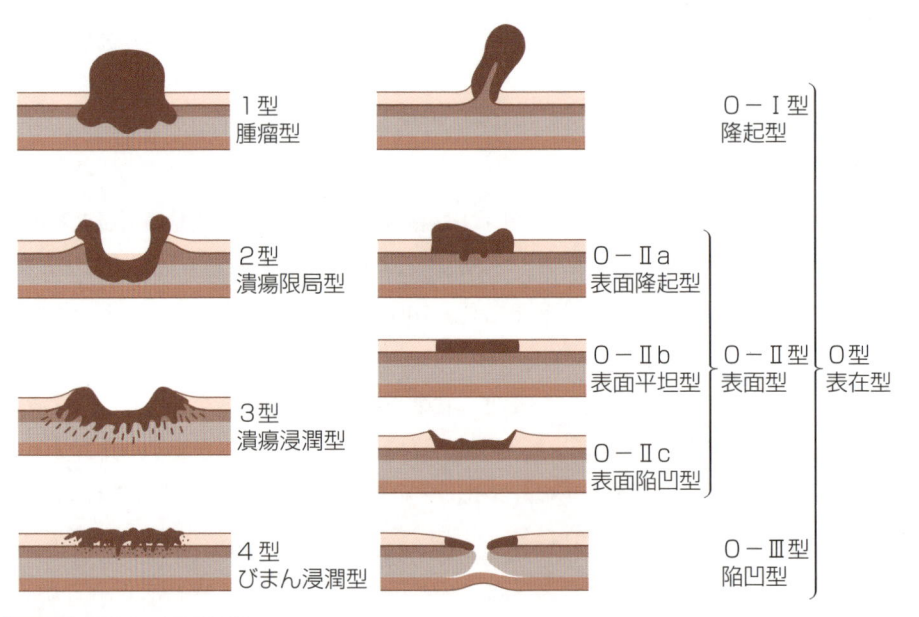

**図4-8** 胃がんの肉眼型分類

0型（表在型）：病変の肉眼形態が，軽度な隆起や陥凹を示すにすぎないもの．1型（腫瘤型）：明らかに隆起した形態を示し，周囲粘膜との境界が明瞭なもの．2型（潰瘍限局型）：潰瘍を形成し，潰瘍をとりまく胃壁が肥厚し周囲粘膜との境界が比較的明瞭な周堤を形成するもの．3型（潰瘍浸潤型）：潰瘍を形成し，潰瘍をとりまく胃壁が肥厚し周囲粘膜との境界が不明瞭な周堤を形成するもの．4型（びまん浸潤型）：著明な潰瘍形成も周堤もなく，胃壁の肥厚・硬化を特徴とし，病巣と周囲粘膜との境界が不明瞭なもの．5型（分類不能）：0〜4型のいずれにも分類し難いもの．
（日本胃癌学会：胃癌取扱い規約，第14版．金原出版，p.8，2010）

### 3 胃ポリープ

**1)病　態**

■ 胃ポリープは，胃に発生した上皮性，良性，隆起性病変のことをいう（図4-6）．

■ 胃ポリープは過形成性ポリープ，胃底腺ポリープ，特殊型（炎症性，症候性，家族性）に分類される．

□ 過形成性ポリープはピロリ菌陽性で萎縮性胃炎を背景に様々な病変を併発する．胃底腺ポリープはピロリ菌陰性で病的意義のない所見である．

■ 過形成性ポリープは一部がん化することがあるが，胃底腺ポリープはがん化しない．

**2)治　療**

■ 過形成性ポリープは基本的には経過観察でよい．大きさ2cm以上で増大傾向，がん化（がんの併存）の可能性，出血のあるものは切除（ポリペクトミー）の適応である．特に超高齢者では切除の適応はない．

■ 胃底腺ポリープの処置は原則，不要である．

### 4 胃がん

**1)病　態**

■ 胃がんは胃の粘膜から発生したがんである．

□ 胃には肉腫や悪性リンパ腫などもできるが，胃の悪性腫瘍の大多数（95％以上）はがんによって占められている．

□ 症状としては，食欲不振，悪心・嘔吐，痩せ，全身倦怠感，吐血，下血，腹痛，腹部不快感，胸焼けがみられる．

■ 喫煙，高塩分食，ピロリ菌などが危険因子である．

■ がんの浸潤が粘膜と粘膜下層までのものを早期がん，その下の固有筋層より深く浸潤しているものを進行がんという（図4-7）．

□ 胃がんの粘膜面の形態により0～5型に分類される（図4-8）．

□ がんが胃壁のどこまで浸潤しているか（深達度），リンパ節転移がどこまで及んでいるか（リンパ節転移程度），リンパ節以外の臓器への転移（遠隔臓器転移，腹膜転移，肝転移など）の有無によって，4つの病期（stage）に分けられる．

□ 胃内視鏡検査による生検組織の病理検査で診断される．

□ 超音波内視鏡検査，CT・MRI，超音波検査，X線検査などにより進行度が判定される．

**2)治　療**

□ 手術療法が一般的である．手術療法として内視鏡的粘膜切除術，開腹手術，腹腔鏡下手術が行われる．

□ 手術不能例，再発がん，非治癒切除例などでは，抗がん薬を用いた化学療法が行われる．ティーエスワン®（TS-1）とシスプラチンを組み合わせた治療法が行われる．

□ 放射線療法は胃がんに対して行わないが，脳や骨やリンパ節などに転移がおきたときにその転移部位に対して行うことがある．

# 5 小腸・大腸の疾患①

表4-2　腸炎の部位から考えられる原因疾患

| 腸炎の部位 | 原因疾患 |
|---|---|
| 回盲部 | 感染性腸炎(カンピロバクター，腸炎ビブリオなど)<br>クローン病，結核，悪性リンパ腫など |
| 右半結腸部 | 感染性腸炎(赤痢アメーバ，住血吸虫，サルモネラ，病原性大腸菌，カンピロバクターなど)<br>好中球減少性腸炎，薬剤性腸炎 |
| 左半結腸部 | 感染性腸炎(赤痢アメーバ，住血吸虫，ヘルペス，クラミジア，淋菌など)<br>虚血性腸炎，偽膜性腸炎，潰瘍性大腸炎など |
| 直腸 | 感染性腸炎(赤痢アメーバ)<br>偽膜性腸炎など |

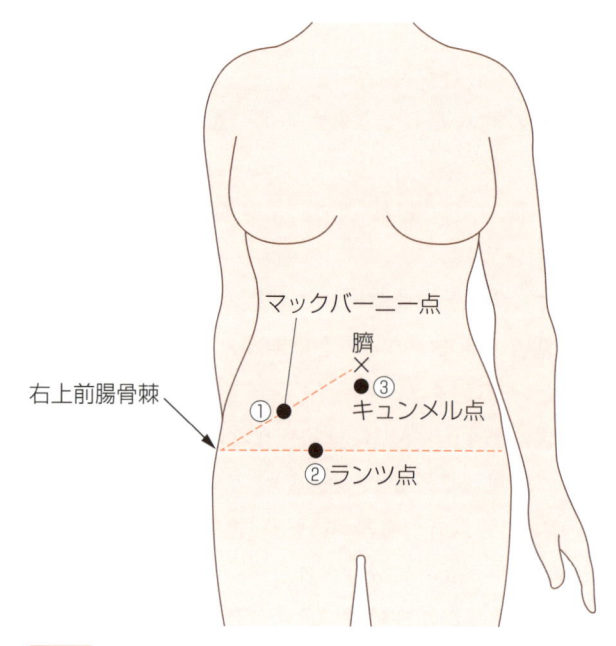

図4-9　圧痛点

## 1 腸　炎

### 1)病　態

■ 感染性腸炎と非感染性腸炎に分けられる(表4-2).

□ 感染性腸炎の原因として，細菌，ウイルス，寄生虫などがある.

■ 細菌ではサルモネラ，カンピロバクター，腸炎ビブリオ，病原性大腸菌などがある．ウイルスでは，成人ではノロウイルス，小児ではロタウイルスが多い．寄生虫として赤痢アメーバやランブル鞭毛虫などがある．

□ 発熱，下痢，腹痛，悪心・嘔吐などの症状がある．

□ 食中毒では，原因食品とその時期を詳しく聞くことで，病原体を推定することができる．

□ 血液検査では，細菌感染症はCRPと白血球数の増加がみられるが，ウイルス性では正常か軽度の上昇にとどまる．

□ 感染性腸炎の確定診断は便の培養による．便の直接鏡検は，カンピロバクター，赤痢アメーバやランブル鞭毛虫など，特徴的な形態の細菌や原虫の同定に有用である．

□ ウイルス性腸炎の確定診断は，便中の特異抗原やウイルス遺伝子の検出による．

## 2）治　療

■ 脱水に対する輸液などの対症療法を行う．

□ ウイルス感染に対しては抗菌薬を使用しない．

□ 細菌性腸炎の場合でも軽症では抗菌薬を使用しないことがあるが，症状が重篤な場合，乳幼児や高齢者，易感染宿主などの免疫が低下している場合，二次感染のリスクの高い細菌感染の場合，抗菌薬を投与する．

■ 抗菌薬としては，ニューキノロンかホスホマイシンの投与を行う．カンピロバクターはニューキノロン耐性のため，マクロライド系薬剤を第一選択とする．

### 2 虫垂炎

## 1）病　態

■ 虫垂炎は，虫垂に炎症がおきている状態である．

■ 虫垂炎は，急性腹症（外科手術を要する急性腹痛）のうち最も頻度の高い疾患である．

□ 虫垂炎は，リンパ組織過形成，糞石，異物，寄生虫などによる虫垂内腔の閉塞が原因で発症する．治療を行わなければ，壊死，穿孔がおこる．

□ 乳幼児や老人では症状や炎症所見が弱いことが多く，診断が遅れる．

■ 心窩部痛，悪心・嘔吐，食欲不振で始まり，数時間後に右下腹部の持続性の腹痛へ移行する．

■ 腹部圧痛をきたし，マックバーニー点（右上前腸骨棘と臍を結ぶ線を3等分し，右から1/3の点），ランツ点（左上前腸骨棘と右上前腸骨棘を結ぶ線を3等分し，右から1/3の点），キュンメル点（臍の右下1〜2cmの点）などに圧痛がみられる（図4-9）．

■ 腹膜炎を併発した場合は，筋性防御（腹膜炎で腹壁の緊張が高まって腹壁を掌で圧迫すると板のように堅く感じる），ブルンベルグ徴候（急性虫垂炎による腹膜炎でマックバーニー点に起きる反跳痛）などの腹膜刺激徴候がみられる．

□ 血液検査で白血球増加やCRP増加，腹部超音波，CT・MRIで腫大した虫垂がみられる．穿孔した場合，腹部X線検査で腹腔内ガス像がみられる．

## 2）治　療

□ 虫垂切除術を行う．軽度であれば抗菌薬を投与する．

# 6 小腸・大腸の疾患②

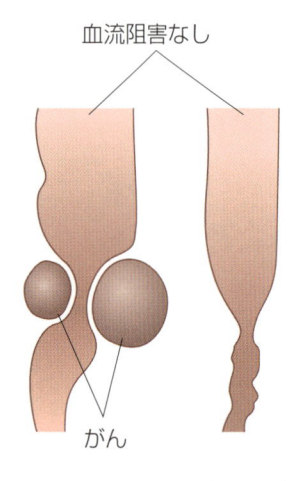

血流阻害なし

がん

腸管の閉塞

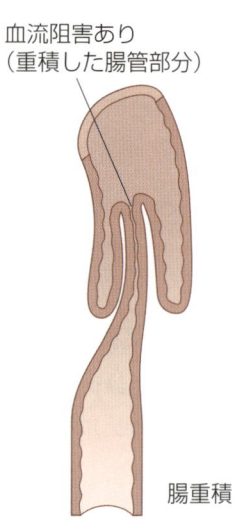

血流阻害あり

癒着，ヘルニアの嵌頓
絞扼性イレウス

血流阻害あり
（重積した腸管部分）

腸重積

**図4-10** 腸閉塞の発生機序

Note

## 3 イレウス（腸閉塞）

### 1）病　態

- [ ] イレウスは腸閉塞ともよばれ，腸管内容の肛門側への移動が障害される病態である（図4-10）.
- [ ] 物理的な閉塞による機械性イレウスと，明らかな閉塞がない麻痺性イレウス（機能的イレウス）に分類される.
- [ ] 機械性イレウスは，腸管の血行障害がない単純性イレウスと，腸管の血行障害がある絞扼性イレウスに分類される.
- [ ] 腹部膨満感，腹痛，悪心・嘔吐，排便・排ガスの停止がみられる.
- [ ] 機械性イレウスでは腸音が亢進するが，麻痺性イレウスでは腸音は低下する.
- [ ] 腹部単純X線で，腸管のガスの貯留，鏡面像（ニボー）の形成，小腸のケルクリング皺襞がみられる.
- [ ] 腹部超音波で，小腸の拡張，腸管の蠕動異常などがみられる.

### 2）治　療

- [ ] 単純性イレウスや麻痺性イレウスでは保存的治療が第一選択となる. 絶食とし，経鼻胃管を用いた腸内容の吸引・減圧，輸液療法，抗菌薬の投与を行う.
- [ ] 絞扼性イレウスでは速やかに手術を行う. 手術により閉塞原因の除去，閉塞の解除，腸管の再建を行う.

## 4 過敏性腸症候群

### 1）病　態

- [ ] 過敏性腸症候群（IBS）は，基質的異常がないにもかかわらず，腹部症状と便通異常を示す小腸・大腸の運動および分泌機能の異常でおこる症候群である.
- [ ] 精神的ストレス，暴飲暴食やアルコールの多量摂取，不規則な生活，過労などが発症に関係する.
- [ ] 下痢や便秘，腹痛，ガス過多による下腹部の張りなどの症状がみられる.
- [ ] 内視鏡検査，X線検査などの検査により腸に異常を認めない.

### 2）治　療

- [ ] 暴飲暴食を避けて，1日3回の規則的な食事，十分な睡眠，軽い運動などの生活習慣の改善を行う.
- [ ] セロトニン3受容体拮抗薬，抗コリン薬，消化管運動調節薬，高分子重合体（ポリカルボフィルカルシウム），乳酸菌製剤，下剤，抗うつ薬などを投与する.

IBS：irritable bowel syndrome

# 7 小腸・大腸の疾患③

表4-3　潰瘍性大腸炎の分類

| 基　準 | 分　類 |
| --- | --- |
| 部位による分類 | 全大腸炎，左側大腸炎，直腸炎，右側大腸炎あるいは区域性大腸炎 |
| 病期による分類 | 活動期，寛解期 |
| 重症度による分類 | 軽症，中等症，重症，劇症（急性，再燃性） |
| 内視鏡所見による分類 | 軽度，中等度，強度 |
| 経過による分類 | 再燃寛解型，慢性持続型，急性劇症型（急性電撃型），初回発作型 |

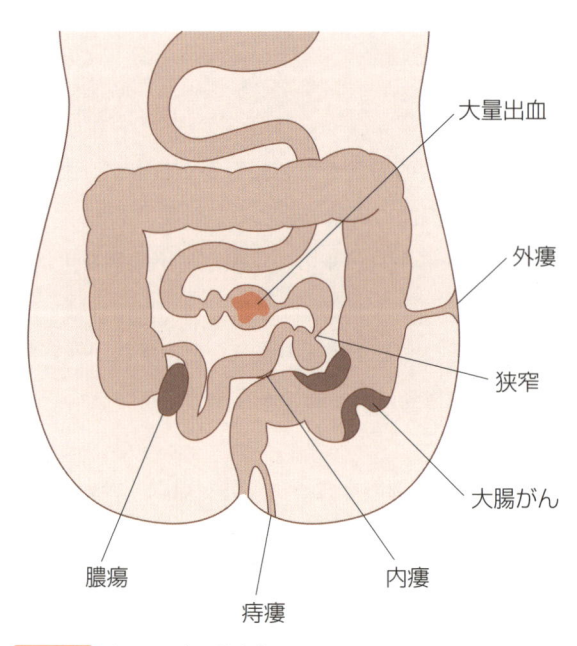

図4-11　クローン病の腸病変

### 5 潰瘍性大腸炎

**1）病　態**

- □ 潰瘍性大腸炎（UC）は，大腸粘膜に潰瘍やびらんがみられる原因不明の非特異的炎症性疾患である（表4-3）.
- □ 20歳代が多いが，いずれの年代でも発症する.
- □ 下痢，粘血便，腹痛がみられる.
- □ 重症では，発熱，体重減少，貧血などの全身症状がおきる.
- □ 腸管外合併症（結節性紅斑，壊疽性膿皮症，関節炎，ぶどう膜炎など）が出現することがある.
- □ 大腸内視鏡検査により，びまん性，連続性と表現され，大腸粘膜の全周にわたる炎症が直腸から連続してみられる.

**2）治　療**

- □ 食事療法としては，高タンパク・高エネルギー，低脂肪・低繊維食とする.
- □ 重症では，入院し，絶食とし，完全静脈栄養が必要になる.
- □ 薬物療法としては，アミノサリチル酸製剤（サラゾスルファピリジン，メサラジン），ステロイド薬，免疫抑制薬，抗TNF α抗体製剤（インフリキシマブ）などが用いられる.
- □ 顆粒球吸着除去療法，白血球吸着除去療法を行う.
- □ 内科的治療に反応しない重症例，大量出血，中毒性巨大結腸症，穿孔，大腸がんなどでは，大腸摘出術を行う.

### 6 クローン病

**1）病　態**

- □ クローン病は，口腔から肛門までのすべての消化管におこる，原因不明の非連続性の肉芽腫性炎症性疾患である.
- □ 10歳代後半〜20歳代に多くみられ，中高年での発症はほとんどない.
- □ 腹痛，下痢が主症状で，その他に体重減少，発熱，肛門病変などがみられる.
- □ 大腸内視鏡検査，小腸X線造影検査を行う.
- □ 腸に，非連続性病変，敷石像，縦走潰瘍，多発性アフタ，狭窄病変・裂溝・瘻孔病変などがみられる（図4-11）.

**2）治　療**

- □ 食事療法として，低脂肪・低繊維食とする. ときに，完全静脈栄養，経腸栄養が行われる.
- □ 薬物療法として，アミノサリチル酸製剤（サラゾスルファピリジン，メサラジン），ステロイド薬，免疫抑制薬，抗TNF α抗体製剤（インフリキシマブ）などが用いられる.
- □ 顆粒球吸着除去療法，白血球吸着除去療法を行う.

　　　UC：ulcerative colitis，TNF：tumor necrosis factor

# 8 小腸・大腸の疾患④

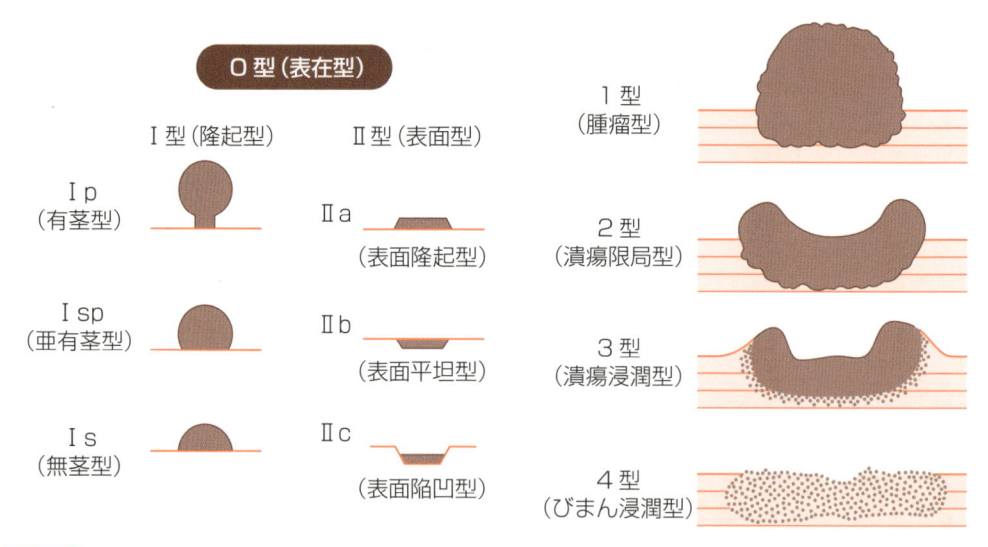

**図4-12** 大腸がんの肉眼型分類

大腸がんは 0 〜 5 型に分類されている．表在型（0 型）：粘膜または粘膜下層までのがんで，隆起型（Ⅰ型）と表面型（Ⅱ型）に分けられる．腫瘤型（1 型）：腫瘍全体が塊状となり，腸の内側に出っ張っているもの．潰瘍限局型（2 型）：腫瘍の中央が陥凹し，周りの盛り上がり（周堤）の境界がはっきりしているもの．潰瘍浸潤型（3 型）：2 型よりも周堤がくずれて，正常な粘膜との境界がはっきりしない部分があるもの．びまん浸潤型（4 型）：がんが周囲に不規則に広がっているもの．スキルス型ともよばれる．分類不能（5 型）．
（大腸癌研究会：ガイドラインを理解するための基礎知識．大腸癌治療ガイドラインの解説．
http://jsccr.jp/forcitizen/comment02.html を参考に作成）

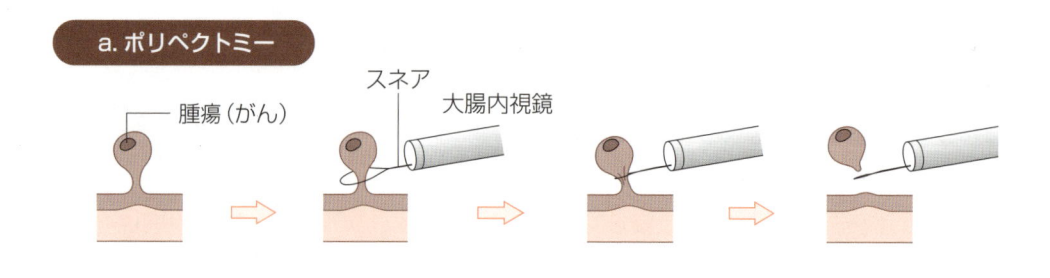

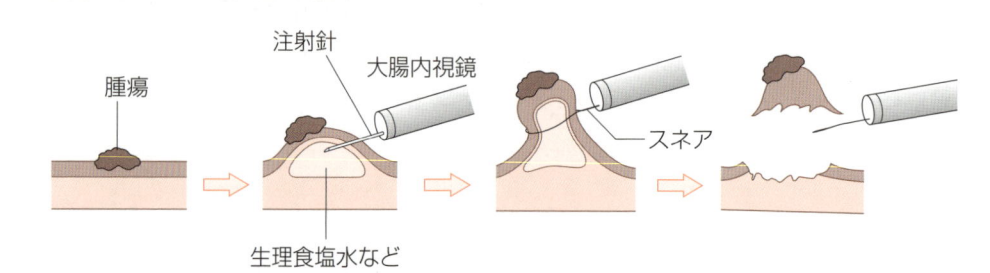

**図4-13** ポリープの内視鏡治療

（樫田博史：井村裕夫（編）．わかりやすい内科学．第 4 版，文光堂，p.484，2014）

## 7 大腸ポリープ

### 1）病　態

■ 大腸にできたポリープで，腫瘍性ポリープと非腫瘍性ポリープに分類される．

■ 腫瘍性ポリープの大部分は良性で，腺腫とよばれ，大きさが増すに従って部分的に小さながんを伴っていることが多くなる．

☐ 非腫瘍性ポリープは良性で，過誤腫性ポリープ，過形成性（化生）ポリープ，炎症性ポリープなどがある．

☐ 大腸内視鏡検査を行う．

### 2）治　療

■ 有茎性ポリープでは，内視鏡的ポリープ切除術（ポリペクトミー）を行う．

☐ 扁平隆起や平坦・陥凹型病変では，内視鏡的粘膜切除術，内視鏡的粘膜下層剝離術を行う．

## 8 大腸がん

### 1）病　態

■ 大腸がんは大腸粘膜に発生したがんで，大部分が腺がんである．

■ 過体重・肥満，運動不足，赤肉・加工肉，喫煙・飲酒は大腸がんの危険因子である．

☐ 早期であれば自覚症状はなく，検診で発見される．

☐ 進行すると，便通異常，腹痛，腹部膨満感，血便，貧血，体重減少，腫瘤触知，排便困難，便秘，イレウスなどの症状がみられる．

☐ 大腸内視鏡検査で診断される．腹部CT・MRI，超音波などで転移を調べる．

■ 早期がんは，がんが粘膜上皮または粘膜下層にとどまるものをいい，進行がんは，固有筋層以下にがんが浸潤したものをいう（図4-12）．

☐ TNM分類が病期分類に用いられる．

### 2）治　療

☐ 早期がんで，リンパ節転移がなく隆起性（有茎性）の場合，内視鏡的ポリープ切除術，内視鏡的粘膜切除術，内視鏡的粘膜下層剝離術を行う（図4-13）．粘膜下層まで浸潤している場合，外科的切除を行う．

☐ 進行がんは，外科的切除を行う．

☐ 切除不能例，再発大腸がんでは，化学療法を行う．

☐ 遠隔転移に対しては放射線療法を行う．

Note

# 9 肝臓の疾患①

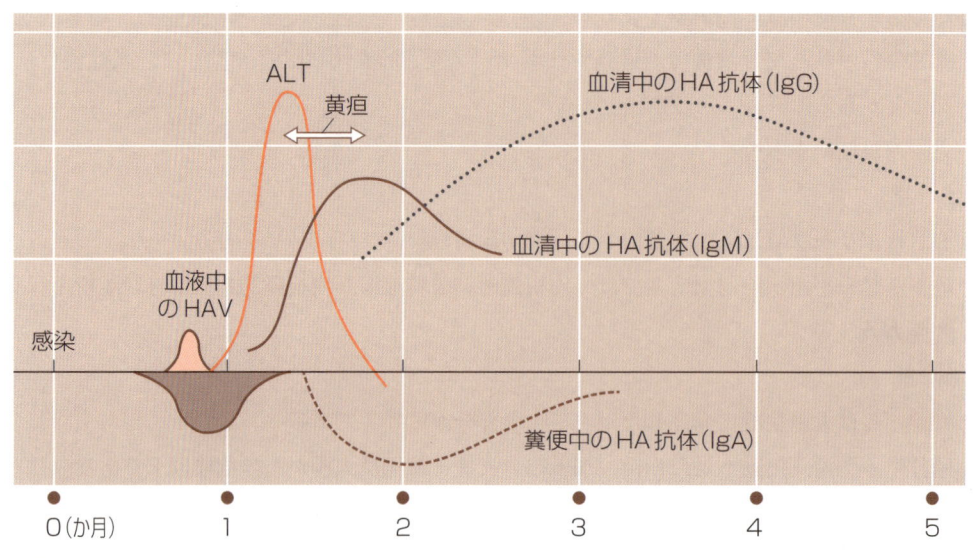

**図4-14** A型肝炎ウイルス（HAV）感染の経過

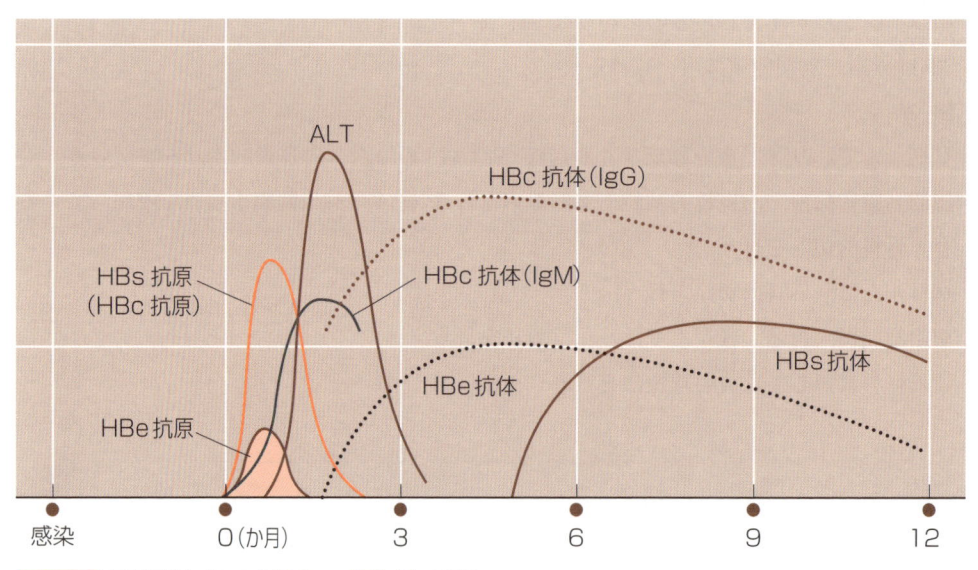

**図4-15** B型肝炎ウイルス（HBV）の一過性感染の経過

**1 急性肝炎**

1)病　態

☐ 肝炎ウイルス，薬物，アルコール，自己免疫機序などによる急性の肝障害である.

☐ 肝炎ウイルスとして，日本ではA，B，C，E型がみられ，A，B，C型が多い．エプスタイン・バー(EB)ウイルス，サイトメガロウイルス，アデノウイルスなどでもおきる.

☐ A型，E型は経口感染であるが，B型，C型は非経口感染で血液などを介して感染する.

☐ A型肝炎ウイルスは自然に排除され治癒する．ごくまれに劇症肝炎になる．慢性肝炎になることはない.

☐ B型は母子感染，性行為感染，輸血，針刺し事故，刺青(いれずみ)，覚醒剤注射針などにより感染する．一過性が多く，慢性肝炎になることは少ない.

☐ C型は輸血，針刺し事故，覚醒剤注射針などにより感染する．性行為ではほとんど感染せず，また母子感染も少ない．70％は慢性肝炎に移行する.

☐ 急性肝炎の症状として，全身倦怠感，食欲不振，悪心・嘔吐，黄疸(おうだん)(眼球・皮膚黄染)，褐色尿がみられる．さらに肝腫大，脾腫がみられる.

☐ 血液検査では，AST(GOT)，ALT(GPT)，$\gamma$-GTP，ALP，ビリルビンの上昇がみられる．肝炎ウイルスマーカーを測定する．A型：IgM-HA抗体(図4-14)，B型：HBs抗原，HBc抗体(図4-15)，C型：HCV抗体，E型：IgA-HEV抗体，HEV RNAなど.

☐ 急性肝炎の1～2％が劇症肝炎になる．劇症肝炎の予後は不良である.

☐ 劇症肝炎は，初発症状出現から8週以内にプロトロンビン時間が40％以下に低下し，昏睡Ⅱ度以上の肝性脳症を生じる肝炎である.

2)治　療

☐ 安静とする．食欲不振時には輸液によりエネルギー補給をする.

☐ 劇症肝炎では抗ウイルス療法，ステロイドホルモン投与，血漿交換を行う.

☐ A型，B型ではワクチンを用いて予防する.

**2 慢性肝炎**

1)病　態

☐ 慢性肝炎は，6か月以上の肝機能異常が持続する状態である.

☐ C型・B型肝炎ウイルスによるものが80％以上で，ほかに薬物，アルコール，自己免疫性肝炎などが含まれる．頻度としてはC型肝炎が最も多い.

☐ 肝硬変や肝細胞がんに進行する恐れがある.

☐ 易疲労感，全身倦怠感，食欲不振などがみられることもあるが，無症状のこともある.

☐ 血液検査では，AST(GOT)，ALT(GPT)，ZTT，TTT，血清$\gamma$-グロブリンの上昇がみられる．肝炎ウイルスマーカーを測定する.

☐ 肝生検による組織検査で確定診断される.

2)治　療

☐ 抗ウイルス療法を行う．B型・C型肝炎に対しインターフェロン，B型肝炎にエンテカビルなど，C型肝炎にリバビリン，テラプレビルなどが用いられる.

# 10 肝臓の疾患②

表4-4　肝硬変の原因と特徴

| | 原　因 | 特　徴 |
|---|---|---|
| ウイルス性 | C型肝炎ウイルス | ● C型肝炎は日本人で最も多い原因である<br>● C型：インターフェロンβによる治療 |
| | B型肝炎ウイルス | ● B型：抗ウイルス薬（エンテカビル，ラミブジン）による治療 |
| 自己免疫性 | 自己免疫性肝炎 | ●中年以降の女性に好発<br>●指定難病 |
| | 原発性胆汁性肝硬変 | ●中年以降の女性に好発<br>●指定難病 |
| 非アルコール性脂肪肝炎（NASH） | | ●生活習慣病（糖尿病，肥満など）による非アルコール性脂肪肝が進んだ状態<br>●生活習慣の改善が必要 |
| アルコール性 | | ●ウイルス性に続いて多い原因である<br>●脂肪肝からさらに飲酒を続けると線維化が進み肝硬変へと至る |
| 代謝性 | ヘモクロマトーシス | ●鉄代謝異常<br>●臓器への鉄の沈着による |
| | ウイルソン病 | ●銅代謝異常<br>●臓器への銅の沈着による<br>●肝障害にて本症が発見されることがある |

NASH：nonalcoholic steatohepatitis

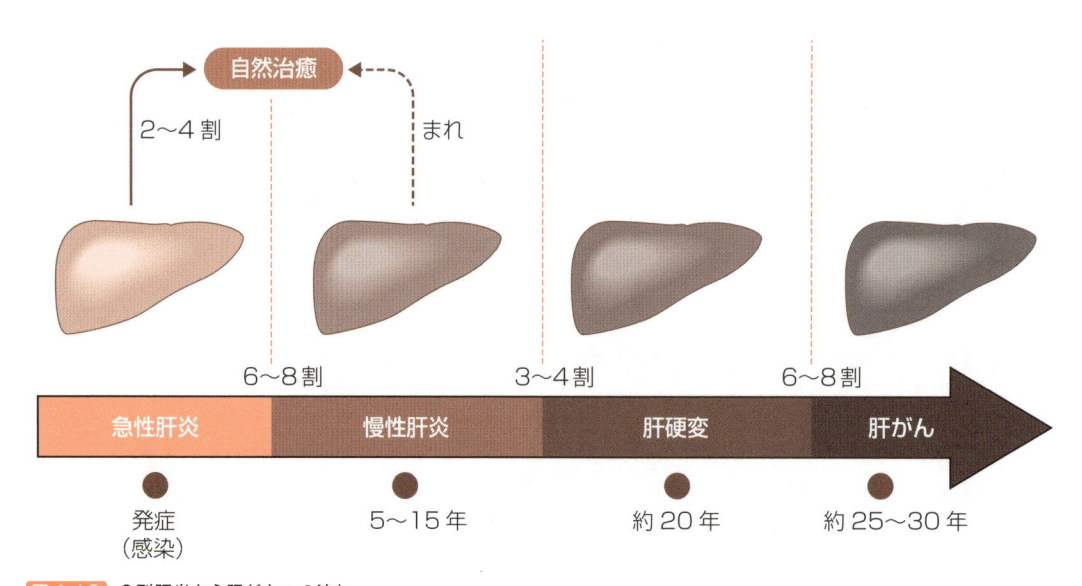

図4-16　C型肝炎から肝がんへの流れ

### ❸ 肝硬変

**1)病　態**

- ☐ 肝硬変は，慢性肝障害により線維化が進行し，肝機能低下と門脈圧亢進をおこした状態である．原因としてC型・B型肝炎ウイルスが最も多く，ほかにアルコール性，自己免疫性，非アルコール性脂肪肝炎(NASH)がある(表4-4)．
- ☐ 自覚症状がほとんどみられない代償期(代償性肝硬変)から，肝不全症状を伴う非代償期(非代償性肝硬変)へと進展する．肝硬変では，肝細胞がんを発症しやすい．
- ☐ 非代償性肝硬変では，肝不全症状として浮腫，腹水，黄疸，肝性脳症(肝性昏睡など)，羽ばたき振戦，出血傾向，貧血，くも状血管腫，手掌紅斑，女性化乳房，腹壁静脈の怒張，消化管出血などがみられる．
- ☐ 血液検査で，アルブミン，プロトロンビン時間，コレステロール，コリンエステラーゼ，血小板の低下，AST，ALT，総ビリルビン，ZTT，TTT，アンモニアの上昇がみられる．
- ☐ 腹部CT・MRI，超音波で診断される．

**2)治　療**

- ☐ 抗ウイルス薬など原因に対する治療を行う．
- ☐ 過不足のないエネルギーとタンパク質を摂取する．
- ☐ 非代償期では血中アンモニアの上昇を抑制するために，ラクツロースの投与，タンパク質の摂取制限を行う．
- ☐ 肝性脳症発症時には，分岐鎖アミノ酸(BCAA：バリン，ロイシン，イソロイシン)が多く，芳香族アミノ酸(チロシン，フェニルアラニン，トリプトファン)が少ないアミノ酸輸液製剤が点滴静注される．また分岐鎖アミノ酸製剤の経口投与も行われる．
- ☐ 浮腫，腹水に対しては，塩分制限，利尿薬(抗アルドステロン薬，ループ系利尿薬)，穿刺排液，腹水濾過濃縮再静注，腹腔静脈シャントなどを行う．

### ❹ 肝がん

**1)病　態**

- ☐ 肝がんには，肝臓内の肝細胞や胆管細胞から発生した原発性肝がんと，多臓器から転移した転移性肝がんがある．
- ☐ 原発性肝がんの約90%が肝細胞がんであり，残り10%が胆管細胞がんである．
- ☐ 転移性肝がんには，大腸，胃，膵臓，肺からの転移による．
- ☐ 肝細胞がんは，多くはC型肝炎から肝硬変になった状態で発症する(図4-16)．B型肝炎からでも発症する．
- ☐ 血液検査で，α-フェトプロテイン，PIVKA-Ⅱなどの腫瘍マーカーの上昇がみられる．
- ☐ 腹部CT・MRI，超音波で検出され，肝生検，肝動脈造影で診断される．

**2)治　療**

- ☐ 外科的肝切除療法，経皮的ラジオ波焼灼療法，経皮的エタノール局注療法，経カテーテル的肝動脈塞栓術などが行われる．

BCAA：branched-chain amino acid

# 11 胆嚢・胆管の疾患

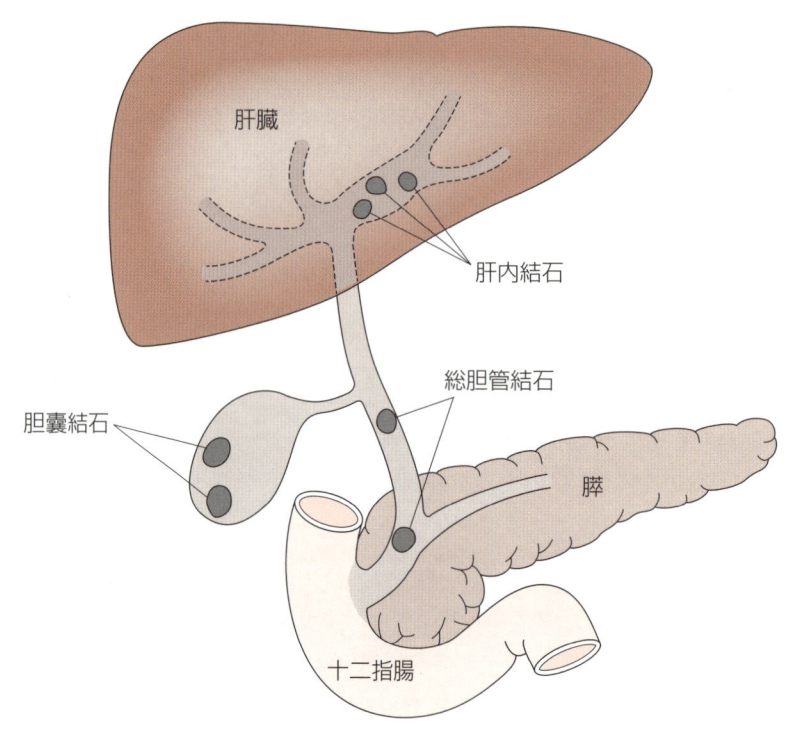

**図4-17** 胆石症の部位別分類

Note

## 1 胆石症

### 1）病　態

☐ 胆汁中の成分が胆嚢内で析出<sup>せきしゅつ</sup>したものが胆石である.

☐ 胆嚢結石症，総胆管結石症，肝内結石症に分けられる（図4-17）.

☐ 結石の成分により，コレステロール結石とビリルビン結石がある.

☐ 女性，肥満，中高年に多い.

☐ 無症状のことが多いが，典型的な症状としてシャルコーの3徴（上部腹部痛，発熱，黄疸）がある.

☐ 腹部超音波，CT・MRIで検出される.

### 2）治　療

☐ 無症状では経過観察や経口溶解療法（ウルソデオキシコール酸，ケノデオキシコール酸）を行う.

☐ 胆嚢炎の合併や疝痛発作<sup>せんつう</sup>を繰り返す場合，胆嚢摘出術を行う.

☐ 体外衝撃波結石破砕療法を行う.

☐ 総胆管結石では内視鏡的乳頭切開術を行う.

☐ 肝内結石では，経皮経肝的胆道ドレナージ（PTCD）を行う.

## 2 胆嚢炎

### 1）病　態

☐ 胆嚢炎は，胆石や細菌感染などが原因でおこる胆嚢の炎症である.

☐ 急性胆嚢炎の初期症状は，右季肋部痛，発熱，悪心・嘔吐である.

☐ 右季肋部の圧痛やマーフィー徴候（胆嚢部を圧迫しながら吸気させると痛みのため吸気が中断する）を認める.

☐ 血液検査で白血球数やCRPの増加など炎症所見を認める.

☐ 腹部超音波で，胆嚢の腫大，胆嚢壁の肥厚，胆石などを認める.

### 2）治　療

☐ 抗菌薬，鎮痛剤，鎮痙剤などを投与する.

☐ 胆嚢摘出術を行う.

PTCD：percutaneous transhepatic cholangio drainage

Note

# 12 膵臓の疾患

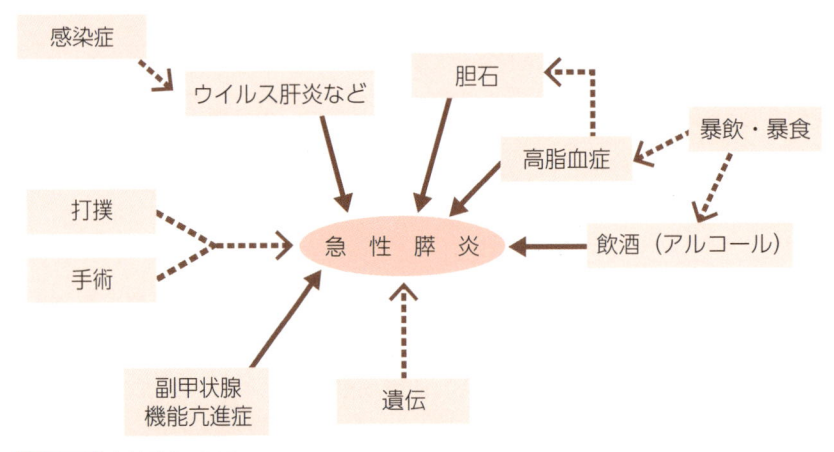

**図4-18** 急性膵炎の原因

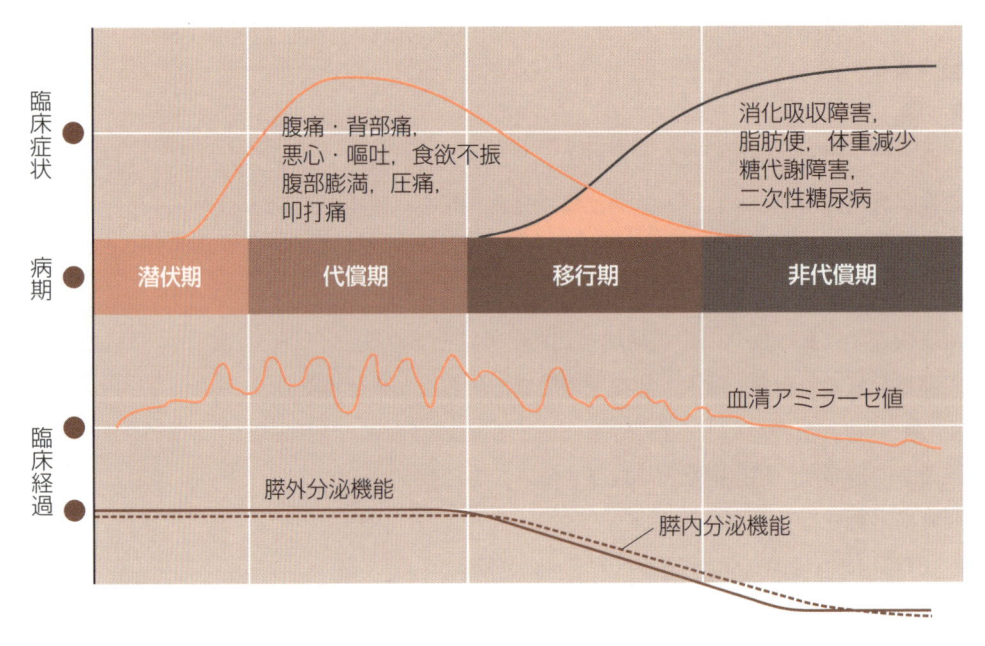

**図4-19** 慢性膵炎の病期と臨床経過

## 1 急性膵炎

### 1）病　態

■ 急性膵炎とは，膵酵素が活性化され，膵組織を自己消化する急性障害である．

■ 原因として，アルコール，胆石によるものが多い．また，アルコール多飲後や脂肪食で誘発されることが多い（図4-18）．

- ☐ 激しい持続性の上腹部痛で発症，その他，背部痛，悪心・嘔吐，腹部膨満感，黄疸がある．
- ☐ 重症では多臓器不全をきたし，ショック，播種性血管内凝固(DIC)，呼吸困難，意識障害，出血傾向などをきたす．
- ☐ 血液検査で，血中および尿中に膵酵素(リパーゼ，アミラーゼ)の高値を示す．
- ☐ 腹部CT・MRI，超音波検査で腫大した膵臓を認める．

### 2)治　療

- ☐ 安静，絶飲食とし，十分量(健常人の2～4倍量)の輸液を行う．
- ☐ 鎮痛剤，膵外分泌・胃酸分泌抑制薬(抗コリン薬，プロトンポンプ阻害薬，$H_2$受容体拮抗薬)，タンパク分解酵素阻害薬(ガベキサートメシル酸塩，ナファモスタットメシル酸塩，ウリナスタチンなど)を投与する．
- ☐ 重症例では予防的に抗菌薬を投与する．
- ☐ 多臓器不全例には持続的血液透析濾過療法(CHDF)を行う．

### 2 慢性膵炎

#### 1)病　態

- ☐ 慢性膵炎は，活性化された膵酵素による膵実質の自己消化と炎症の反復による膵機能低下が進行する病態である．
- ☐ 原因はアルコールによるものが多い．
- ☐ 上腹部痛，背部痛，脂肪性下痢，悪心・嘔吐などがみられる(図4-19)．
- ☐ 進行すると糖尿病を合併する(図4-19)．
- ☐ 血中および尿中膵酵素(リパーゼ，アミラーゼ)の反復する上昇がみられる．
- ☐ 腹部CT・MRI，超音波で膵の石灰化(膵石)，膵管の不整拡張などがみられる．

#### 2)治　療

- ☐ 禁酒と低脂肪食とする．
- ☐ タンパク分解酵素阻害薬(カモスタットメシル酸塩など)，消化酵素薬(パンクレリパーゼなど)を投与する．糖尿病発症例ではインスリン治療を行う．

### 3 膵がん

#### 1)病　態

- ☐ 膵がんは，大部分が膵管上皮より発生したがんである．
- ☐ 早期診断が困難で，予後が悪い．早期では無症状で，進行すると腹痛，背部痛，体重減少，閉塞性黄疸，糖尿病，脂肪性下痢などがみられる．
- ☐ 血清腫瘍マーカーとしてCA19-9の高値がみられる．
- ☐ 腹部CT・MRI，超音波で検出される．

#### 2)治　療

- ☐ 外科的切除術を行う．

DIC：disseminated intravascular coagulation，CHDF：continuous hemodiafiltration

# セルフアセスメント

**問1　食道の疾患について間違いは？**
① 逆流性食道炎ではプロトンポンプ阻害薬が用いられる
② 食道裂孔ヘルニアでは胃の一部が胸腔内に逸脱している
③ 食道がんでは腺がんが多い
④ 食道がんは飲酒・喫煙が危険因子である

**問2　胃炎について正しいのは？**
① 慢性胃炎はピロリ菌感染ではおきない
② ピロリ菌感染は血液検査によっては診断されない
③ ピロリ菌陽性例では除菌療法を行う
④ 急性胃炎はNSAIDによってはおきない

**問3　胃・十二指腸潰瘍について正しいのは？**
① ピロリ菌感染が主原因である
② 胃潰瘍では空腹時に痛みを感じる
③ 十二指腸潰瘍では食後に痛みを感じる
④ 潰瘍は粘膜上皮にとどまる組織欠損である

**問4　胃ポリープ・胃がんについて正しいのは？**
① 胃底腺ポリープは一部がん化する
② 過形成ポリープはがん化しない
③ 胃がんの粘膜面の形態により1〜5型に分類される
④ 喫煙・高塩分食・ピロリ菌などが危険因子である

**問5　腸炎について間違いは？**
① 細菌としてはサルモネラやカンピロバクターなどがある
② ウイルスではノロウイルスやロタウイルスがある
③ 寄生虫としてはランブル鞭毛虫などがある
④ 脱水に対する輸液療法は行わない

**問6　虫垂炎について間違いは？**
① マックバーニー点に圧痛がみられる
② 腹膜炎では筋性防御がみられる
③ ブルンベルグ徴候は腹膜炎ではない
④ 白血球増加がみられる

**問7　潰瘍性大腸炎について間違いは？**
① ぶどう膜炎などは認められない
② 食事療法は低脂肪食とする
③ 治療としてアミノサリチル酸製剤が用いられる
④ 治療として抗TNFα抗体製剤が用いられる

**問8　大腸がんについて正しいのは？**
① 大部分が扁平上皮がんである
② 肥満・運動不足は大腸がんの危険因子である
③ 固有筋層以下に浸潤したものは早期がんである
④ 大腸がんは1〜5型に分類される

**問9　肝疾患について正しいのは？**
① 慢性肝炎はA型肝炎が多い
② C型肝炎はワクチンで予防できる
③ 肝がんの約90％が胆管細胞がんである
④ 肝がんではPIVKA-Ⅱの上昇がみられる

**問10　膵臓の疾患について間違いは？**
① 急性膵炎の治療ではタンパク分解酵素阻害薬を用いる
② 慢性膵炎の治療では高脂肪食とする
③ 慢性膵炎の発症には飲酒が関与している
④ 膵がんではCA19-9の高値がみられる

解答　問1：③，問2：③，問3：①，問4：④，問5：④，問6：③，問7：①，問8：②，問9：④，問10：②

# 第 5 章

# 腎・泌尿器の疾患

✓ 到達目標

☐ 慢性腎臓病について説明できる.

☐ 慢性腎不全について説明できる.

☐ ネフローゼ症候群について説明できる.

☐ 尿路感染症について説明できる.

# 1 腎・泌尿器の解剖・生理

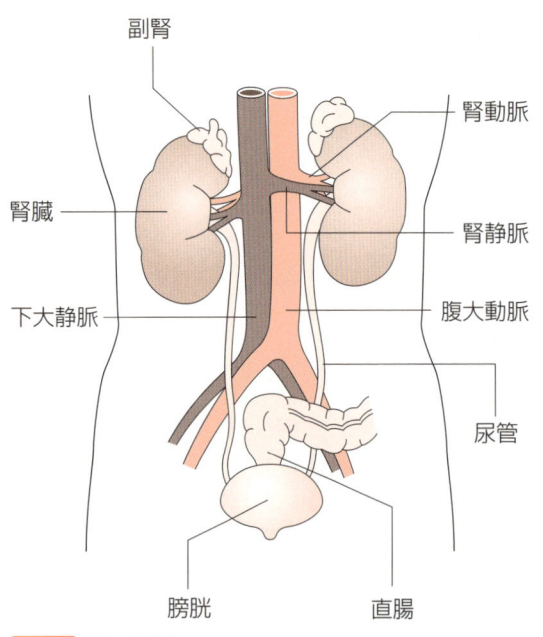

**図5-1** 腎・泌尿器

副腎
腎動脈
腎臓
腎静脈
下大静脈
腹大動脈
尿管
膀胱
直腸

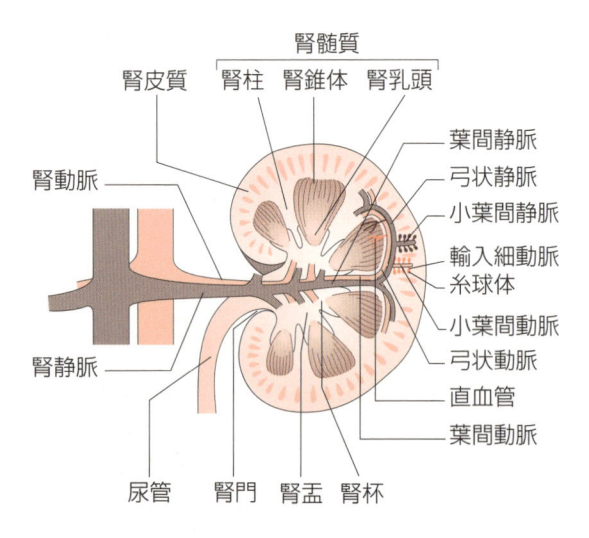

**図5-2** 腎臓の断面

腎髄質
腎皮質　腎柱　腎錐体　腎乳頭
腎動脈
葉間静脈
弓状静脈
小葉間静脈
輸入細動脈
糸球体
小葉間動脈
弓状動脈
直血管
葉間動脈
腎静脈
尿管　腎門　腎盂　腎杯

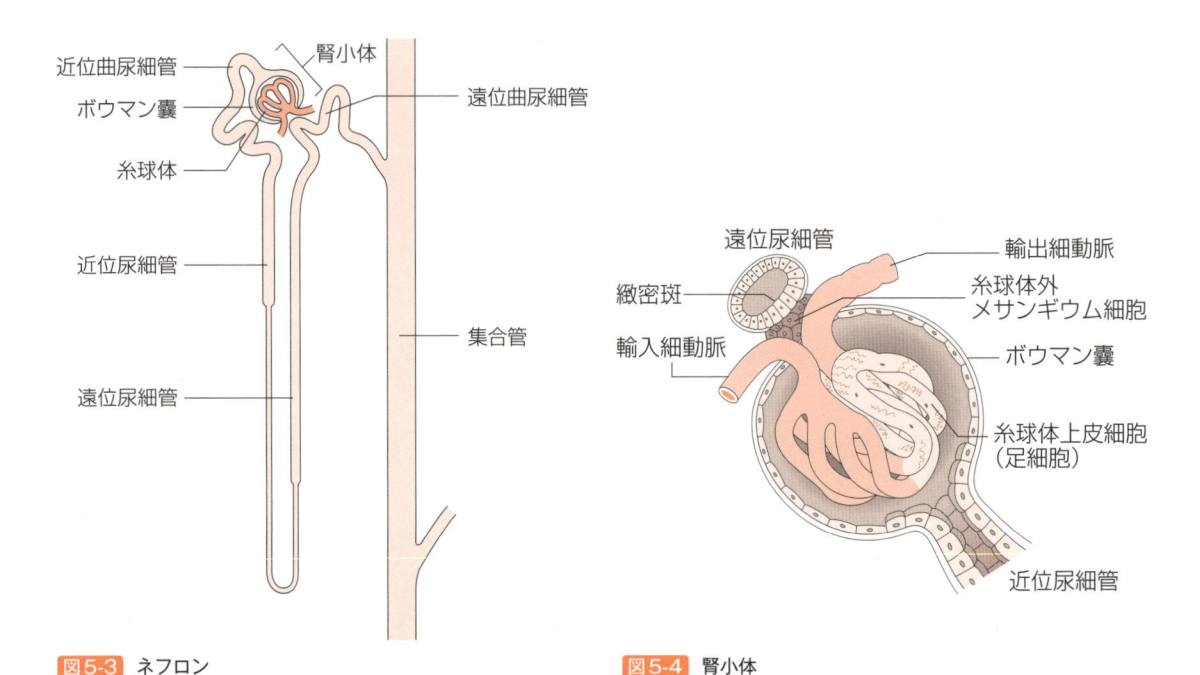

**図5-3** ネフロン

近位曲尿細管
腎小体
ボウマン嚢
糸球体
遠位曲尿細管
近位尿細管
集合管
遠位尿細管

**図5-4** 腎小体

遠位尿細管
緻密斑
輸入細動脈
輸出細動脈
糸球体外
メサンギウム細胞
ボウマン嚢
糸球体上皮細胞
（足細胞）
近位尿細管

□ 泌尿器は，腎臓，尿管，膀胱，尿道からなる（図5-1）.

□ 腎臓でつくられた尿は，尿管を通り，一時的に膀胱で貯められた後，尿道から体外に排泄される.

□ 腎臓は左右一対のソラマメ状の臓器で腹腔内の背側で後腹膜に覆われている.

■ 腎臓には心拍出量（5 L/分）の約20％にあたる1 L/分の血液が流れる. 腎動脈は，腎内で枝分かれし輸入細動脈となり，糸球体毛細血管に分かれた後，輸出細動脈となり，その後，尿細管毛細血管網を形成し，さらに腎静脈となる.

□ 腎動脈，腎静脈，尿管が出入りしている部分を腎門という. 腎臓の割面をみると，表面に近い皮質と，内側の髄質に区別できる. 髄質はいくつかの腎錐体を形成し，その先端を腎乳頭，腎錐体の間を腎柱という. 腎乳頭は腎杯に突出し，腎杯は腎盂を形成し，尿管につながる（図5-2）.

■ 腎臓にはそれぞれ約100万個（両方で約200万個）のネフロンがある（図5-3）. ネフロンは腎小体と尿細管からなる. 腎小体は糸球体とそれを覆うボウマン囊からなる（図5-4）. 尿細管は，近位尿細管，ヘンレループ，遠位尿細管からなる. 遠位尿細管は集合管に集まり，集合管は腎乳頭に開口し，腎杯，腎盂へとつながる.

5

Note

# 2 慢性腎臓病①

**表5-1** 慢性腎臓病(CKD)の定義

① 尿異常，画像診断，血液，病理で腎障害の存在が明らか．特に 0.15g/gCr 以上の蛋白尿(30mg/gCr 以上のアルブミン尿)の存在が重要

② GFR ＜ 60 mL/ 分 /1.73m²

①，②のいずれか，または両方が 3 か月以上持続する

GFR：糸球体濾過量，Cr：クレアチニン
（日本腎臓学会：CKD 診療ガイド 2012．東京医学社，p.1，2012）

**表5-2** 慢性腎臓病(CKD)の重症度分類

| 原疾患 | 蛋白尿区分 | | A1 | A2 | A3 |
|---|---|---|---|---|---|
| 糖尿病 | 尿アルブミン定量 (mg/ 日) 尿アルブミン /Cr 比 (mg/gCr) | | 正常 | 微量アルブミン尿 | 顕性アルブミン尿 |
| | | | 30 未満 | 30 〜 299 | 300 以上 |
| 高血圧 腎 炎 多発性嚢胞腎 移植腎 不明 その他 | 尿蛋白定量 (g/ 日) 尿蛋白 /Cr 比 (g/gCr) | | 正常 | 軽度蛋白尿 | 高度蛋白尿 |
| | | | 0.15 未満 | 0.15 〜 0.49 | 0.50 以上 |
| GFR 区分 (mL/ 分 /1.73m²) | G1 | 正常または高値 ≧ 90 | | | |
| | G2 | 正常または軽度低下 60 〜 89 | | | |
| | G3a | 軽度〜中等度低下 45 〜 59 | | | |
| | G3b | 中等度〜高度低下 30 〜 44 | | | |
| | G4 | 高度低下 15 〜 29 | | | |
| | G5 | 末 期 腎 不 全 (ESKD) ＜ 15 | | | |

重症度は原疾患・GFR 区分・蛋白尿区分を合わせたステージにより評価する．CKD の重症度は死亡，末期腎不全，心血管死亡発症のリスクを□のステージを基準に，□，□，□の順にステージが上昇するほどリスクは上昇する．

（KDIGO CKD guideline 2012 を日本人用に改変）

GFR：糸球体濾過量，Cr：クレアチニン
（日本腎臓学会：CKD 診療ガイド 2012．東京医学社，p.3，2012）

## ■ 疾患概念・診断基準

■ 慢性腎臓病(CKD)とは，①腎臓の障害(タンパク尿など)もしくは②糸球体濾過量(GFR) 60 mL/ 分 /1.73 m² 未満の腎機能低下が，3か月以上持続するもの，である(表5-1)．

■ CKD の重症度は原因(Cause：C)，腎機能(GFR：G)，タンパク尿(アルブミン尿：A)によ

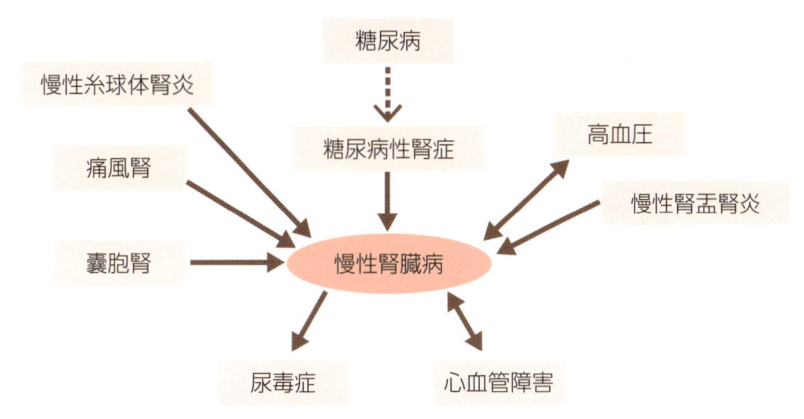

慢性糸球体腎炎
痛風腎
嚢胞腎
糖尿病
糖尿病性腎症
高血圧
慢性腎盂腎炎
慢性腎臓病
尿毒症
心血管障害

**図5-5** 慢性腎臓病の悪化因子・病態

5

るCGA分類で評価する(表5-2).

■ 推算GFR(eGFR)は血清クレアチニン,年齢,性別から算出する.ただし,筋肉量の極端に少ない場合には,血清シスタチンC,年齢,性別から算出したほうがより適切である.

■ CKDの早期発見に,検尿(タンパク尿,血尿)は簡便で有効な方法である.尿試験紙法で(1＋)以上は尿異常として,タンパク定量を行う.糖尿病性腎症の早期発見には微量アルブミン尿の検査が重要である.随時尿でのタンパク尿の評価は尿中クレアチニン濃度で補正した量〔尿タンパク/クレアチニン比(g/gCr)〕で行う.タンパク尿は,正常(＜0.15 g/gCr),軽度(0.15 ～ 0.49 g/gCr),高度(≧0.50 g/gCr)に分類し,軽度以上を陽性とする.

■ CKDは心血管疾患(CVD)および末期腎不全(ESKD)の発症の重要なリスク因子である.

**2 病　態**(図5-5)

■ 糸球体過剰濾過:CKDにより腎機能障害が進行すると正常な残存ネフロンに対する溶質の排泄負荷量が増加し,正常ネフロンの糸球体での濾過機能が亢進する.この糸球体濾過亢進が糸球体に悪影響を与え,糸球体硬化をきたす.さらに糸球体過剰濾過によって糸球体から濾過されたタンパク質が尿細管障害をきたし腎機能低下を促進する.

■ 細胞外液量増大:GFRの低下した状態では,食塩の過剰摂取により細胞外液量の増加をまねき,浮腫,心不全,肺水腫などの原因となる.

■ 高血圧:CKDでは食塩の過剰摂取により高血圧をきたしやすい.高血圧はCKDの原因となり,既存のCKDを悪化させる.高血圧とCKDは悪循環を形成する.

■ 高窒素血症:CKDが進行しステージG4 ～ G5となると,血中尿素窒素などの窒素含有老廃物が体内で蓄積し,高窒素血症を呈する.またインドキシル硫酸などの尿毒症毒素が増加し,種々の尿毒症症状をひきおこす.

■ 高カリウム血症:CKDが進行しステージG4 ～ G5となると,腎機能の低下によるカリウム排泄の低下と,代謝性アシドーシスにより血清カリウム値は上昇し,高カリウム血症を呈する.高カリウム血症は,不整脈による突然死の原因となる可能性がある.

CKD：chronic kidney disease, GFR：glomerular filtration rate, CVD：cardiovascular disease, ESKD：end-stage kidney disease

# 3 慢性腎臓病②

**表5-3** CKDの診療方針，生活習慣改善，食事指導

| CKD 病期 | 方　針 | 生活習慣改善 | 食事指導 |
|---|---|---|---|
| ハイリスク群 | 生活習慣によるリスク因子の軽減 | 禁煙<br>BMI＜25 | 高血圧があれば減塩<br>6g/ 日未満<br>3g/ 日以上 |
| ステージ G1 A2<br>G1 A3 | 専門医と協力して治療<br>（一般医＞専門医）<br>腎障害の原因精査<br>腎障害を軽減させるための積極的治療 | 禁煙<br>BMI＜25 | 高血圧があれば減塩<br>6g/ 日未満<br>3g/ 日以上 |
| ステージ G2 A2<br>G2 A3 | 専門医と協力して治療<br>（一般医＞専門医）<br>腎障害の原因精査<br>腎障害を軽減させるための積極的治療 | 禁煙<br>BMI＜25 | 高血圧があれば減塩<br>6g/ 日未満<br>3g/ 日以上 |
| ステージ G3a A1<br>G3a A2<br>G3a A3 | 専門医と協力して治療<br>（一般医＞専門医）<br>腎機能低下の原因精査<br>腎機能低下を抑制するために集学的治療 | 禁煙<br>BMI＜25 | 減塩 6g/ 日未満<br>3g/ 日以上<br>タンパク質制限食*<br>（0.8 〜 1.0g/kg 体重 / 日） |
| ステージ G3b A1<br>G3b A2<br>G3b A3 | 専門医と協力して治療<br>（専門医＞一般医）<br>腎機能低下の原因精査<br>腎機能低下を抑制するために集学的治療 | 禁煙<br>BMI＜25 | 減塩 6g/ 日未満<br>3g/ 日以上<br>タンパク質制限食*<br>（0.8 〜 1.0g/kg 体重 / 日） |
| ステージ G4 A1<br>G4 A2<br>G4 A3 | 原則として専門医での治療<br>腎機能低下の原因精査<br>腎機能低下を抑制するために集学的治療<br>透析などの腎代替療法の準備<br>腎不全合併症の検査と治療<br>（CVD 対策を含む） | 禁煙<br>BMI＜25 | 減塩 6g/ 日未満<br>3g/ 日以上<br>タンパク質制限食*<br>（0.6 〜 0.8g/kg 体重 / 日）<br>高カリウム血症があれば<br>摂取制限 |
| ステージ G5 A1<br>G5 A2<br>G5 A3 | 専門医による治療<br>腎機能低下の原因精査<br>腎機能低下を抑制するために集学的治療<br>透析などの腎代替療法の準備<br>腎不全合併症の検査と治療<br>（CVD 対策を含む） | 禁煙<br>BMI＜25 | 減塩 6g/ 日未満<br>3g/ 日以上<br>タンパク質制限食*<br>（0.6 〜 0.8g/kg 体重 / 日）<br>高カリウム血症があれば<br>摂取制限 |

注意事項
*エネルギー必要量は健常人と同程度（25 〜 35 kcal/kg 体重 / 日）.
BMI ＝〔体重（kg）÷身長（m）²〕，CVD：心血管疾患
体重は標準体重を意味する．標準体重（kg）＝〔身長（m）〕² × 22
（日本腎臓学会：CKD 診療ガイド−治療のまとめ．http://www.jsn.or.jp/guideline/pdf/CKDguide2012_2.pdf，日本
腎臓学会：医師・コメディカルのための慢性腎臓病 生活・食事指導マニュアル．前見返し，2015 を参考に作成）

## 3 食事療法(表5-3)

■ 食塩：CKDにおける食塩摂取量の基本は6 g/日未満，3 g/日以上である．

■ タンパク質：厚生労働省の日本人の食事摂取基準(2015年)によると，健常日本人のタンパク質摂取推奨量は男性60 g/日，女性50 g/日である．

● ステージG1 ～ G2：タンパク質の摂取過剰に注意．

● ステージG3：0.8 ～ 1.0 g/kg体重/日のタンパク質摂取を推奨．

● ステージG4 ～ G5：タンパク質摂取制限(0.6 ～ 0.8 g/kg体重/日)により，腎代替療法(透析，腎移植)の導入が延長できる可能性あり．実施には十分なエネルギー摂取量(25 ～ 35 kcal/kg体重/日)確保と，医師・管理栄養士による管理が不可欠．

□ エネルギー量：摂取エネルギー量は，性別，年齢，身体活動レベルで調整するが，健常人と同程度(25 ～ 35 kcal/kg体重/日)が推奨．

■ カリウム：ステージG4 ～ G5で高カリウム血症があればカリウム摂取を1,500 mg/日以内に制限．

□ 脂質：健常者と同様に脂質の%エネルギー比率は20 ～ 25%とする．

■ リン：ステージG4 ～ G5ではリン負荷の軽減が必要である．タンパク質摂取が制限されていれば，リン摂取量も同時に制限される．

## 4 生活指導

■ 生活習慣の改善としては，禁煙，節酒，肥満の是正を行う．

□ 運動量は血圧，尿タンパク，腎機能をみながら調節する必要がある．

## 5 薬物療法

■ 高血圧の治療：アンジオテンシン変換酵素(ACE)阻害薬，アンジオテンシンⅡ受容体拮抗薬(ARB)を中心とした降圧療法．

□ 脂質異常症の治療：HMG-CoA還元酵素阻害薬(スタチン)など．

□ CKDの原因疾患に対する治療．

□ ステージG4 ～ G5では腎不全合併症に対する治療(☞ p.101「慢性腎不全」).

ACE：angiotensin converting enzyme，ARB：angiotensin receptor blocker

Note

# 4 急性腎障害（急性腎不全）

**表5-4** 急性腎障害の診断定義とステージ分類（KDIGO）

| 診断定義 | 48 時間以内：血清 Cr ↑（基礎値の 30％以内）or<br>7 日以内：血清 Cr ↑（基礎値の 150％以上）or<br>6 時間の間：尿量＜ 0.5 mL/kg/ 時 | |
|---|---|---|
| ステージ 1 | 血清 Cr ↑（基礎値の 150 ～ 190％）or<br>血清 Cr ≧ 0.3 mg/dL | 6 ～ 12 時間の間：尿量＜ 0.5 mL/kg/ 時 |
| ステージ 2 | 血清 Cr ↑（基礎値の 200 ～ 300％） | 12 時間以上の間：尿量＜ 0.5 mL/kg/ 時 |
| ステージ 3 | 血清 Cr ↑（基礎値の 300％）or<br>血清 Cr ≧ 4 mg/dL or<br>腎代替療法開始 or<br>eGFR ＜ 35 mL/ 分 /1.73m$^2$（18 歳未満） | 24 時間以上の間：尿量＜ 0.3 mL/kg/ 時<br>or<br>12 時間以上の間：無尿 |

KDIGO：Kidney Disease Improving Global Outcomes, eGFR: estimated glomerular filtration rate

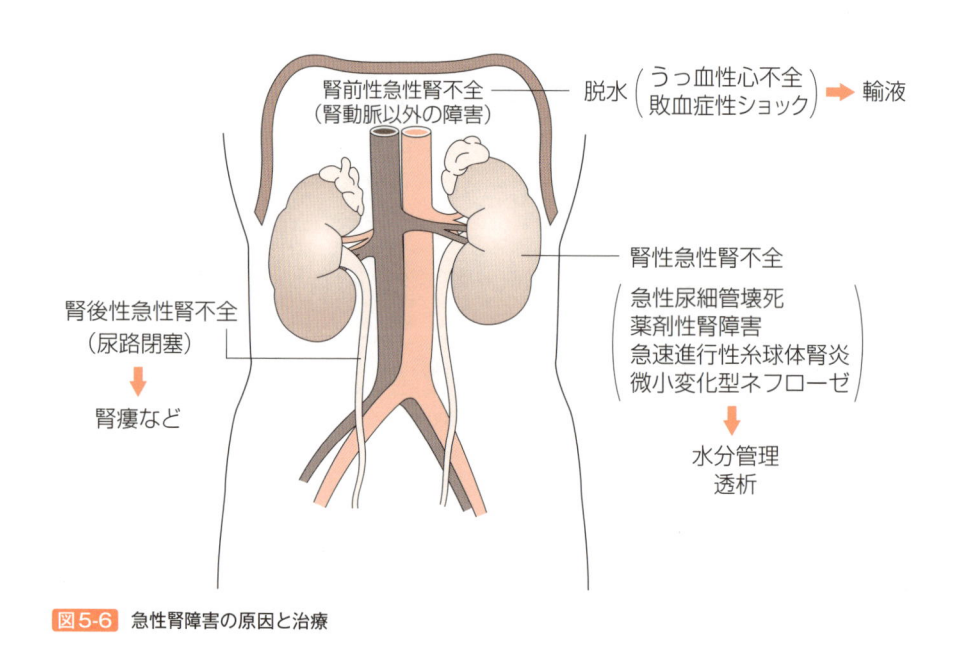

**図5-6** 急性腎障害の原因と治療

## 1　病　態

■ 急性腎障害(AKI)は急速な腎機能(糸球体濾過量：GFR)の低下を示す病態である.

□ 急性腎不全は最近では急性腎障害とよばれる．KDIGOによる定義とステージ分類を表5-4に示す.

■ 尿量が低下しない(400 mL/日以上)非乏尿性AKIと, 尿量が低下する(400 mL/日未満)乏尿性AKIがある．100 mL/日未満を無尿性AKIという.

□ 多臓器機能障害に伴うAKIが多い.

■ 原因疾患から, ①腎前性(腎虚血), ②腎性(糸球体腎炎, 尿細管間質性腎炎(☞【参考】), 腎内凝固線溶異常, 腎毒性物質), ③腎後性(尿路閉塞)に分類される(図5-6).

## 2　治　療

□ 腎前性AKI：輸液療法, 昇圧薬の投与.

□ 腎性AKI：原因疾患の治療, 高血圧の治療.

□ 腎後性AKI：尿路閉塞の原因の泌尿器科的治療.

### 【参考】尿細管間質性腎炎

■ 尿細管間質への炎症細胞浸潤を特徴とし, 間質の浮腫, 線維化, 尿細管萎縮を伴う症候群である．急性および慢性に分類される.

■ 急性尿細管間質性腎炎の原因として, 薬剤, 膠原病, 感染症によるものが多い.

□ 薬剤として, ペニシリン系やセファロスポリン系抗菌薬, 非ステロイド系抗炎症薬などがアレルギー性の尿細管間質障害をおこし, 造影剤, アミノグリコシド系抗菌薬, 抗真菌薬などは非アレルギー性の尿細管毒性を示す.

□ 発熱, 皮疹, 血尿を認め, 尿細管細胞障害を反映して, 尿中に$\beta_2$-ミクログロブリンやNAG($N$-アセチル-$\beta$-グルコサミニダーゼ)の上昇がみられる.

AKI：acute kidney injury

Note

# 5 慢性腎不全①

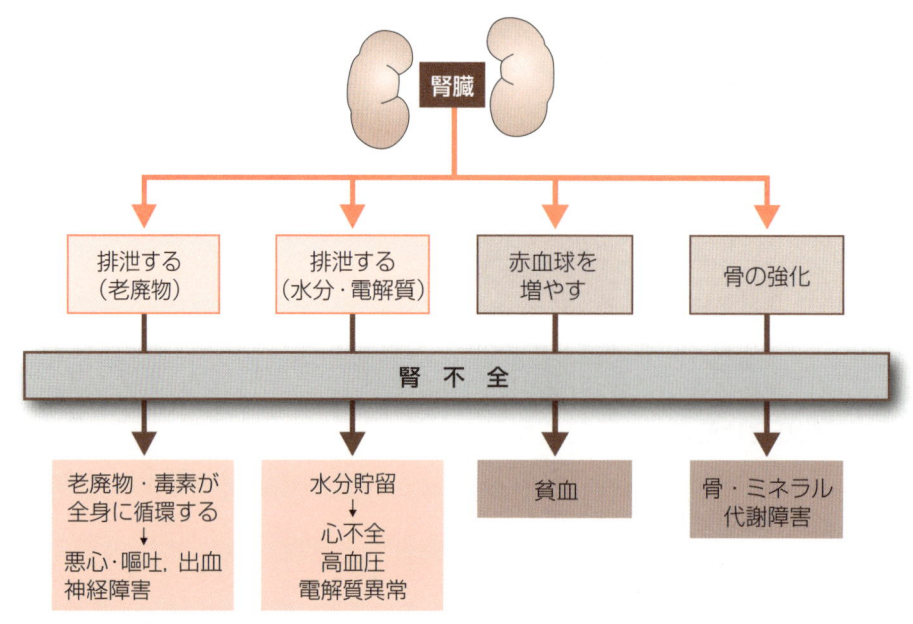

**図5-7** 腎機能低下による病態

**表5-5** 慢性腎不全の薬物治療

| 慢性腎不全の病態 | 治療薬 |
| --- | --- |
| 高血圧 | ACE阻害薬，ARBなど |
| 浮腫 | ループ利尿薬など |
| 脂質異常症 | スタチン系薬など |
| 貧血 | 赤血球造血刺激因子製剤など |
| 骨・ミネラル代謝障害 | 活性型ビタミン$D_3$製剤<br>リン吸着薬<br>カルシウム受容体作動薬など |
| 高カリウム血症 | カリウム吸着薬 |
| 高尿酸血症 | 尿酸生成抑制薬など |
| 尿毒症毒素 | 経口吸着薬 |
| 代謝性アシドーシス | 炭酸水素ナトリウム |

ACE：アンジオテンシン変換酵素，ARB：アンジオテンシンII受容体拮抗薬

## 1　病　態

- CKDが進行し，腎機能低下が高度になると，老廃物や水分などの排泄が十分にできない慢性腎不全（CKDステージG4〜G5）となる．とくに末期腎障害（CKDステージG5）では種々の症状を伴う尿毒症となる．

- 末期腎不全による透析導入の原疾患としては，糖尿病性腎症が最も多く，次いで慢性糸球体腎炎，腎硬化症，多発性嚢胞腎，急速進行性糸球体腎炎，慢性腎盂腎炎，SLE腎炎の順である．

- 腎機能低下（図5-7）は排泄機能障害を主体とするが，体液の恒常性維持障害，内分泌機能障害，血圧調節障害，骨・ミネラル代謝障害も伴う．高窒素血症（血液尿素窒素，クレアチニンの高値），高尿酸血症，貧血（ヘマトクリット，ヘモグロビン，赤血球数の低値），高カリウム血症，低カルシウム血症，高リン血症，高マグネシウム血症，代謝性アシドーシス（pH，$HCO_3^-$の低下）を伴う．

- 腎臓でのビタミン$D_3$の活性化が障害されるため，腸管からのカルシウム吸収と腎臓でのカルシウム再吸収が障害され，低カルシウム血症をきたす．

- 腎臓でのエリスロポエチンの産生が低下するため貧血となる（腎性貧血）．

## 2　治　療

- 食事療法：慢性腎不全（ステージG4〜G5）では，減塩（6g/日未満），タンパク質制限（0.6〜0.8 g/kg体重/日），十分なエネルギー摂取（25〜35 kcal/kg体重/日），カリウム制限（1,500 mg/日以内）などの栄養療法を行う〔体重は身長$(m)^2 \times 22$として算出した標準体重〕．

- 生活指導：生活習慣の改善としては，禁煙，節酒，肥満の是正を行う．

- 薬物治療を表5-5に示す．

Note

# 6 慢性腎不全②

**表5-6** 慢性腎不全透析導入基準（厚生労働省1992年）

| 項　目 | | 基　準 | | 点　数 |
|---|---|---|---|---|
| 臨床症状 | 体液貯留<br>体液異常<br>消化器症状<br>循環器症状<br>神経症状<br>血液異常<br>視力障害 | 全身性浮腫, 高度の低タンパク血症, 肺水腫<br>電解質・酸塩基平衡が管理不能な状態<br>悪心・嘔吐, 食思不振, 下痢<br>高度な高血圧, 心不全, 心膜炎<br>中枢神経障害, 末梢神経障害, 精神症状<br>高度な貧血, 出血傾向<br>網膜症（尿毒症性, 糖尿病性） | 3 項目該当<br><br>2 項目該当<br><br>1 項目該当 | ☐ 30 点<br>☐ 20 点<br>☐ 10 点 |
| 腎機能 | 血清 Cr（mg/dL） | | Ccr（mL/分） | |
| | ≧ 8<br>5 〜 8 未満<br>3 〜 5 未満 | | <10<br>10〜20未満<br>20〜30未満 | ☐ 30 点<br>☐ 20 点<br>☐ 10 点 |
| 日常生活<br>障害度 | 尿毒症のため起床できないもの<br>日常生活が著しく制限されるもの<br>通勤・通学, 家庭内労働が困難となったもの | | | ☐ 30 点<br>☐ 20 点<br>☐ 10 点 |
| 加　算 | 65 歳以上, もしくは 10 歳以下のもの<br>全身性血管合併症のあるもの | | | ☐ 10 点<br>☐ 10 点 |

合計 60 点以上を透析導入とする.　　　　　　　　　　　　　　　合　計　　　点

**表5-7** 血液透析と腹膜透析の特徴

| | 血液透析（HD） | 腹膜透析（PD） |
|---|---|---|
| 透析場所 | 医療施設 | 自宅・会社など |
| 透析行為者 | 医療スタッフ | 本人または家族 |
| 透析時間 | 4 〜 5 時間 / 回, 週 3 回 | 毎日 24 時間 |
| 透析による拘束時間 | 4 〜 5 時間＋通院時間 / 回 | バッグ交換時間（約 30 分 / 回, 4 〜 5 回 / 日） |
| 通　院 | 3 回 / 週 | 1 〜 2 回 / 月 |
| 導入前手術 | シャント作製 | カテーテルの植え込み |
| 透析時除水 | 短時間で除水 | 緩徐で持続的な除水 |
| 透析による尿毒症毒素除去 | 短時間で効率よい除去 | 緩徐で持続的な除去, 効率は高くない |
| 残存腎機能 | 尿量が早期に減少する | 残存腎機能が比較的保持される（PD ファースト） |
| 透析による症状 | 穿刺痛, 血圧低下, 頭痛, 吐き気など | お腹が張る |
| 合併症 | 不均衡症候群など | 腹膜炎など<br>長期では被嚢性腹膜硬化症（EPS） |
| 社会復帰 | 可能 | 可能 |
| 食事制限 | タンパク, カリウム, 塩分, 水分制限 | 塩分, 水分, タンパク制限が比較的緩い |
| 継続可能期間 | 長期透析が可能 | 5 年くらいまで |

EPS：encapsulating peritoneal sclerosis

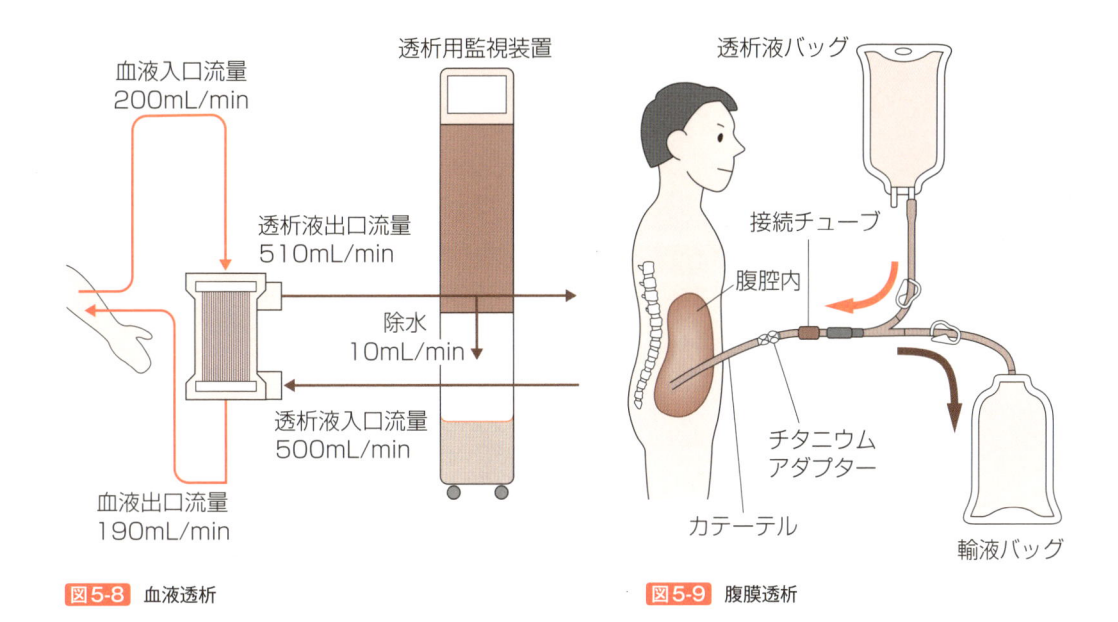

図5-8 血液透析
図5-9 腹膜透析

### 3 腎代替療法

■ **透析**：透析導入基準を表5-6に示す．血液透析（HD）が約97％で最も多く，腹膜透析（PD）が約3％である．表5-7に血液透析と腹膜透析の特徴を示す．

■ **血液透析**：ダイアライザー（透析器）の中空糸の外側に透析液を流し，内側を流れている血液との間に働く拡散と限外濾過により不要な物質を除去する（図5-8）．尿素窒素，クレアチニンなどの小分子量物質の除去および電解質の補正に優れている．週3回，1回4時間の血液透析が標準的な透析療法である．

□ **腹膜透析**：腹膜透析システムは透析液バッグ，接続チューブ，チタニウムアダプター，カテーテルで構成されている（図5-9）．成人で2 Lの透析液を腹腔内に貯留し，4〜8時間後に排液を行う．この操作を連続して1日4回行う．透析液の交換をバッグ交換といい，自宅や職場などで患者自身，または介助者により行われる．1回あたり約30分の交換時間が必要である．昼夜とも透析液が腹腔内に貯留している．腹膜透析液内に含まれるブドウ糖を浸透圧物質として浸透圧差により除水を行う．

□ **腎移植**：日本では透析療法が多く，腎移植が少ない．腎移植には生体腎移植と死体腎移植がある．死体腎移植希望者の登録から腎移植までの待機期間は長い．腎移植後の移植腎生着成績は向上している．生体腎移植ではABO不適合でも移植が可能である．生体腎移植のドナーは親族に限定されている．日本臓器移植ネットワークが死体腎移植の斡旋機関であり，レシピエントを決定している．移植後は拒絶反応を抑制するために免疫抑制療法の継続が必要である．腎移植後の重要な合併症として感染症がある．

　　HD：hemodialysis，PD：peritoneal dialysis

# 7 糸球体腎炎

**表5-8** 糸球体腎炎の分類と特徴

| 分　類 | 原因・原因疾患 | 特　徴 | 治　療 |
|---|---|---|---|
| 急　性 | 感染病原菌を抗原とした免疫複合体の形成，糸球体への沈着<br>※先行する上気道感染（扁桃炎） | 浮腫，血尿，高血圧<br>ときに乏尿<br>低補体血症<br>ASO ↑<br>ASK ↑<br>大部分が自然治癒 | 安静臥床<br>塩分制限<br>利尿薬<br>降圧薬 |
| 慢　性 | IgA 腎症が最も多い<br>（ほかにメサンギウム増殖性糸球体腎炎，膜性腎症，膜性増殖性糸球体腎炎，紫斑病性腎炎） | 持続するタンパク尿・血尿<br>IgA 高値（IgA 腎症） | 扁摘（IgA 腎症）<br>ステロイドパルス療法<br>ステロイド薬 |
| 急速進行性 | MPO-ANCA（P-ANCA）型<br>PR3-ANCA（C-ANCA）型<br>ANCA 陰性 pauci-immune（乏免疫沈着）型<br>抗糸球体基底膜抗体型<br>免疫複合体型 | 数週～数か月で急速に腎機能低下<br>糸球体での半月体形成<br>全身の血管炎 | ステロイド薬<br>ステロイドパルス療法<br>免疫抑制薬<br>抗凝固薬<br>抗血小板薬 |

ASO：抗ストレプトリジン-O，ASK：抗ストレプトキナーゼ，MPO：ミエロペルオキシダーゼ，
ANCA：抗好中球細胞質抗体，PR-3：プロテイナーゼ-3，P：perinuclear，C：cytoplasmic

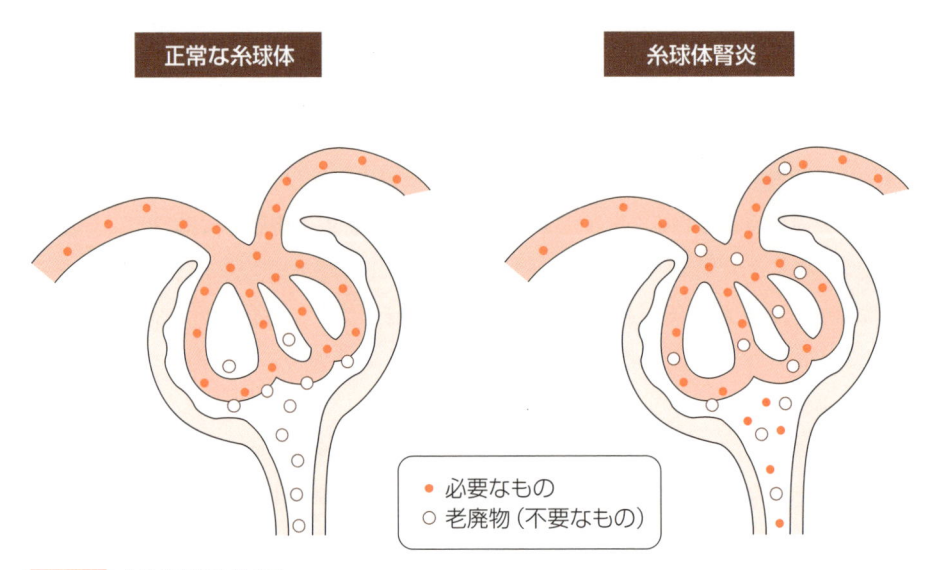

正常な糸球体　　　糸球体腎炎

- 必要なもの
- ○ 老廃物（不要なもの）

**図5-10** 糸球体腎炎の模式図

糸球体腎炎では，必要なものが尿中に排出されたり，不要なものが排出されず血液中に残ることになる．

## ■ 急性糸球体腎炎（表5-8）

- ☐ A群β溶血性レンサ球菌などの感染病原菌が抗原となり，免疫複合体が形成され，糸球体に沈着して糸球体障害がおきる（図5-10）.
- ☐ 扁桃炎などの上気道感染が先行してあり，1〜3週間の潜伏期を経て発症する.
- ☐ 浮腫，血尿，高血圧を3主徴として発症する．ときに乏尿（400 mL／日）を認める.
- ☐ 低補体血症（$CH_{50}$，C3，C4の低下），ASO（抗ストレプトリジン-O）やASK（抗ストレプトキナーゼ）の上昇がみられる.
- ☐ 大部分が自然治癒する．小児では90％以上，成人では60〜80％の治癒率である.
- ☐ 治療：安静臥床とする．浮腫や高血圧に対し塩分制限やループ利尿薬，降圧薬を投与する．扁桃炎などに対しては抗菌薬（ペニシリンなど）を投与する.

## ■ 慢性糸球体腎炎（表5-8）

- ☐ 1年以上持続してタンパク尿，血尿などの尿所見異常を認め，慢性に経過する腎炎である.
- ☐ 原因疾患は多岐にわたるが，日本ではIgA腎症が最も多い．ほかに，メサンギウム増殖性糸球体腎炎，膜性腎症，膜性増殖性糸球体腎炎，紫斑病性腎炎などがある.
- ☐ IgA腎症：糸球体メサンギウム領域にIgAが優位に沈着するメサンギウム増殖性糸球体腎炎の1つである.
  - ● 血尿（顕微鏡的血尿，ときに肉眼的血尿），タンパク尿を示す.
  - ● 血清IgAの高値（315 mg/dL以上）を認めることが多い.
  - ● 20年の経過で約40％が末期腎不全に移行する.
  - ● 扁桃摘出術（扁摘）＋ステロイドパルス療法，ステロイド薬投与が行われる．高血圧に対しACE阻害薬，ARBが投与される.

## ■ 急速進行性糸球体腎炎（表5-8）

- ☐ 腎炎性尿所見（血尿，タンパク尿，円柱尿），貧血を伴い，数週〜数か月で急速に腎機能低下を示す症候群である.
- ☐ 腎生検の病理組織検査で，半月体形成を伴う糸球体がびまん性に存在する.
- ☐ 全身の血管炎を伴い，間質性肺炎，肺胞出血などを合併することもある.
- ☐ 抗好中球細胞質自己抗体（MPO-ANCA，PR3-ANCA），抗糸球体基底膜抗体などの測定が重要である.
- ☐ 治療：ステロイド薬，ステロイドパルス療法が行われ，免疫抑制薬，抗凝固薬，抗血小板薬が併用される.

ASO：antistreptolysin O，ASK：antistreptokinase，MPO：myeloperoxidase，ANCA：antineutrophil cytoplasmic antibody，PR3：proteinase 3

# 8 ネフローゼ症候群

**表5-9** 成人ネフローゼ症候群の診断基準（厚生労働省2010年）

| 項　目 | 内　容 |
|---|---|
| タンパク尿* | 3.5 g/ 日以上が持続する（随時尿において尿タンパク / 尿クレアチニン比が 3.5 g/gCr 以上の場合もこれに準ずる） |
| 低アルブミン血症* | 血清アルブミン値 3.0 g/dL 以下<br>血清総タンパク量 6.0 g/dL 以下も参考になる |
| 浮　腫 | |
| 脂質異常症 | 高 LDL コレステロール血症 |

*必須条件

**表5-10** ネフローゼ症候群の治療

| 基本的治療 | ステロイド薬，ステロイドパルス療法 |
|---|---|
| ステロイド抵抗性<br>頻回再発型など | 免疫抑制薬 |
| 浮　腫 | 利尿薬，食事療法（塩分制限 6 g/ 日未満） |
| 高血圧 | ACE 阻害薬，ARB などの降圧薬 |
| 脂質異常 | スタチンなど |

ACE：アンジオテンシン変換酵素，ARB：アンジオテンシンⅡ受容体拮抗薬

**表5-11** ネフローゼ症候群の治療効果判定基準（厚生労働省2010年）

| 治療効果判定 | | 治療開始後 1 か月，6 か月の尿タンパク量定量で行う* |
|---|---|---|
| 完全寛解** | | 尿タンパク < 0.3 g/ 日 |
| 不完全寛解 | Ⅰ型** | 0.3 g/ 日 ≦ 尿タンパク < 1.0 g/ 日 |
| | Ⅱ型 | 1.0 g/ 日 ≦ 尿タンパク < 3.5 g/ 日 |
| 無　効 | | 尿タンパク ≧ 3.5 g/ 日 |
| 再発の定義 | | 完全寛解後，尿タンパク 1.0 g/ 日以上，または 2 ＋以上の尿タンパクが 2 〜 3 回持続する場合 |

*24 時間蓄尿で判定すべきだが，随時尿の g/gCr を使用してもよい.

**6 か月後の完全寛解，不完全寛解Ⅰ型の判定には，臨床症状および血清タンパクの改善を認める.

■ 高度のタンパク尿により，低タンパク血症，浮腫，脂質異常症の臨床症状を示す症候群を**ネフローゼ症候群**という．**表5-9**に診断基準を示す．

■ 一次性と二次性がある．一次性には**微小変化型ネフローゼ症候群**，**膜性腎症**，**巣状分節性糸球体硬化症**などが，二次性には**糖尿病**，**全身性エリテマトーデス**（SLE），**悪性腫瘍**に伴うものがある．

■ 40歳未満では**微小変化型ネフローゼ症候群**が最も多いが，40歳以上では**膜性腎症**が最も多い．

□ 原則として腎生検による病理組織型診断を行い，治療法を決定する．

□ 治療を**表5-10**に，治療効果判定基準を**表5-11**に示す．

### 1 微小変化型ネフローゼ症候群

□ 腎生検の病理組織検査により，糸球体に微小な変化しか認められない．光学顕微鏡ではほとんど正常で，電子顕微鏡では**足細胞**の融合が認められる．

■ 小児のネフローゼ症候群の約80％を占め，成人のネフローゼ症候群では約30％を占める．

□ ステロイド薬で寛解し，タンパク尿は消失する．再発例がみられる．

### 2 膜性腎症

□ 腎生検の病理組織検査で，**免疫複合体**が糸球体基底膜の上皮下に沈着しており，基底膜がびまん性に肥厚している．

■ 比較的高度のタンパク尿を示し，成人のネフローゼ症候群の原因として最も多い．悪性腫瘍を合併することがある．

□ 進行は緩やかで，約半数は自然寛解するが，一部はステロイド抵抗性のネフローゼ症候群を示し，予後不良である．

□ ステロイド薬による治療を行う．

### 3 巣状分節性糸球体硬化症

□ 腎生検の病理組織検査で，巣状分節性の糸球体硬化または**硝子化**がみられる．

■ 比較的若年者でみられ，ステロイド抵抗性のネフローゼ症候群を認める．

□ ステロイド薬，ステロイドパルス療法，免疫抑制薬，LDL吸着療法が行われるが，難治性である．

SLE：systemic lupus erythematosus

Note

# 9 全身性疾患による腎障害

表5-12 糖尿病性腎症の病期分類（糖尿病性腎症合同委員会2013年）

| 病　期 | | 尿アルブミン値(mg/gCr)あるいは<br>尿タンパク値(g/gCr) | GFR(eGFR)<br>(mL/分/1.73m$^2$) |
|---|---|---|---|
| 第1期 | 腎症前期 | 正常アルブミン尿(30未満) | 30以上 |
| 第2期 | 早期腎症期 | 微量アルブミン尿(30〜299) | 30以上 |
| 第3期 | 顕性腎症期 | 顕性アルブミン尿(300以上)あるいは<br>持続性タンパク尿(0.5以上) | 30以上 |
| 第4期 | 腎不全期 | 問わない | 30未満 |
| 第5期 | 透析療法期 | 透析療法中 | － |

（日本糖尿病学会：糖尿病性腎症病期分類2014の策定(糖尿病性腎症病期分類改訂)について．糖尿病57：529-534，2014を参考に作成，一部改変）

表5-13 糖尿病性腎症の治療

| 血糖 | 目標 | HbA1c 7.0%未満を目標 |
|---|---|---|
| | 管理 | DPP-4(ジペプチジルペプチダーゼ-4)阻害薬<br>スルホニル尿素薬<br>α-グルコシダーゼ阻害薬<br>即効型インスリン分泌薬<br>ビグアナイド薬<br>GLP-1(グルカゴン様ペプチド-1)受容体作動薬<br>SGLT2(ナトリウム・グルコース共役輸送体-2)阻害薬<br>インスリン製剤 |
| 血圧 | 目標 | 130/80 mmHg未満を目標 |
| | 管理 | ACE阻害薬およびARBなど |
| 食事 | | 塩分制限食(6 g/日未満)，病期が進めばタンパク制限食 |

ACE：アンジオテンシン変換酵素，ARB：アンジオテンシンⅡ受容体拮抗薬

Note

### 1 糖尿病性腎症

■ 糖尿病性腎症は糖尿病の3大合併症の1つであり，糸球体の細小血管障害である．

■ 透析導入患者の原疾患の第1位であり，また透析患者全体の原疾患としても第1位である．

□ 早期発見には微量アルブミン尿の測定が有用である．

□ 病期分類を表5-12に示す．

□ 治療：血糖管理，血圧管理，食事療法が重要である（表5-13）．

### 2 ループス腎炎

■ 全身性エリテマトーデス（SLE）に伴う糸球体障害をループス腎炎という．

□ SLEに持続性タンパク尿もしくは細胞性円柱が認められれば，腎症を合併しているとみなされる．

□ 治療：ステロイド薬，ステロイドパルス療法，免疫抑制薬の併用，さらに血漿交換療法などが行われる．

### 3 腎硬化症

■ 腎硬化症は，高血圧を原因として生じる糸球体硬化や全般的な腎組織線維化を特徴とする．

■ 良性腎硬化症と悪性腎硬化症に分類される．

□ 良性腎硬化症では腎内の小葉間動脈〜輸入細動脈の線維性内膜肥厚や硝子様変性を生じる．

□ 悪性腎硬化症では，悪性高血圧（拡張期血圧が120 〜 130 mmHg以上）となり，細小動脈のフィブリノイド壊死，増殖性内膜炎を生じ，腎機能が急速に低下する．

□ 治療：血圧管理はアンジオテンシン変換酵素（ACE）阻害薬およびアンジオテンシン受容体拮抗薬（ARB）などのレニン・アンジオテンシン系（RAS）阻害薬が第一選択薬である．

### 4 痛風腎

■ 痛風腎は，痛風に合併して生じる腎障害である．

■ 高尿酸血症のため尿酸結晶が腎尿細管腔や間質に沈着して生じる慢性間質性腎炎である．

□ 治療：水分の多量摂取，尿のアルカリ化，尿酸生成抑制薬，尿酸排泄促進薬を投与する．

RAS：renin-angiotensin system

Note

# 10 遺伝性腎疾患

**表5-14**　遺伝性腎疾患の種類と特徴

| 部　位 | 疾患・症候群 | 特　徴 |
|---|---|---|
| 糸球体 | アルポート症候群 | ● 糸球体基底膜を構成するⅣ型コラーゲン遺伝子の変異<br>● ほとんどが X 連鎖型遺伝形式<br>● 思春期以降に腎機能低下 |
| | エプスタイン症候群 | ● 非筋性ミオシン重鎖ⅡA 遺伝子の変異<br>● 進行性腎機能障害<br>● 巨大血小板性血小板減少症，難聴を伴う |
| | フィブロネクチン腎症 | ● フィブロネクチン遺伝子の変異<br>● 細胞外マトリクスへのフィブロネクチンの沈着 |
| | ファブリー病 | ● グロボトリアオシルセラミドが全身の血管内皮細胞に蓄積<br>● X 連鎖劣性遺伝形式<br>● 四肢疼痛，低汗症，被角血管腫，角膜混濁，腎不全 |
| 尿細管 | 多発性嚢胞腎 | ● ポリシスチン遺伝子の変異<br>● 常染色体優性と劣性がある<br>● 頭蓋内出血の既往 |
| | ロー症候群 | ● 進行性の腎機能障害<br>● 中枢神経障害，眼症状，ファンコニ症候群，くる病 |
| | デント病 | ● 出生時から近位尿細管性タンパク尿が出現<br>● 学校検尿で指摘されることが多い |
| | 若年性ネフロン癆 | ● 腎髄質への嚢胞形成<br>● 成長障害，貧血 |
| | 尿細管性アシドーシス | ● 近位型：ナトリウム・重炭酸イオン共輸送体の異常，眼球異常<br>● 遠位型：塩素・重炭酸イオン交換体の異常（成人で尿路結石），水素イオン ATPase の異常（小児） |
| | 腎性低尿酸血症 | ● 近位尿細管における尿酸再吸収に働く輸送体遺伝子の変異<br>● 血清尿酸値↓，尿酸の尿中排泄↑，尿路結石 |

Note

**1 多発性嚢胞腎**

□ 多発性嚢胞腎（PKD）（表5-14）とは，両側腎臓に多数の嚢胞が発生し，進行性に増大する疾患である．そのほか，肝臓，膵臓にも嚢胞を認め，脳動脈瘤を伴うこともある．

□ 常染色体優性多発性嚢胞腎（ADPKD）と常染色体劣性多発性嚢胞腎（ARPKD）の2種類がある．

□ 成人に多いADPKDでは，30〜40歳ごろまでは無症状で経過するが，血尿，腰背部痛，腹部膨満を認める．50〜60歳代で末期腎不全となり，透析に導入されることが多い．

□ ARPKDの多くは，新生児期に末期腎不全となり腹膜透析が施行される．乳児期以降に腎臓の拡大，肝脾腫による腹部膨満により発見されることもある．

□ 治療：ADPKDの治療薬として用いられるバソプレシン$V_2$受容体拮抗薬は嚢胞の増殖と腎不全の進行を抑制する．ARPKDには特異的治療はない．ADPKD，ARPKDとも高血圧管理が重要である．

**2 ファブリー病**

□ ファブリー病では，ライソゾームに存在するα-ガラクトシダーゼ（GLA）活性の低下または欠損により，糖脂質のグロボトリアオシルセラミド（GL-3）からラクトシルセラミド（GL-2）への変換が障害され，GL-3が全身の血管内皮細胞に蓄積する．

□ X連鎖劣性遺伝形式の疾患である．

□ 典型的な古典型では，学童期に四肢疼痛で発症し，低汗症，被角血管腫，角膜混濁などを呈し，20〜30歳代で腎不全，心筋梗塞，脳梗塞などをおこす．古典型以外に腎型，心型がある．

□ 治療：酵素補充療法（GLA製剤の静注）が行われる．

**3 アルポート症候群**

□ アルポート症候群では，糸球体基底膜を構成するIV型コラーゲンの遺伝子変異（X連鎖型：*COL4A5*，常染色体劣性：*COL4A3，COL4A4*）がある．約9割がX連鎖型遺伝である．

□ 思春期以降に腎機能が低下し，男性では10〜30歳代で末期腎不全に至る．X連鎖型の女性は進行が遅く，腎不全に至ることはまれでキャリアーになる．

□ 神経性難聴や網膜・角膜・水晶体病変を認めることがある．

□ 治療：特異的治療法はない．進行予防にACE阻害薬やARBが投与される．

PKD：polycystic kidney disease，ADPKD：autosomal dominant PKD，ARPKD：autosomal recessive PKD，GLA：galactosidase alpha，GL-3：globotriaosylceramide，GL-2：lactosylceramide

Note

# 11 尿路感染症・尿路結石

**表5-15** 尿路結石の種類と原因

| 部位別の分類 | 特　徴 |
| --- | --- |
| 腎（腎臓）結石 | ●水腎症で生じやすい<br>●ほとんど痛みを感じない |
| 尿管結石 | ●腎から尿管へ結石が移動して生じる<br>●尿の流れが停滞することによる腎盂内圧の急激な上昇<br>●激痛（疝痛） |
| 膀胱結石 | ●前立腺肥大症や神経因性膀胱で生じやすい<br>●男性に多い<br>●膀胱内の尿濃度が高くなり結晶化 |
| 尿道結石 | ●腎・膀胱の結石が尿道にとどまり生じる<br>●男性に多い<br>●頻尿，排尿時痛 |
| 成分別の分類 | 特　徴 |
| シュウ酸カルシウム結石 | ●結石の約90%を占める<br>●シュウ酸が尿中でカルシウムと結合し不溶性複合体を形成 |
| リン酸カルシウム結石 | ●シュウ酸カルシウム結石と混在していることが多い |
| リン酸マグネシウムアンモニウム結石 | ●尿路感染症（プロテウス菌など）が原因となる<br>●尿道が短いため女性に多い<br>●尿素分解酵素により尿素からアンモニアが形成<br>●アルカリ尿 |
| 尿酸結石 | ●高尿酸血症，痛風に合併する<br>●腹部X線にうつりにくい<br>●逆行性腎盂造影が有効 |
| シスチン結石 | ●先天性（シスチン尿症に合併）<br>●酸性尿<br>●腹部X線にうつりにくい |
| 特殊な結石 | 特　徴 |
| 珊瑚（サンゴ）状結石 | ●2つ以上の腎杯におよぶサンゴの形状をした大きな結石 |

Note

### 1 腎盂腎炎

☑ 腎盂腎炎では，発熱，悪寒，全身倦怠感などの全身症状と腎部痛，肋骨脊椎角（CVA）の叩打痛などの局所症状を呈する．ときに，悪心・嘔吐などの消化器症状を認めることがある．起炎菌は大腸菌が多い．膀胱炎を合併する．尿の混濁，白血球円柱，細菌尿を認める．

☐ 抗菌薬の静脈または経口投与を行い，水分の十分な摂取により尿量を増加させる．

### 2 膀胱炎

☑ 頻尿，排尿痛，尿の混濁が膀胱炎の3主徴であり，残尿感，膀胱部不快感，ときに肉眼的血尿を示す．起炎菌は大腸菌が多い．尿の混濁，白血球円柱，細菌尿を認める．

☐ 抗菌薬の経口投与を行い，水分の十分な摂取により尿量を増加させる．

### 3 尿路結石

☑ 部位としては，腎，尿管，膀胱，尿道などがある．大部分は腎・尿管結石である（表5-15）．

☐ 成分としては，シュウ酸カルシウム結石，リン酸カルシウム結石，尿酸結石などがある．シュウ酸カルシウムが約90%を占める（表5-15）．

☑ 胸背部の疼痛，血尿，結石排出が3主徴である．

☐ 尿の貯留から水腎症をきたす．

☐ 治療：水分を多く摂取し尿量を増加させる．衝撃波結石破壊手術などの適応となる．

CVA：costovertebral angle

Note

# 12 電解質の異常

電解質の働き

| 電解質 | 働き | 高濃度 | 低濃度 |
|---|---|---|---|
| ナトリウム<br>(Na) | 細胞外液の主要な陽イオン<br>体液の浸透圧を維持<br>血圧の調整<br>酸塩基平衡の調節<br>神経・筋の刺激伝達 | 口渇<br>意識障害<br>頭痛<br>嘔吐<br>けいれん | 脱力感<br>嗜眠傾向<br>腸管麻痺<br>嘔吐<br>けいれん |
| カリウム<br>(K) | 細胞内液の主要な陽イオン<br>体液の浸透圧を維持<br>酸塩基平衡の調節<br>心筋の収縮 | 筋力の脱力感<br>麻痺・しびれ<br>不整脈<br>心電図異常<br>（テント状 T など）<br>心停止 | 筋力の脱力感<br>麻痺・しびれ<br>不整脈<br>心電図異常（U 波）<br>悪心・嘔吐 |
| カルシウム<br>(Ca) | 体内に最も多いミネラル<br>P とともに骨にヒドロキシアパ<br>タイトとして貯蔵<br>骨・歯の構造<br>心筋や骨格筋の収縮 | 悪心・嘔吐<br>便秘<br>多飲・多尿<br>嗜眠・昏睡<br>心電図異常（QT 短縮） | テタニー<br>けいれん<br>嗜眠・昏睡<br>心電図異常（QT 延長） |
| リン<br>(P) | 細胞内液の主要な陰イオン<br>Ca とともに骨にヒドロキシアパ<br>タイトとして貯蔵<br>細胞膜や骨の構成要素<br>糖代謝に関与 | 異所性石灰化<br>低カルシウム血症からテ<br>タニー | 骨軟化症<br>溶血性貧血<br>筋力低下 |

## 1 高ナトリウム（Na）血症

☐ 血清 Na 濃度が 150 mEq/L を超える場合を高ナトリウム血症という.

☐ 口渇，意識障害，頭痛，嘔吐，けいれんなどをきたす（表5-16）.

☐ 治療：水分欠乏の場合は水分補給する．飲水不能の場合は，5%ブドウ糖液や低張食塩液（0.45% NaCl）を投与する．Na 過剰の場合は利尿薬を投与する.

☐ 中枢尿崩症では抗利尿ホルモン（ADH）のアナログであるデスモプレシンを投与する.

## 2 低ナトリウム（Na）血症

☐ 血清 Na 濃度が 135 mEq/L 未満を低ナトリウム血症という.

☐ 水分過剰で細胞外液量が増加している場合は，脱力感，嗜眠，けいれん，嘔吐，腸管麻痺をきたす．Na 欠乏で細胞外液量が減少している場合は，頻脈，低血圧をきたす（表5-16）.

☐ 治療：細胞外液量が増加している低ナトリウム血症では，水分抑制，バソプレシン$V_2$受容体拮抗薬が用いられる.

☐ 細胞外液量が減少している低ナトリウム血症では，生理食塩水を補充する．利尿薬投与による場合は利尿薬を中止して生理食塩水を投与する.

☐ 細胞外液量がほぼ正常な低 Na 血症では，水分制限と食塩摂取を増加する.

## 3 高カリウム(K)血症

- ■ 血清K濃度が5.0 mEq/Lを超える場合を高カリウム血症という.
- □ 筋肉の脱力感,麻痺,しびれ感,不整脈,心電図異常(テント状T,PR延長,P消失,QRS幅拡大)を認める(表5-16).
- □ 治療:Kを多く含む野菜,果物の摂取を減らす.K喪失性利尿薬,K吸着性陽イオン交換樹脂を投与する.細胞内にKを移行させるために,炭酸水素ナトリウムの静注やグルコース・インスリン療法を行う.心筋に対してK拮抗性のグルコン酸Caの静注を行う.透析療法を行う.

## 4 低カリウム(K)血症

- ■ 血清K濃度が3.5 mEq/L未満の場合を低カリウム血症という.
- □ 筋肉の脱力感,麻痺,しびれ感,不整脈,心電図異常(U波),悪心・嘔吐を認める(表5-16).
- □ 治療:Kを多く含む果物,野菜の摂取,K製剤の経口投与,K保持性利尿薬の投与を行う.

## 5 高カルシウム(Ca)血症

- ■ 血清Ca濃度が10.5 mg/dLを超えた場合を高カルシウム血症という.
- □ 悪心・嘔吐,便秘などの消化器症状,多飲,多尿などの腎機能障害,嗜眠,昏睡などの中枢神経障害,心電図でQT短縮を認める(表5-16).
- □ 治療:ループ利尿薬,カルシトニン製剤を投与する.

## 6 低カルシウム(Ca)血症

- ■ 血清Ca濃度が8.5 mg/dL未満を低カルシウム血症という.
- □ テタニー,けいれん,嗜眠,昏睡,心電図ではQT延長を認める(表5-16).
- □ 治療:Caの経口投与(乳酸Ca),活性型ビタミンD製剤を投与する.
- □ 緊急時にはCaの静脈内投与(グルコン酸Ca,塩化Ca)を行う.

## 7 高リン(P)血症

- ■ 血清P濃度が4.5 mg/dLを超えた場合を高リン血症という.
- □ 異所性石灰化を促進する.低カルシウム血症を呈してテタニーをおこす.
- □ 治療:低リン食,Ca製剤を投与する.透析療法を行う.

## 8 低リン(P)血症

- ■ 血清P濃度が2.5 mg/dL未満を低リン血症という.
- □ 骨軟化症,溶血性貧血,筋力低下を呈する.
- □ 治療:Pを補給する.

ADH:antidiuretic hormone

Note

# セルフアセスメント

**問1　慢性腎臓病の定義について正しいのは？**

① 0.15 g/gCr 以上のタンパク尿
② 血尿
③ GFR＜70 mL/分/1.73 m²
④ 150 mg/gCr 以上のアルブミン尿

**問2　慢性腎臓病の病態について正しいのは？**

① 細胞外液量低下
② 低血圧
③ 低カリウム血症
④ 糸球体過剰濾過

**問3　慢性腎臓病の食事療法について正しいのは？**

① 高タンパク食
② 高エネルギー食
③ 減塩食
④ 高リン食

**問4　急性腎障害の病態について正しいのは？**

① 腎虚血は腎性急性腎障害の原因となる
② 糸球体腎炎は腎前性急性腎障害の原因となる
③ 尿路閉塞は腎後性急性腎障害の原因となる
④ 尿量が200 mL/日未満を無尿性急性腎障害という

**問5　慢性腎不全の病態について正しいのは？**

① 多血症
② 低カルシウム血症
③ 低リン血症
④ 代謝性アルカローシス

**問6　慢性腎不全の治療について正しいのは？**

① 高血圧には ACE 阻害薬や ARB が使用される
② 日本では腹膜透析が血液透析より多い
③ 血液透析は通常週1回行われる
④ 腹膜透析は3 L の透析液を腹腔内に貯留する

**問7　急性糸球体腎炎の病態について正しいのは？**

① 高補体血症
② A群 β 溶血性レンサ球菌などが抗原となる
③ 大部分が慢性糸球体腎炎に移行する
④ ASO や ASK の低下

**問8　ネフローゼ症候群の診断基準について正しいのは？**

① タンパク尿 3.0 g/日以上
② 血清アルブミン値 3.5 g/dL 以下
③ 血清総タンパク量 6.0 g/dL 以下
④ 低 HDL コレステロール血症

**問9　多発性嚢胞腎について正しいのは？**

① 片側性に嚢胞が多発する
② 伴性劣性遺伝である
③ 脳動脈瘤の合併はみられない
④ バソプレシン $V_2$ 受容体拮抗薬が有効である

**問10　腎盂腎炎について正しいのは？**

① 肋骨脊椎角の叩打痛がある
② 膀胱炎の合併はみられない
③ 尿の赤血球円柱を認める
④ 水分の摂取を制限する

解答　問1：①，問2：④，問3：③，問4：③，問5：②，問6：①，問7：②，問8：③，問9：④，問10：①

# 第6章

# 代謝・内分泌系の疾患

✓ 到達目標

■ 糖尿病・脂質異常症・メタボリックシンドロームについて説明できる.

■ 高尿酸血症・骨粗鬆症について説明できる.

■ 下垂体疾患・副腎疾患について説明できる.

■ 甲状腺疾患・副甲状腺疾患について説明できる.

# 1 ホルモンの種類と内分泌器官

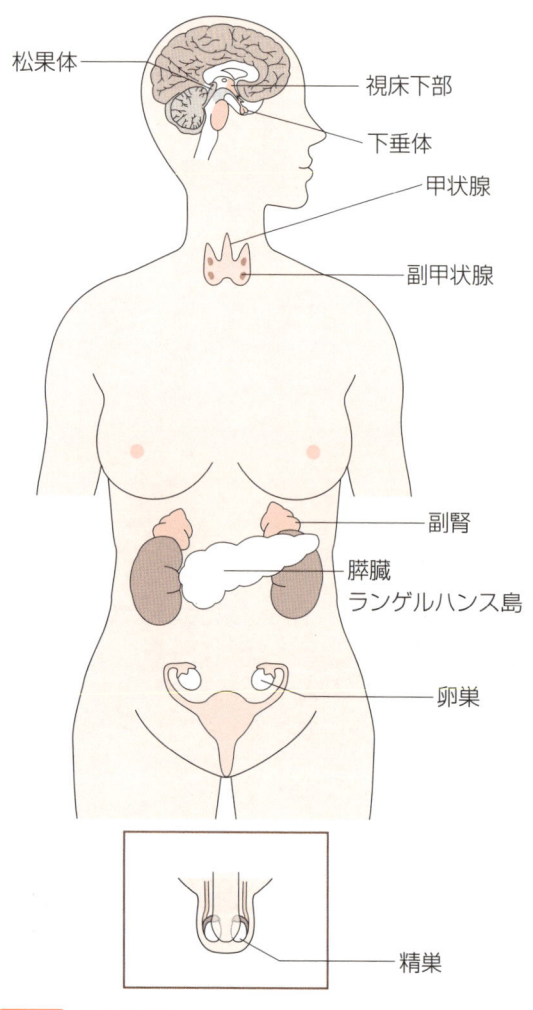

**図6-1** 内分泌器官

松果体
視床下部
下垂体
甲状腺
副甲状腺
副腎
膵臓
ランゲルハンス島
卵巣
精巣

視床下部
ニューロン
正中隆起
（下垂体門脈）

下垂体前葉ホルモン
分泌制御ホルモン

下垂体前葉

末梢内分泌器官
刺激ホルモン

末梢内分泌器官

上位ホルモン分泌調節

ホルモン

生理作用

**図6-2** フィードバック調節

Note

## ■1 ホルモンの種類と内分泌器官

- [ ] 生体組織で産生・分泌された生理活性物質が血液で運ばれて他の組織を刺激することを内分泌（エンドクリン）といい，この生理活性物質をホルモンという．ホルモンを産生する組織を内分泌器官（図6-1）という．

- [ ] 視床下部からは，成長ホルモン放出ホルモン（GHRH），甲状腺刺激ホルモン放出ホルモン（TRH），副腎皮質刺激ホルモン放出ホルモン（CRH），ゴナドトロピン放出ホルモン（GnRH），ソマトスタチン，ドーパミンが分泌される．

- [ ] 下垂体前葉からは，成長ホルモン（GH），甲状腺刺激ホルモン（TSH），副腎皮質刺激ホルモン（ACTH），ゴナドトロピン（卵胞刺激ホルモン：FSH，黄体形成ホルモン：LH），プロラクチンが分泌される．

- [ ] 下垂体後葉からは，抗利尿ホルモン（ADH）とオキシトシンが分泌される．

- [ ] 甲状腺からは，甲状腺ホルモン（サイロキシン：$T_4$，トリヨードサイロニン：$T_3$）が分泌される．また甲状腺の傍濾胞細胞（C細胞）からは，カルシトニンが分泌される．

- [ ] 副甲状腺からは副甲状腺ホルモン（PTH）が分泌される．

- [ ] 膵臓ランゲルハンス島（膵島）の$\alpha$細胞からはグルカゴン，$\beta$細胞からはインスリン，$\delta$細胞からはソマトスタチンが分泌される．

- [ ] 副腎皮質からは電解質コルチコイド（アルドステロン），糖質コルチコイド（コルチゾル），副腎アンドロゲン（デヒドロエピアンドロステロン）が分泌される．

- [ ] 副腎髄質からはカテコールアミン（アドレナリン，ノルアドレナリン）が分泌される．

- [ ] 卵巣からは女性ホルモン（エストロゲン，プロゲステロン）が分泌される．

- [ ] 精巣からは男性ホルモン（テストステロン）が分泌される．

## ■2 ホルモンの調節

- [ ] ホルモンの分泌は視床下部-下垂体前葉-末梢内分泌器官などの系により調節される（図6-2）．下位のホルモンが上位のホルモンの分泌を調節することをフィードバック調節といい，抑制的に作用するネガティブ（負の）フィードバックと，促進的に作用するポジティブ（正の）フィードバックがある．

- [ ] 上位のホルモンの代わりに神経系による調節もある．交感神経活動が増加すると，副腎髄質のノルアドレナリン，アドレナリン分泌が増加する．

GHRH：growth hormone releasing hormone，TRH：thyrotropin-releasing hormone，CRH：corticotropin-releasing hormone，GnRH：gonadotropin-releasing hormone，GH：growth hormone，TSH：thyroid stimulating hormone，ACTH：adrenocorticotropic hormone，FSH：follicle stimulating hormone，LH：luteinizing hormone，ADH：antidiuretic hormone，PTH：parathyroid hormone

# 2 糖尿病

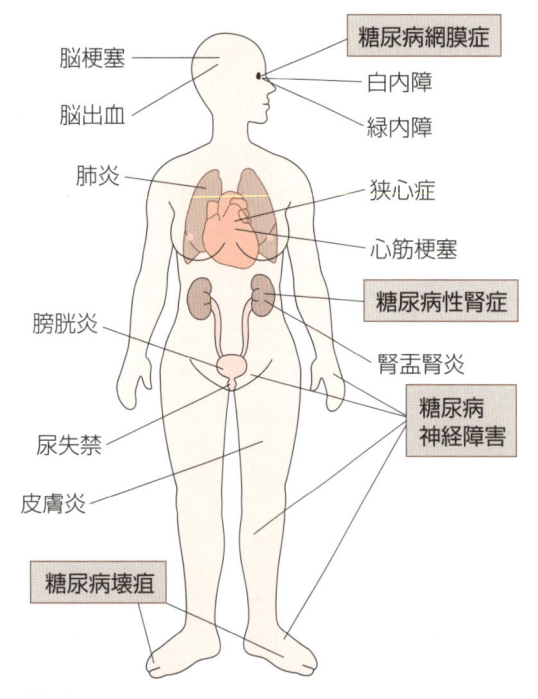

脳梗塞

脳出血

肺炎

膀胱炎

尿失禁

皮膚炎

糖尿病壊疽

糖尿病網膜症

白内障

緑内障

狭心症

心筋梗塞

糖尿病性腎症

腎盂腎炎

糖尿病神経障害

図6-3　糖尿病の合併症

**表6-1** 空腹時血糖値および75 gOGTT による判定区分と判定基準

| | 血糖測定時間 | | | 判定区分 |
|---|---|---|---|---|
| | 空腹時 | | 負荷後2時間 | |
| 血糖値（静脈血漿値） | 126mg/dL 以上 | または | 200mg/dL 以上 | 糖尿病型 |
| | 糖尿病型にも正常型にも属さないもの | | | 境界型 |
| | 110mg/dL 未満 | および | 140mg/dL 未満 | 正常型[*] |

[*] 正常型であっても 1 時間値が 180 mg/dL 以上の場合は180 mg/dL 未満のものに比べて糖尿病に悪化する危険が高いので，境界型に準じた取り扱い（経過観察など）が必要である．また，空腹時血糖値が 100 ～ 109 mg/dL は正常域ではあるが，「正常高値」とする．この集団は糖尿病への移行や OGTT 時の耐糖能障害の程度からみて多様な集団であるため，OGTT を行うことが勧められる．
（日本糖尿病学会編・著：糖尿病治療ガイド 2014-2015. 文光堂，p.18，2014）

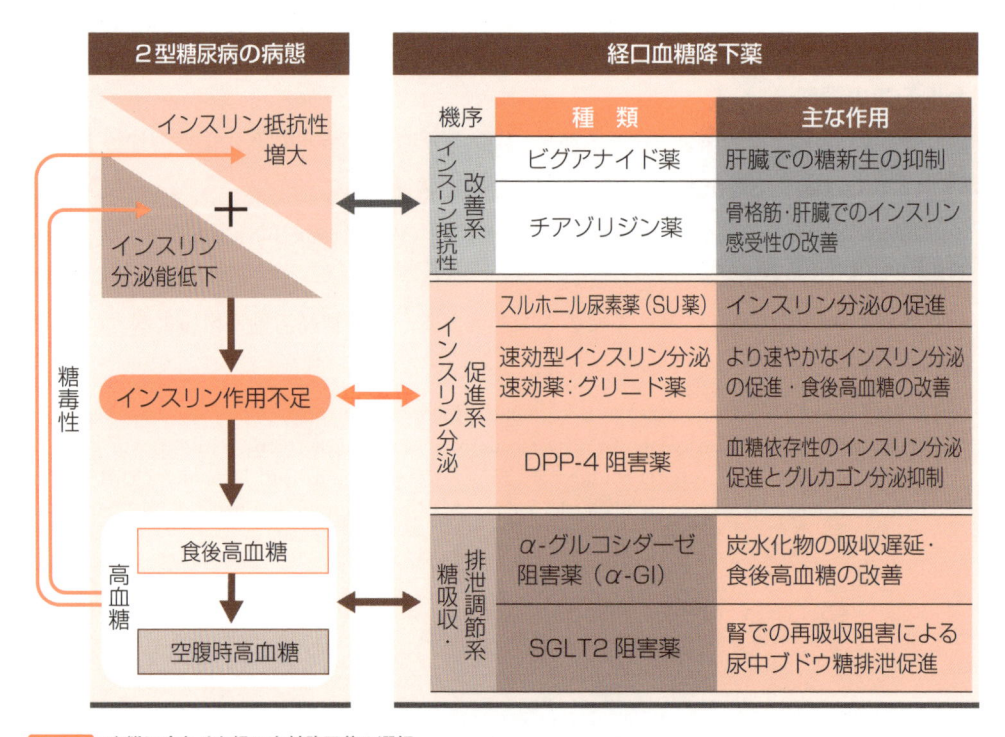

| 2型糖尿病の病態 | 経口血糖降下薬 | | |
|---|---|---|---|
| | 機序 | 種類 | 主な作用 |
| インスリン抵抗性増大 | インスリン抵抗性改善系 | ビグアナイド薬 | 肝臓での糖新生の抑制 |
| | | チアゾリジン薬 | 骨格筋・肝臓でのインスリン感受性の改善 |
| インスリン分泌能低下 | インスリン分泌促進系 | スルホニル尿素薬（SU薬） | インスリン分泌の促進 |
| インスリン作用不足 | | 速効型インスリン分泌促進薬：グリニド薬 | より速やかなインスリン分泌の促進・食後高血糖の改善 |
| | | DPP-4 阻害薬 | 血糖依存性のインスリン分泌促進とグルカゴン分泌抑制 |
| 食後高血糖 | 糖吸収・排泄調節系 | α-グルコシダーゼ阻害薬（α-GI） | 炭水化物の吸収遅延・食後高血糖の改善 |
| 空腹時高血糖 | | SGLT2 阻害薬 | 腎での再吸収阻害による尿中ブドウ糖排泄促進 |

（糖毒性／高血糖）

図6-4　病態に合わせた経口血糖降下薬の選択
（日本糖尿病学会編・著：糖尿病治療ガイド 2014-2015. 文光堂，p.29，2014）

## 1 病　態

- インスリン作用の絶対的不足（インスリン分泌低下）または相対的な不足（インスリン抵抗性）によってひきおこされる慢性の高血糖を示す疾患である．その結果として，全身の細小血管が障害され，腎症，網膜症，神経障害などの合併症をひきおこす（図6-3）.

- 診断は，①早朝空腹時血糖値126 mg/dL以上，②随時血糖値200 mg/dL以上，③75 g OGTTで2時間値が200 mg/dL以上，のいずれかにあてはまり（表6-1），④HbA1c 6.5%以上を確認すれば糖尿病と診断できる.

- 糖尿病は，1型，2型，その他，妊娠糖尿病に分類される.

- 1型糖尿病は，小児・若年者に発症し，膵臓のβ細胞の破壊によるインスリンの絶対的欠乏を示す．2型糖尿病は，成人に発症し，家族歴があり，肥満を合併していることが多く，インスリン分泌低下，インスリン抵抗性の亢進によるインスリン作用の相対的低下を示す．その他の糖尿病は，遺伝子異常，膵臓疾患・内分泌疾患・肝疾患，ステロイド薬によっておきる．妊娠糖尿病は，妊娠によっておきる耐糖能低下である.

## 2 治　療

- 糖尿病合併症予防のための血糖コントロール目標値はHbA1c 7%未満である.

- その他のコントロール指標としては，血圧130/80 mmHg未満，LDLコレステロール120 mg/dL未満（冠動脈疾患がある場合100 mg/dL未満），HDLコレステロール40 mg/dL以上，中性脂肪150 mg/dL未満，non-HDLコレステロール150 mg/dL未満（冠動脈疾患がある場合130 mg/dL未満）である.

### 1）食事療法

- 適正なエネルギーを，1日3食の規則正しい食事習慣で摂取する．適正なエネルギーとは，軽労働では25 〜 30 kcal/kg標準体重/日，普通労働では30 〜 35 kcal/kg標準体重/日，重労働では35 〜 kcal/kg標準体重/日である．標準体重(kg) = (身長(m))$^2$ × 22

### 2）運動療法

- インスリン抵抗性の改善，エネルギー消費，筋肉増強などのために，すべての段階の糖尿病で必要な治療である.

### 3）薬物療法

- 食事・運動療法で不十分な場合には薬物療法を導入する（図6-4）.

- 血糖管理に，経口薬としてDPP-4（ジペプチジルペプチダーゼ-4）阻害薬，スルホニル尿素薬，α-グルコシダーゼ阻害薬，即効型インスリン分泌薬，ビグアナイド薬，SGLT2（ナトリウム・グルコース共役輸送体-2）阻害薬などを用いる．注射薬としてインスリン製剤，GLP-1（グルカゴン様ペプチド-1）受容体作動薬などを用いる.

- 高血圧の管理には，アンジオテンシン変換酵素（ACE）阻害薬およびアンジオテンシン受容体拮抗薬（ARB）などのRAS阻害薬が第一選択薬である.

OGTT：oral glucose tolerance test，DPP-4：dipeptidyl peptidase-4，SGLT2：sodium glucose cotransporter 2，GLP-1：glucagon-like peptide-1，ACE：angiotensin converting enzyme，ARB：angiotensin II receptor blocker，RAS：renin-angiotensin system

# 3 脂質異常症

**表6-2** 脂質異常症の診断基準（空腹時採血）（日本動脈硬化学会2013年）

| | | |
|---|---|---|
| LDL コレステロール | 140 mg/dL 以上 | 高 LDL コレステロール血症 |
| | 120 ～ 139 mg/dL | 境界域高 LDL コレステロール血症 |
| HDL コレステロール | 40 mg/dL 未満 | 低 HDL コレステロール血症 |
| トリグリセリド（中性脂肪） | 150 mg/dL 以上 | 高トリグリセリド血症 |

**表6-3** リスク区分別脂質管理目標値（日本動脈硬化学会2013年）

| 治療方針の原則 | 管理区分 | 脂質管理目標値 (mg/dL) | | | |
|---|---|---|---|---|---|
| | | LDL-C | HDL-C | TG | non HDL-C |
| 一次予防 まず生活習慣の改善を行った後，薬物療法の適用を考慮する | カテゴリーⅠ | < 160 | ≧ 40 | < 150 | < 190 |
| | カテゴリーⅡ | < 140 | | | < 170 |
| | カテゴリーⅢ | < 120 | | | < 150 |
| 二次予防 生活習慣の改善とともに薬物療法を考慮する | 冠動脈疾患の既往 | < 100 | | | < 130 |

## 1 病　態

■ 脂質異常症は，高LDLコレステロール血症，低HDLコレステロール血症，または高トリグリセリド血症からなる（表6-2）.

□ 大部分の脂質異常症は，多様な遺伝素因，食習慣の欧米化，運動不足，肥満（特に内臓脂肪型）などを原因として発症する.

□ 脂質異常症は，他の基礎疾患の関与を否定できる原発性（一次性）と他の基礎疾患に基づいて生じる続発性（二次性）に分けられる.

■ 原発性は病態や遺伝子異常に基づき分類される. 家族性高コレステロール血症は，LDL受容体関連遺伝子の変異による常染色体優性遺伝疾患であり，高LDLコレステロール血症，眼瞼黄色腫やアキレス腱肥厚などの皮膚・腱黄色腫，角膜輪，早発性冠動脈硬化症を呈する.

■ 続発性は，原因を治療もしくは取り除くことにより改善することが多い. 高コレステロール血症を呈する原因・疾患としては，甲状腺機能低下症，ネフローゼ症候群，原発性胆汁性肝硬変，閉塞性黄疸，糖尿病，クッシング症候群，薬剤（利尿薬，β遮断薬，コルチコステロイド，経口避妊薬，シクロスポリンなど）がある. また高トリグリセリド血症を呈する原因・疾患としては，飲酒，肥満，糖尿病，クッシング症候群，尿毒症，全身性エリテマトーデス（SLE），血清タンパク異常症，薬剤（利尿薬，非選択性β遮断薬，コルチコステロイド，エストロゲン，レチノイドなど）がある.

### 2 治 療

#### 1)脂質異常症の治療基準

☐ 脂質異常症の治療基準のガイドラインを表6-3に示す．動脈硬化性疾患の発症頻度のリスクを層別化し，リスク因子を多くもっている患者ほどLDLコレステロール値を厳しく管理する．糖尿病，慢性腎臓病，非心原性脳梗塞，末梢動脈疾患の合併はカテゴリーⅢとする．

#### 2)食事療法

■ 総摂取エネルギーを適正化して標準体重を維持する．肥満の解消には，エネルギー摂取量(kcal)は，標準体重(kg)×25〜30(kcal)を目指すが，まずは現状から250 kcal程度を減じることから始める．肥満の場合は，まず5%の体重減少を目標とする．

☐ エネルギー栄養素の配分は，脂肪エネルギー比を20〜25%，炭水化物エネルギー比を50〜60%とする．

☐ 脂質のうち飽和脂肪酸のエネルギー比は4.5〜7%に制限し，n-3系多価不飽和脂肪酸を多く摂取する．トランス脂肪酸の摂取を控える．

☐ 食物繊維にはコレステロールの吸収を抑制する作用があり，1日25g以上摂取する．

☐ 大豆・大豆製品，野菜，果物を十分に摂る．

☐ 食塩の摂取は6 g/日未満を目標にする．減塩により高血圧の発症・進展が予防・改善される．

#### 3)生活指導

■ 生活習慣としては，禁煙し，受動喫煙を回避する．アルコールの過剰摂取を控える．有酸素運動を毎日30分以上行う．

#### 4)薬物療法

■ HMG-CoA還元酵素阻害薬(スタチン)，陰イオン交換樹脂，フィブラート系，ニコチン酸，プロブコールなどを用いる．

Note

# 4 肥満症・メタボリックシンドローム

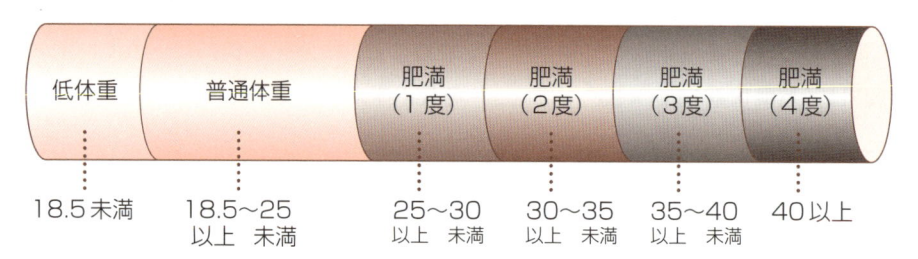

BMI による肥満度の測定

| 低体重 | 普通体重 | 肥満（1度） | 肥満（2度） | 肥満（3度） | 肥満（4度） |
|---|---|---|---|---|---|
| 18.5 未満 | 18.5〜25<br>以上　未満 | 25〜30<br>以上　未満 | 30〜35<br>以上　未満 | 35〜40<br>以上　未満 | 40 以上 |

図6-5　肥満度分類（日本肥満学会 2011）

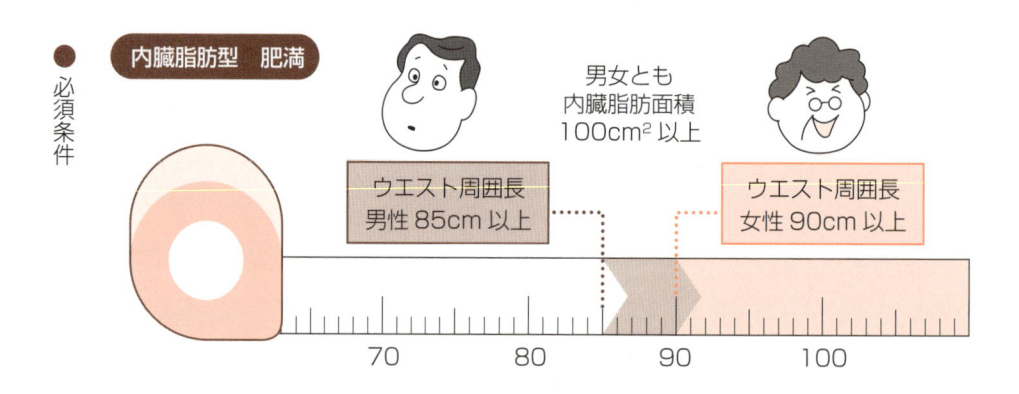

必須条件

内臓脂肪型　肥満

男女とも
内臓脂肪面積
100cm² 以上

ウエスト周囲長
男性 85cm 以上

ウエスト周囲長
女性 90cm 以上

70　　80　　90　　100

3項目のうち2項目以上

| 脂質代謝異常 | 高血圧 | 高血糖 |
|---|---|---|
| 高中性脂肪血症<br>（150mg/dL 以上）<br>かつ または<br>低HDLコレステロール血症<br>（40mg/dL 未満） | 収縮期血圧<br>130mmHg 以上<br>かつ または<br>拡張期血圧<br>85mmHg 以上 | 空腹時血糖値<br>110mg/dL 以上 |

図6-6　日本におけるメタボリックシンドロームの診断基準

（メタボリックシンドローム診断基準検討委員会：メタボリックシンドロームの定義と診断基準．日内会誌
94：794-809，2005 を参考に作成）

## 1　病　態

■ 肥満は脂肪組織が過剰に蓄積した状態で，BMI 25以上のものをいう（図6-5）．

■ 肥満症は肥満に起因ないし関連する健康障害を合併するか，その合併が予測される場合で，医学的に減量を必要とする病態をいう．

□ 肥満症の診断は，肥満と判定されたもののうち，次のいずれかの条件を満たすものをいう．

① 肥満に起因ないし関連し，減量を要する（減量により改善する，または進展が防止される）健康障害を有するもの

② 健康障害を伴いやすいハイリスク肥満：腹囲（男性≧85 cm，女性≧90 cm）のスクリーニングにより内臓脂肪蓄積を疑われ，腹部CT検査によって確定診断された内臓脂肪型肥満（内臓脂肪面積≧100 cm$^2$）

□ 原因として基礎疾患がない原発性肥満と，基礎疾患のある二次性肥満に分けられる．

□ 肥満の約9割は原発性肥満であり，エネルギー摂取とエネルギー消費からなるエネルギー代謝調節系の異常である．二次性肥満には内分泌性肥満，遺伝性肥満，視床下部性肥満がある．

## 2　メタボリックシンドローム

■ メタボリックシンドロームとは，内臓脂肪の蓄積によって脂肪細胞から生理活性物質が分泌され，その結果，血圧高値，脂質異常，高血糖（耐糖能異常）を合併する疾患である．

■ その診断基準には，必須項目として腹囲（男性≧85 cm，女性≧90 cm），選択項目として，①血圧（収縮期血圧≧130 mmHg，かつ／または拡張期血圧≧85 mmHg），②脂質［高トリグリセリド血症（≧150 mg/dL）かつ／または低HDLコレステロール血症（＜40 mg/dL）］，③血糖［空腹時高血糖（≧110 mg/dL）］がある．必須項目に加え，3項目の選択項目のうち2項目以上があてはまれば，メタボリックシンドロームと診断される（図6-6）．

## 3　治　療

### 1）食事療法

■ 摂取エネルギーを消費エネルギーより少なくする．

□ 低エネルギー食（25 kcal/kg標準体重／日）を基本とする．

### 2）運動療法

■ 有酸素運動を行う．筋肉量を増加させ，基礎代謝を増やす．

Note

# 5 高尿酸血症・痛風

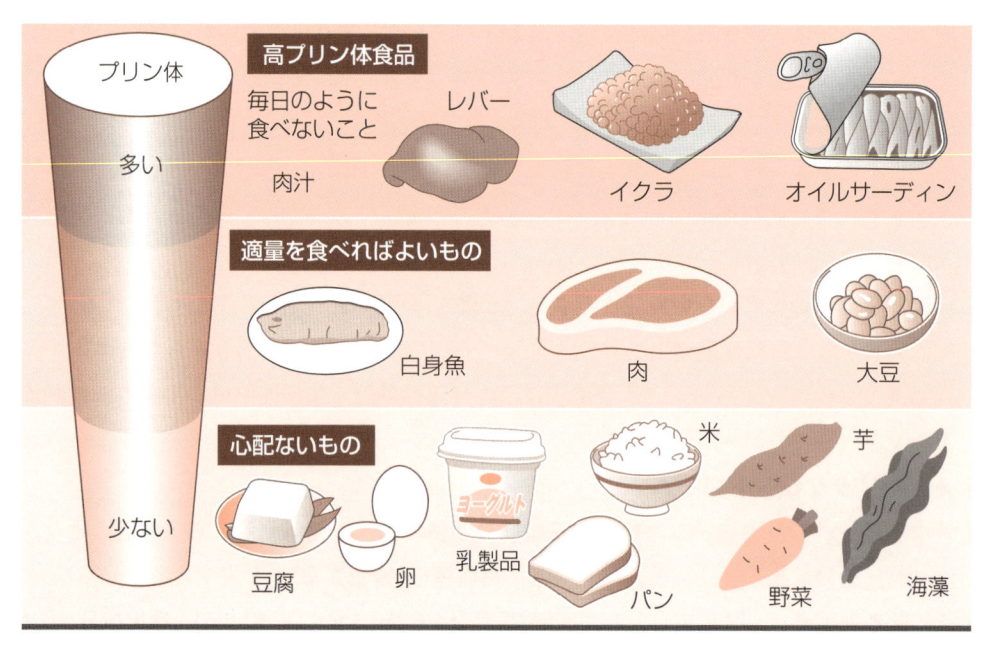

**図6-7** プリン体を含む食品

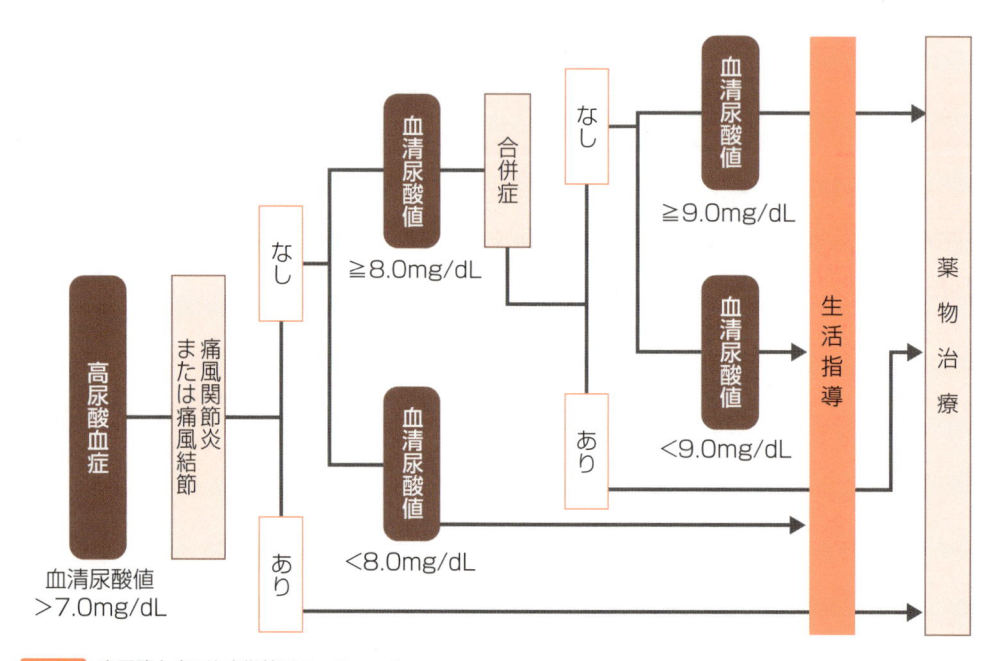

**図6-8** 高尿酸血症の治療指針フローチャート

（日本痛風・核酸代謝学会ガイドライン改訂委員会編：高尿酸血症・痛風の治療ガイドライン第2版,
メディカルレビュー社, p.80, 2010 を参考に作成）

## ❶ 病　態

☐　高尿酸血症は血清尿酸値7.0 mg/dLを超えるものをいう.

☐　痛風は高尿酸血症が持続した結果, 関節内に析出した尿酸塩がおこす急性の結晶誘起性関節炎である. 症状は24時間以内に最大となるが, 数日以内に自然寛解する. 痛風の好発部位は足親指の付け根(第一中足趾関節)であり, 足関節にも発症する. 痛風発作時には血清尿酸値は正常範囲であることが多い.

☐　肥満, 過食, 常習飲酒, 運動不足は高尿酸血症・痛風の発症を促進する.

☐　合併症としては腎障害, 尿路結石, 腎結石, 高血圧, 糖尿病, メタボリックシンドロームなどを伴うことが多い.

## ❷ 治　療

### 1)食事療法・生活指導

☐　過食, アルコール摂取などプリン体摂取を制限する(図6-7).

☐　水分を十分に摂取し, 脱水を避ける.

☐　適正なエネルギー摂取と適度な運動(有酸素運動)により肥満を解消し, 適正体重を維持する.

### 2)薬物療法

☐　痛風発作時には非ステロイド抗炎症薬(NSAID)を用いる.

☐　痛風発作の予感にはコルヒチンを用いる.

☐　非痛風発作時の高尿酸血症に対しては, 尿酸生成抑制薬, 尿酸排泄促進薬を用いる. 合併症がない場合は血清尿酸値≧9.0 mg/dLに対して, 合併症がある場合は血清尿酸値≧8.0 mg/dLに対して投与する(図6-8).

NSAID：nonsteroidal anti-inflammatory drug

Note

# 6 骨粗鬆症

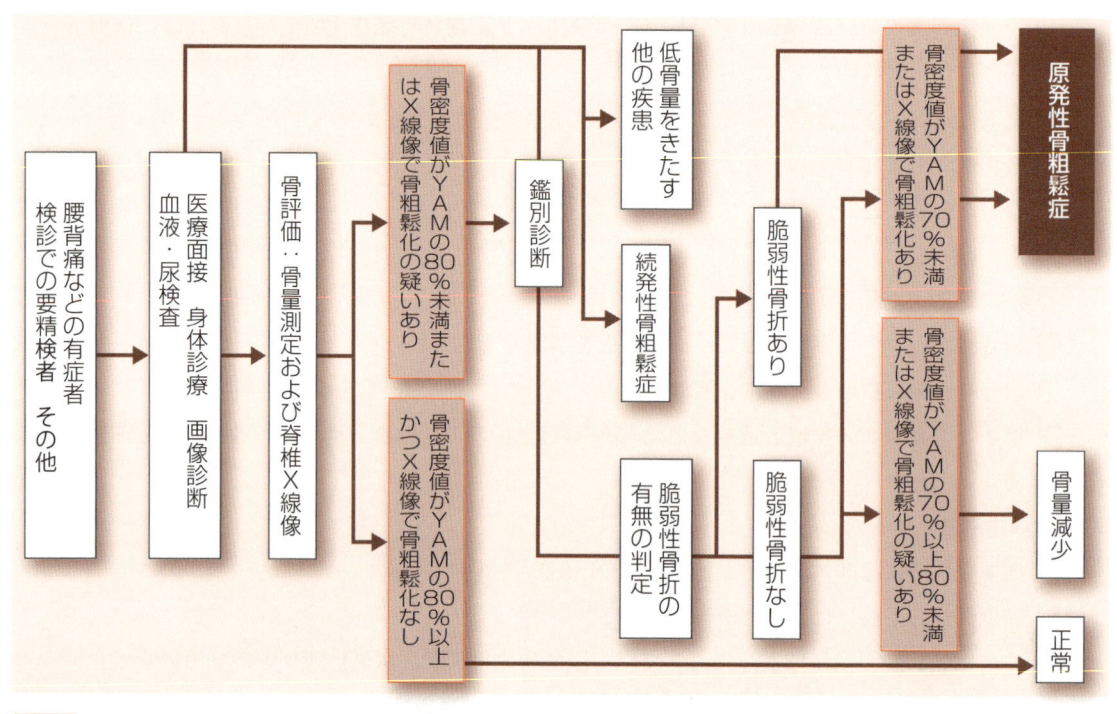

**図6-9**　原発性骨粗鬆症の診断手順フローチャート

YAM：若年成人平均値
（折茂　肇ほか：原発性骨粗鬆症の診断基準．日骨代謝誌 18：78, 2001 を参考に作成）

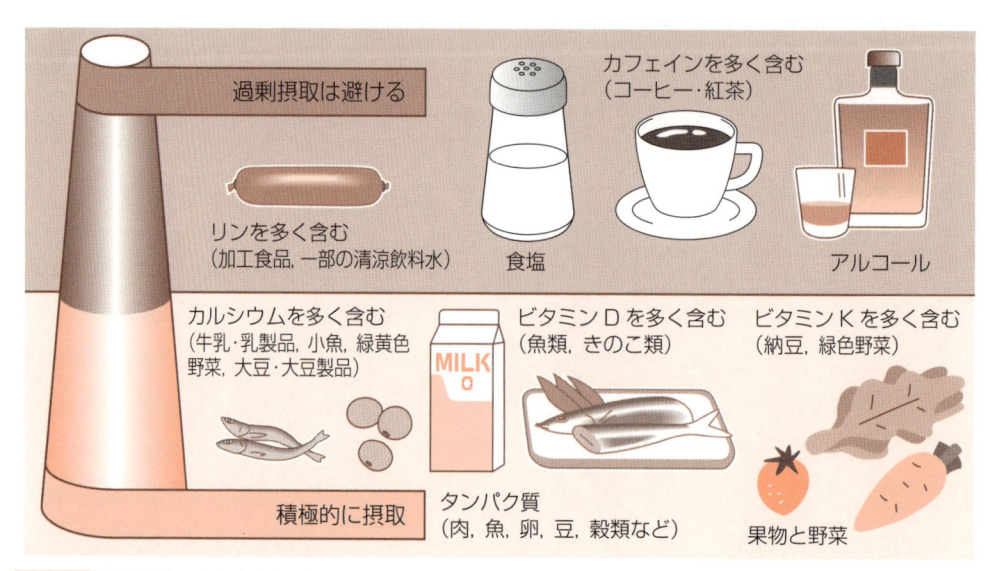

**図6-10**　骨粗鬆症の食事療法（予防）

## 1 病 態

- ☐ 骨粗鬆症は骨密度の低下と骨の微細構造の劣化がみられ，その結果として骨の脆弱性が増大し骨折をひきおこしやすい全身性の骨疾患である．
- ☐ 骨粗鬆症の診断フローチャートを図6-9に示す．
- ☐ 骨量は男女とも20歳代にピークとなり，その後ゆっくりと減少する．女性では閉経後に骨量が急速に減少する．
- ☐ 閉経後骨粗鬆症と老人性骨粗鬆症がある．また内分泌疾患，糖尿病，ステロイド薬，慢性腎不全などの二次性骨粗鬆症がある．
- ☐ 骨折には脊椎骨折，大腿骨頸部骨折，橈骨遠位端骨折，上腕骨近位端骨折，大腿骨遠位端骨折などがおこりやすい．

## 2 治 療

### 1) 食事療法（図6-10）

- ☐ カルシウムを十分量摂取する．牛乳・乳製品，野菜，海藻，豆類，魚介類にカルシウムが多い．とくに牛乳・乳製品からのカルシウム吸収効率は高い．
- ☐ ビタミンD含有量の多い魚介類，卵，干しシイタケなどの食品を摂取する．
- ☐ ビタミンKの多い納豆，緑黄色野菜，海藻，卵を摂取する．イソフラボンの多い大豆製品を摂取する．
- ☐ ナトリウム・リンの摂取を制限する．

### 2) 生活指導

- ☐ 運動により骨量減少を予防する．また筋力増加により転倒防止になる．
- ☐ 喫煙，過度の飲酒，カフェインの過剰摂取を避ける．

### 3) 薬物療法

- ☐ ビスホスホネート製剤，副甲状腺ホルモン（PTH）薬，活性型ビタミン$D_3$製剤，SERM（選択的エストロゲン受容体モジュレーター），ビタミン$K_2$製剤，カルシトニン製剤，エストロゲン製剤，カルシウム製剤などが用いられる．

SERM：selective estrogen receptor modulator

Note

# 7 下垂体疾患

**表6-4**　先端巨大症の診断基準（厚生労働省2012）

| | |
|---|---|
| Ⅰ．主症候 | ●手足の容積の増大<br>●先端巨大症様顔貌（眉弓部の膨隆，鼻・口唇の肥大，下顎の突出など）<br>●巨大舌 |
| Ⅱ．検査所見 | ●成長ホルモン（GH）分泌の過剰（血中 GH 値がブドウ糖 75g 経口投与で正常域まで抑制されない）<br>●血中 IGF-I（ソマトメジン C）の高値<br>● MRI または CT で下垂体腺腫の所見を認める |
| Ⅲ．副症候および参考所見 | ●発汗過多<br>●頭痛<br>●視野障害<br>●女性における月経異常<br>●睡眠時無呼吸症候群<br>●耐糖能異常<br>●高血圧<br>●咬合不全<br>●頭蓋骨および手足の単純 X 線の異常 |
| 診断の基準 | 確実例：Ⅰのいずれか，およびⅡをみたすもの |

IGF-I：insulin-like growth factor-1

Note

## ① 末端肥大症

### 1）病　態

- ■ 脳の下垂体前葉からの成長ホルモンの過剰分泌が，骨端線閉鎖後におきると末端肥大症（先端巨大症）となり（表6-4），骨端線閉鎖前におきると巨人症になる．

- ■ 末端肥大症では，顔，鼻，耳，口唇が大きく，下顎，眼窩上縁が隆起する特異な顔貌を示す．手足が肥大化し，足底軟部組織が肥厚する．

- ■ 下垂体腺腫によるものが多く，両側耳側半盲，頭痛などを伴う．

- ■ 血清中における成長ホルモンの増加，ソマトメジン-Cの増加がみられる．

### 2）治　療

- ■ 下垂体腺腫の摘除手術を行う．

- ■ ドーパミン作動薬（ブロモクリプチン），成長ホルモン分泌抑制薬（オクトレオチド），成長ホルモン受容体拮抗薬（ペグビソマント）を用いる．

## ② 尿崩症

### 1）病　態

- ■ 尿崩症（中枢性尿崩症）は，脳の下垂体後葉からの抗利尿ホルモン（ADH）の分泌低下により，腎集合管からの水の再吸収が低下している状態である．ADHの分泌低下はなく，腎集合管でのADHに対する反応性が低下しているものを腎性尿崩症という．

- ■ 多飲，多尿（3 L/日以上）がみられる．特発性尿崩症と，異所性松果体腫瘍などの続発性尿崩症がある．尿比重の低下（1.010以下），尿浸透圧の低下（300 mOsm/kg $H_2O$以下）がみられる．

### 2）治　療

- ■ ADHの誘導体であるDDAVP（デスモプレシン）の点鼻液・鼻腔内スプレーを用いる．

  DDAVP：l-deamino-8-D-arginine vasopressin

Note

# 8 甲状腺疾患・副甲状腺疾患

表6-5　甲状腺機能亢進症と低下症

| 甲状腺機能亢進症 | | 甲状腺機能低下症 |
| --- | --- | --- |
| 温感，赤み，湿潤，発汗 | 皮膚 | 冷感，浮腫，貧血，乾燥 |
| 高い | 体温 | 低い |
| 減少 | 体重 | 増加 |
| 頻脈，動悸 | 心機能 | 脈拍数減少 |
| 活発，興奮しやすい | 精神症状 | にぶい，沈みがち |
| 排便回数増 | 消化器 | 排便回数減 |

Note

**1 甲状腺機能亢進症**

☐ 甲状腺機能亢進症は，甲状腺ホルモンが過剰に産生され，全身の代謝が亢進した疾患である．

☐ バセドウ病は，TSH受容体に対する自己抗体が甲状腺ホルモンの過剰産生と甲状腺腫大をきたす自己免疫疾患である．

☐ 女性に多い．

☐ 動悸，手指振戦，発汗過多，体重減少，食欲亢進，易疲労感，眼球突出，甲状腺腫，頻脈などを認める（表6-5）．

☐ 血清中の甲状腺ホルモン（$T_4$，$T_3$，遊離$T_4$，遊離$T_3$）の増加，TSHの減少，抗TSH受容体抗体の存在がみられる．

☐ 治療：抗甲状腺薬（チアマゾール，プロピルチオウラシル）を用いる．甲状腺亜全摘術，放射性ヨード療法を行うこともある．

**2 甲状腺機能低下症**

☐ 甲状腺機能低下症は，甲状腺ホルモンの産生が低下し，全身の代謝が低下した疾患である．

☐ クレチン症は，新生児の甲状腺機能低下症であり，発育障害や知的障害をきたす．

☐ 慢性甲状腺炎（橋本病）は，甲状腺機能低下症のうち最も多く，全体に腫大した甲状腺を触知する．

☐ 寒がり，皮膚乾燥，発汗減少，体重増加，全身倦怠感，無気力，集中力低下，粘液浮腫を認める（表6-5）．

☐ 血清中の甲状腺ホルモン（$T_4$，$T_3$，遊離$T_4$，遊離$T_3$）の減少，TSHの増加がみられる．

☐ 治療：甲状腺ホルモン製剤を投与する．

**3 副甲状腺機能亢進症**

☐ 副甲状腺機能亢進症は，副甲状腺ホルモン（PTH）の産生が過剰となった状態であり，原因として副甲状腺腺腫が多い．

☐ 高カルシウム血症となり，食欲低下，便秘，意識障害がみられる．

☐ 線維性骨炎となり，骨痛，骨折をきたす．

☐ 尿路結石をおこす．

☐ 治療：副甲状腺腺腫の摘除手術を行う．

**4 副甲状腺機能低下症**

☐ 副甲状腺からのPTHの分泌が低下した状態である．

☐ 甲状腺摘出に伴っておきることが多い．

☐ 低カルシウム血症によるテタニーがみられる．

☐ 四肢の筋肉攣縮，知覚異常，親指が内側に寄った，いわゆる助産婦手位を呈する．

☐ 治療：カルシウム製剤，活性型ビタミン$D_3$製剤を投与する．

# 9 副腎疾患

**表6-6** クッシング症候群とアジソン病

| クッシング症候群 | | アジソン病 |
|---|---|---|
| 皮膚線条，満月様顔貌 | 皮膚 | 色素沈着 |
| 増加（中心性肥満） | 体重 | 減少 |
| 高血圧 | 血圧 | 低血圧 |
| 高血糖（糖尿病） | 血糖 | 低血糖 |
| 食欲増進 | 消化器 | 食欲不振，嘔吐，便秘，下痢 |

Note

### ■1 クッシング症候群

■ 副腎皮質からのコルチゾルの分泌過剰によっておきる.

■ 原因により，①副腎腫瘍（腺腫，がん），②下垂体腺腫（クッシング病），③異所性ACTH産生腫瘍に分けられる.

■ 症状として，中心性肥満，満月様顔貌<sup>まんげつようがんぼう</sup>，高血圧，食欲増進，高血糖（糖尿病），皮膚線条<sup>せんじょう</sup>，多毛，筋力低下，骨粗鬆症，精神症状などがみられる.

□ 治療：原因腫瘍の摘出手術を行う.

### ■2 アジソン病

■ 副腎皮質ホルモン（コルチゾル，アルドステロン，アンドロゲン）の分泌の低下によっておきる.

□ 原因としては副腎結核，自己免疫による副腎萎縮，悪性腫瘍の副腎転移，副腎出血，副腎感染症などによる病変がある.

■ 皮膚色素沈着，全身倦怠感，食欲不振，嘔吐，便秘，下痢，体重減少，筋力低下，低血糖，低血圧，高カリウム血症，低ナトリウム血症などの症状が出る．女性で腋毛，陰毛の消失がみられる.

□ 治療：副腎皮質ステロイド製剤を投与する．食塩を投与する.

### ■3 原発性アルドステロン症

■ 副腎皮質からのアルドステロンの分泌過剰によっておきる.

□ 原因として副腎皮質の腺腫や過形成がある.

■ ナトリウム貯留により高血圧をきたし，低カリウム血症により筋力低下，周期性四肢麻痺，テタニーがおきる.

□ 血漿アルドステロン濃度の増加，血漿レニン活性の低下がみられる.

□ 治療：片側性の場合，腫瘍側副腎の摘出手術を行う．アルドステロン受容体拮抗薬（スピロノラクトン，エプレレノン）を投与する.

### ■4 褐色細胞腫

■ 副腎髄質や傍<sup>ぼう</sup>神経節に発生するカテコールアミン産生腫瘍からの，カテコールアミン（アドレナリン，ノルアドレナリン）の分泌過剰によっておきる.

■ 高血圧，代謝亢進，高血糖，頭痛，発汗過多，動悸がみられる.

□ 血中カテコールアミンの増加，尿中のバニリルマンデル酸の増加がみられる.

□ 治療：術前に十分な$\alpha$遮断薬を投与して，腫瘍摘出術を行う.

# セルフアセスメント

**問1　糖尿病の診断基準で正しいのは？**
① 早朝空腹時血糖値126 mg/dL以上
② 随時血糖値160 mg/dL以上
③ 75g OGTTで2時間値180 mg/dL以上
④ HbA1c 6.0%以上

**問2　脂質異常症の診断基準で正しいのは？**
① LDLコレステロール150 mg/dL以上
② HDLコレステロール50 mg/dL未満
③ トリグリセリド150 mg/dL以上
④ 総コレステロール200mg/dL以上

**問3　メタボリックシンドロームの診断基準で正しいのは？**
① ウエスト周囲長男性90cm以上
② トリグリセリド160 mg/dL以上
③ 収縮期血圧140 mmHg以上
④ 空腹時血糖110 mg/dL以上

**問4　高尿酸血症について正しいのは？**
① 高尿酸血症は血清尿酸値8.0 mg/dL以上をいう
② 運動は高尿酸血症の危険因子である
③ 痛風発作の好発部位は手関節である
④ 食事療法としては過食・飲酒を制限する

**問5　骨粗鬆症について間違いは？**
① 骨密度がYAM値の70%未満を骨粗鬆症という
② 骨量は30歳代にピークとなる
③ 食事療法としてビタミンK含量の多い納豆を摂取する
④ 生活指導として運動により骨量減少を予防する

**問6　下垂体疾患について間違いは？**
① 成長ホルモンの過剰分泌により末端肥大症となる
② 末端肥大症は下垂体腺腫によるものが多い
③ 尿崩症はADHの過剰分泌による
④ 尿崩症の治療にはデスモプレシンを用いる

**問7　甲状腺疾患について正しいのは？**
① バセドウ病は甲状腺機能低下症である
② 甲状腺機能亢進症では徐脈がみられる
③ クレチン症では発育障害や知的障害がみられる
④ 甲状腺機能低下症ではTSHの低下がみられる

**問8　副甲状腺疾患について間違いは？**
① 副甲状腺機能亢進症では血清PTHの低下がみられる
② 副甲状腺機能亢進症では高カルシウム血症がみられる
③ 副甲状腺機能低下症ではテタニーがみられる
④ 副甲状腺機能低下症では活性型ビタミンD₃製剤を投与する

**問9　クッシング症候群とアジソン病について正しいのは？**
① クッシング症候群はコルチゾルの分泌低下によっておきる
② クッシング症候群では満月様顔貌がみられる
③ アジソン病では高血糖がみられる
④ アジソン病では食欲増進がみられる

**問10　原発性アルドステロン症と褐色細胞腫について正しいのは？**
① 原発性アルドステロン症では高カリウム血症がみられる
② 原発性アルドステロン症では血漿レニン活性の上昇がみられる
③ 褐色細胞腫ではカテコールアミンの分泌低下がみられる
④ 褐色細胞腫では尿中バニリルマンデル酸の増加がみられる

解答　問1：①, 問2：③, 問3：④, 問4：④, 問5：②, 問6：③, 問7：③, 問8：①, 問9：②, 問10：④

# 第7章

# 血液・リンパ系の疾患

✔ **到達目標**

- ☐ 貧血について説明できる.
- ☐ 白血病について説明できる.
- ☐ 悪性リンパ腫, M タンパク血症について説明できる.
- ☐ 出血性疾患について説明できる.

# 1 血　球

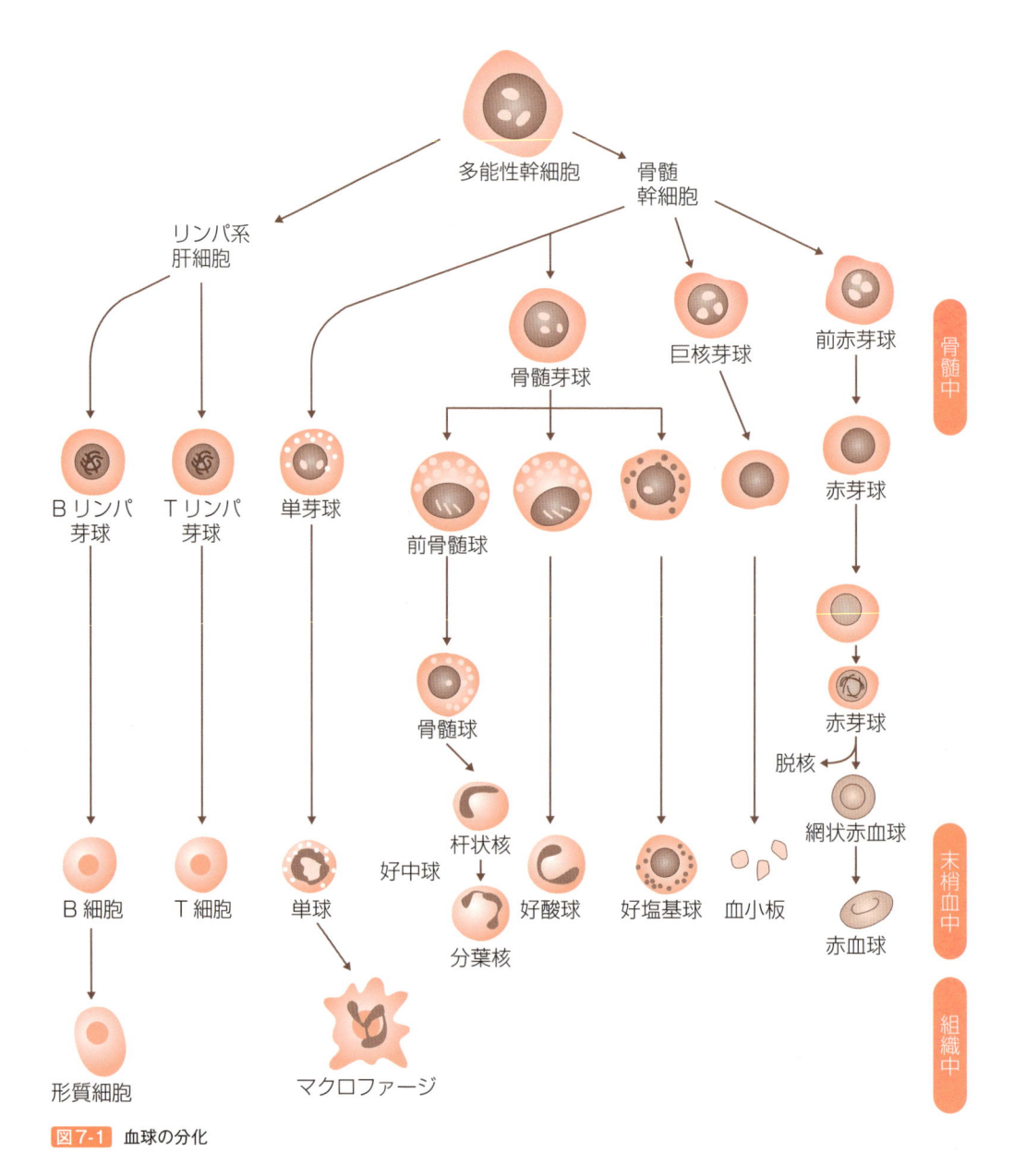

多能性幹細胞

骨髄幹細胞

リンパ系幹細胞

骨髄芽球

巨核芽球

前赤芽球

Bリンパ芽球

Tリンパ芽球

単芽球

前骨髄球

赤芽球

骨髄球

赤芽球

脱核

B細胞

T細胞

単球

杆状核

好中球

好酸球

好塩基球

血小板

網状赤血球

分葉核

赤血球

形質細胞

マクロファージ

骨髄中

末梢血中

組織中

**図7-1** 血球の分化

■ 赤血球はヘモグロビンを含み，酸素を肺から末梢組織に運ぶ．さらに赤血球は二酸化炭素の末梢組織から肺への運搬および酸塩基平衡にも関与している．

□ 血液中の赤血球は男性で約500万個/$\mu$L，女性で約450万個/$\mu$Lであり，ヘモグロビンは男性で約16 g/dL，女性で約14 g/dLである．

■ 腎臓から分泌されるエリスロポエチンが骨髄にある赤血球コロニー形成細胞（CFU-E）に作用して赤血球が産生される（図7-1）．赤芽球から核が抜け落ちて，できたばかりの若い赤血球を網状赤血球という．赤血球の寿命は約120日であり，脾臓で壊される．

□ 赤血球は直径約8$\mu$m，厚さ2$\mu$mの中央が凹んだ円盤状細胞である．赤血球膜は柔軟性があり，狭い毛細血管内を変形しながら通過することができる．

□ 赤血球が少なくなると貧血となる．鉄・ビタミン$B_{12}$・葉酸の欠乏，骨髄機能の低下，腎臓によるエリスロポエチン産生の低下，赤血球寿命の短縮などにより貧血になる．

■ 白血球は細菌などの異物から生体を防御する役割を有する．白血球には遊走能がある．

□ 血液中の白血球は約5,000 ～ 8,000個/$\mu$Lある．

■ 白血球は好中球，好酸球，好塩基球，リンパ球，単球からなる（図7-1）．白血球の分画では好中球が最も多く，ついでリンパ球である．

□ リンパ球はT細胞（Tリンパ球），B細胞（Bリンパ球），ナチュラルキラー（NK）細胞に分けられる．

■ 単球は活発な遊走能と貪食能を有し，血管外に出て組織でマクロファージになる．

□ 血小板の役割は止血である．血小板には粘着能，凝集能，顆粒放出能がある．血管壁が障害をうけると，血管収縮→血小板の凝集→血液凝固により止血する．血小板は骨髄において巨核球が断片化してできた小体であり，核はないが分泌顆粒を含んでいる．血小板は約30万個/$\mu$Lある．

CFU-E：colony-forming unit erythroid

Note

# 2 貧　血①

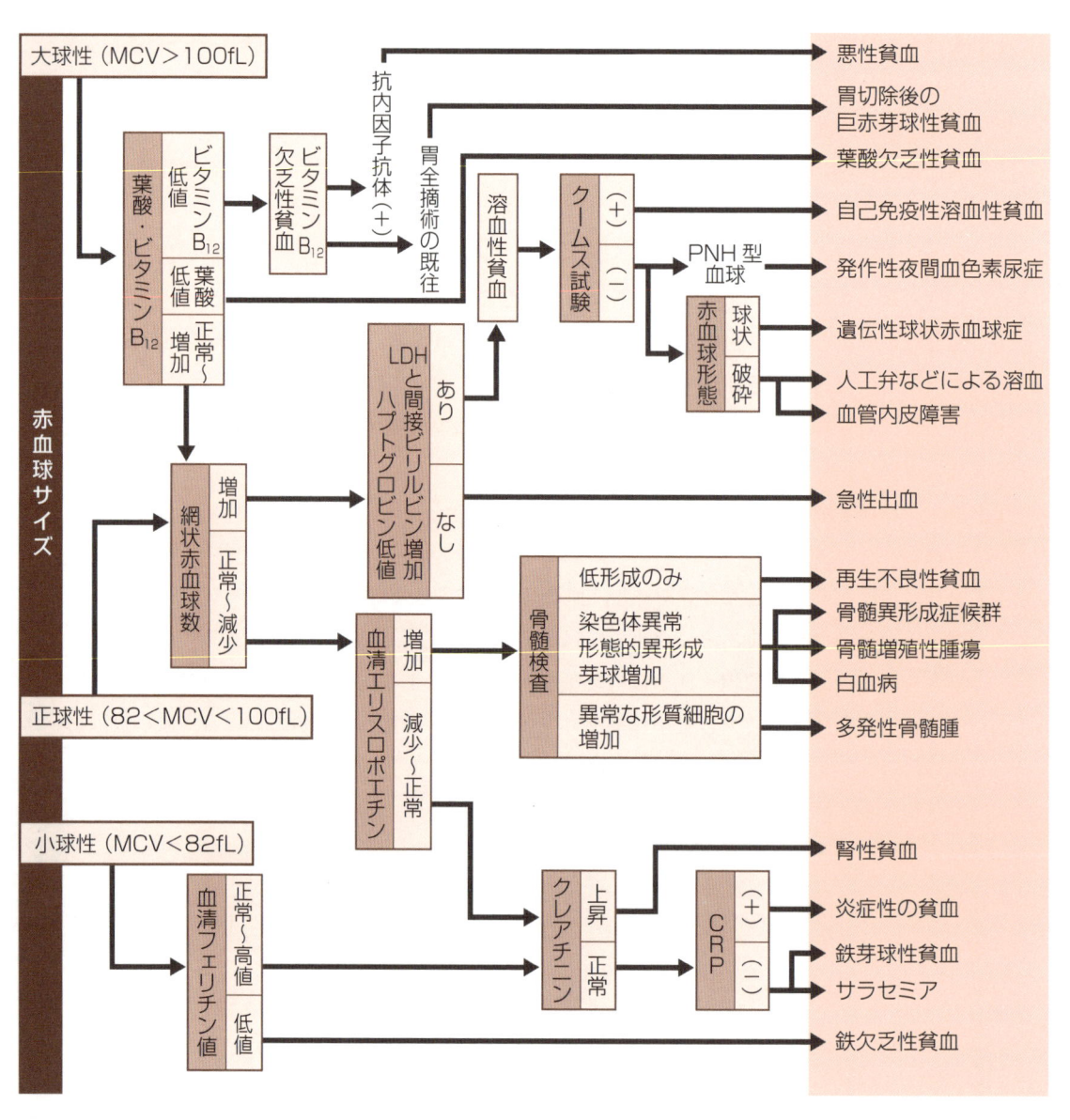

**図7-2** 貧血の鑑別フローチャート

fL：femto（$10^{-15}$）litre，PNH：paroxysmal nocturnal hemoglobinuria

- 貧血とは赤血球やヘモグロビンが正常より低下した状態である.

- 成人男性でヘモグロビンが13 g/dL未満，成人女性で12 g/dL未満を貧血としている（WHO）.

- 貧血は赤血球のサイズ・ヘモグロビン濃度から分類される.

- 赤血球サイズはMCV（平均赤血球容積）で，赤血球ヘモグロビン濃度はMCHC（平均赤血球ヘモグロビン濃度）で表される.

- 赤血球のサイズでは，①小球性：通常よりも小さい（MCV低下），②正球性：通常のサイズ（MCV正常），③大球性：赤血球が通常よりも大きい（MCV増加），に分けられる.

- 赤血球ヘモグロビン濃度では，①低色素性：ヘモグロビン濃度が低い（MCHC低下），②正色素性：通常のヘモグロビン濃度（MCHC正常），③高色素性：ヘモグロビン濃度が通常よりも高い（MCHC増加），に分けられる.

- 貧血の鑑別フローチャートを図7-2に示す.

## 1 鉄欠乏性貧血

### 1）病　態

- 鉄はヘモグロビン合成に必須であり，その欠乏によりヘモグロビン産生が低下して鉄欠乏性貧血がおきる.

- 貧血の中で最も頻度が高く，女性に多い.

- 鉄の1日必要量は約1 mgである．1日の食事中には10〜20 mgの鉄が含まれているが，その5〜10%が十二指腸や空腸上部で吸収される.

- 鉄欠乏の原因として，月経過多，消化管出血（潰瘍，がん）による鉄の喪失，ダイエット・偏食による鉄の摂取不足，胃切除後などによる鉄の吸収不良，妊娠・出産・授乳による鉄の需要増加などである.

- 動悸，息切れ，易疲労感，倦怠感，頭重感，顔面蒼白などの貧血症状がみられる.

- 指の爪が上向きに反り返るスプーン状爪（さじ状爪）がみられることがある.

- 舌炎，口角炎，嚥下障害を三徴とするプランマー・ヴィンソン症候群がみられることがある.

- 眼瞼結膜は蒼白となる.

- 血液検査で，小球性低色素性貧血（MCV低下，MCHC低下）がみられる.

- 血清生化学で，血清鉄の低下，総鉄結合能（TIBC）の増加，不飽和鉄結合能（UIBC）の増加，フェリチンの低下がみられる.

### 2）治　療

- 鉄剤を経口投与する．ビタミンCを併用すると鉄の吸収がよくなる.

- 胃切除後など吸収不良がある場合，鉄剤を静注する.

MCV：mean corpuscular volume，MCHC：mean corpuscular hemoglobin concentration，TIBC：total iron binding capacity，UIBC：unsaturated iron binding capacity

# 3 貧　血②

## 2 巨赤芽球性貧血

### 1）病　態

- [ ] ビタミン$B_{12}$や葉酸はDNA合成に必須であり，それらの欠乏により赤血球の産生が低下し巨赤芽球性貧血がおきる．
- [ ] ビタミン$B_{12}$は胃体部の壁細胞から分泌される内因子と結合し，小腸の回腸末端の内因子受容体と結合して吸収される．
- [ ] 胃粘膜の萎縮による内因子の低下によりビタミン$B_{12}$が欠乏することで生じる貧血を悪性貧血といい，巨赤芽球性貧血の1種である．
- [ ] ビタミン$B_{12}$欠乏の原因としては，摂取不足（菜食主義，アルコール中毒），内因子の欠乏（胃切除，胃がんなど），吸収障害（吸収不良症候群など），需要増大（妊娠など）がある．
- [ ] 葉酸欠乏の原因としては，摂取不足（アルコール中毒，偏食など），吸収障害（吸収不良症候群など），需要増大（妊娠など）がある．
- [ ] 動悸，息切れ，易疲労感，倦怠感，頭重感，顔面蒼白などの貧血症状がみられる．
- [ ] 舌乳頭萎縮，痛みを伴うハンター舌炎，味覚低下，食欲不振，悪心などの消化器症状のほかに，若年者での白髪もみられる．
- [ ] ビタミン$B_{12}$の欠乏では，四肢のしびれなどの知覚障害と歩行障害などの運動失調（亜急性連合脊髄変性症）や，興奮，意識混濁などの精神障害をきたすこともある．
- [ ] 血液検査で，大球性正色素性貧血（MCV増加，MCHC正常）のほか，白血球減少や血小板減少もあり，汎血球減少がみられる．
- [ ] 白血球分画で，好中球の過分葉がみられる．
- [ ] 血清生化学で，ビタミン$B_{12}$あるいは葉酸濃度の低下，間接ビリルビンおよびLDHの高値，ハプトグロビンの低値がみられる．
- [ ] 胃内視鏡検査で萎縮性胃炎がみられることがある．

### 2）治　療

- [ ] ビタミン$B_{12}$を経口あるいは筋注により投与する．葉酸を経口投与する．

## 3 再生不良性貧血

### 1）病　態

- [ ] 再生不良性貧血は，骨髄中の造血幹細胞が減少することによって骨髄の造血能力が低下し，汎血球減少をきたす難治性造血障害である．
- [ ] 再生不良性貧血の原因は，先天性と後天性に分けて考えられる．
- [ ] 遺伝子異常による先天性再生不良性貧血を，ファンコニ貧血という．
- [ ] 後天性再生不良性貧血はさらに，特発性と二次性に分けられる．
- [ ] 二次性再生不良性貧血の原因として，薬剤（抗生剤，消炎鎮痛薬，抗けいれん薬など），放

□ 射線などがある.

□ 動悸，息切れ，易疲労感，倦怠感，頭重感，顔面蒼白などの貧血症状がみられる.

■ 汎血球減少に伴う正球性正色素性貧血（MCV正常，MCHC正常），白血球減少による易感染性（発熱など），血小板減少による出血症状（紫斑，歯肉出血など）がみられる.

□ 骨髄穿刺で骨髄低形成を認める.

## 2）治 療

□ 二次性のものでは原因を取り除く. 白血球除去赤血球を輸血する. 出血傾向がなければ血小板は輸血しない. 造血因子であるG-CSFを投与する.

■ 骨髄移植を行う.

□ 免疫抑制療法（シクロスポリン，抗胸腺細胞グロブリン：ATG）を行う. タンパク同化ステロイドを投与する.

## 4 溶血性貧血

### 1）病 態

■ 溶血性貧血は，赤血球寿命が短縮しておきる貧血である.

□ 赤血球自身の欠陥（内因性溶血性貧血）と赤血球の環境異常（外因性溶血性貧血）に分けられる.

■ 内因性溶血性貧血はほとんどが遺伝性で，遺伝性球状赤血球症，遺伝性楕円赤血球症，発作性夜間ヘモグロビン尿症などがある.

■ 外因性溶血性貧血は後天性疾患で，自己免疫性溶血性貧血（AIHA），新生児溶血性貧血，赤血球破砕症候群（溶血性尿毒症症候群，血栓性血小板減少性紫斑病）などがある.

□ 自己免疫性溶血性貧血では，赤血球を壊す自己抗体がつくられておきる. 自己抗体の性状により温式と冷式に分けられる.

□ 貧血，黄疸，胆石，脾腫がみられる.

□ 血液検査で，正球性正色素性貧血（MCV正常，MCHC正常），網状赤血球の増加がみられる. 赤血球寿命の短縮がみられる.

□ 血清生化学で，間接ビリルビンやLDHの増加，ハプトグロビンの低下がみられる.

□ 自己免疫性溶血性貧血では直接クームス試験により赤血球に対する抗体が検出される.

### 2）治 療

■ 自己免疫性溶血性貧血では，副腎皮質ステロイド薬を投与する. 無効の場合には，脾臓摘出，免疫抑制薬（シクロホスファミドやアザチオプリンなど）の投与を行う. 冷式では保温が重要である.

□ 遺伝性溶血性貧血では脾臓を摘出すると貧血が改善することがある.

□ 必要に応じ輸血を行う.

G-CSF：granulocyte-colony stimulating factor，ATG：antithymocyte globulin，AIHA：autoimmune hemolytic anemia

# 4 白血病①

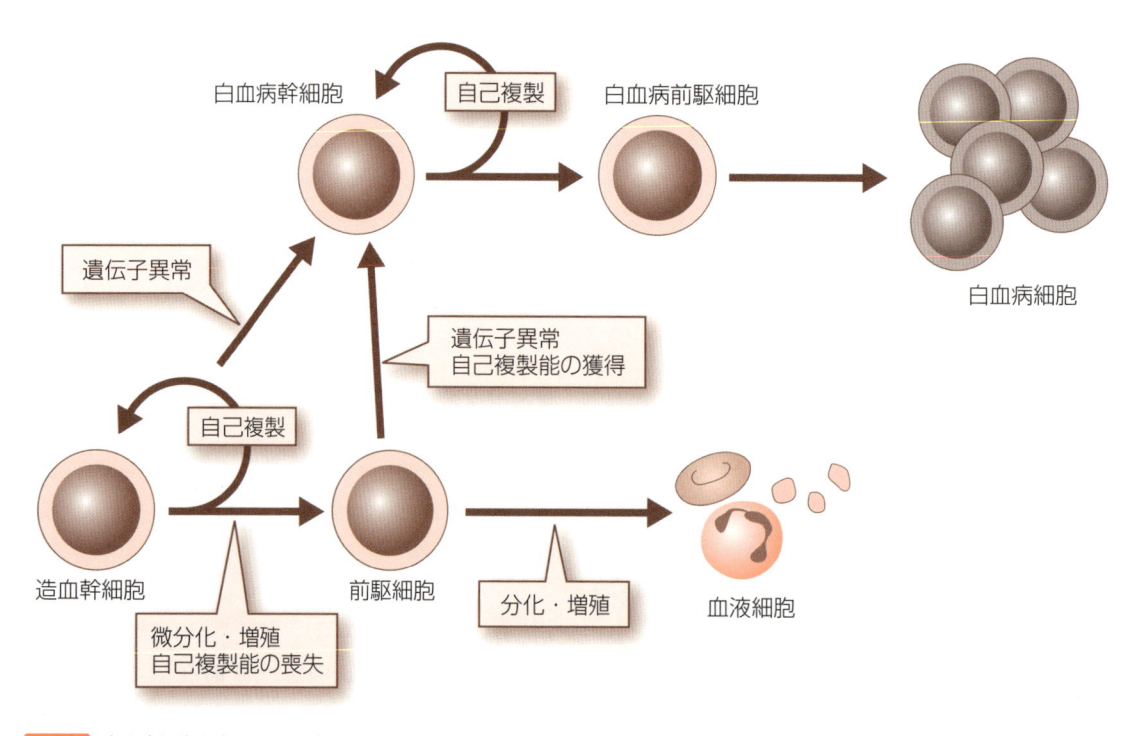

**図7-3** 白血病細胞発生のメカニズム

- 白血病は遺伝子変異の結果，増殖や生存において優位性を獲得した造血細胞が骨髄で自律的に増殖するクローン性の疾患群である（図7-3）．
- 白血病は分化能を失った幼若細胞が増加する急性白血病と，分化・成熟を伴いほぼ正常な形態を有する細胞が増殖する慢性白血病に分けられる．また分化の方向により骨髄性とリンパ性に大別される．
- 急性骨髄性白血病（AML），急性リンパ性白血病（ALL），慢性骨髄性白血病（CML），慢性リンパ性白血病（CLL）に大きく分けられる．特殊な白血病として，ヒトT細胞白血病ウイルス（HTLV-1）が原因となる成人T細胞白血病（ATL）がある．

## 1 急性白血病

### 1）病　態

- 急性白血病とは，造血幹細胞または造血前駆細胞に自律的増殖能の獲得と分化成熟障害がおこり，腫瘍化した病態である．発症が急激で，骨髄，末梢血のみならず全身臓器に浸潤する．

- □ 急性骨髄性白血病（AML）と急性リンパ性白血病（ALL）に分けられる．
- □ 正常造血が障害され，貧血や血小板減少がみられ，感染防御機能は破綻する．
- ■ 貧血症状（動悸，めまい，倦怠感），発熱（肺炎，敗血症などの感染症），出血傾向（歯肉出血，鼻出血，皮下出血），さらに骨痛，歯肉腫脹，肝腫大，脾腫，リンパ節腫脹などがみられる．
- □ 播種性血管内凝固（DIC）を合併することがある．
- ■ 血液検査で，白血病細胞（芽球）の検出，白血球増加（正常または減少），正球性貧血，血小板減少がみられる．
- □ 血清生化学検査では，LDHの増加がみられる．
- □ 骨髄検査では，白血病細胞（芽球）が増加し，正常の造血細胞が減少している．
- □ 急性白血病はFAB分類やWHO分類によって診断と分類が行われる．
- □ FAB分類では，末梢血または骨髄中に30％以上の白血病細胞が認められると急性白血病とし，30％未満では骨髄異形成症候群と診断される．
- □ 白血病細胞の3％以上がミエロペルオキシダーゼ染色陽性の場合は急性骨髄性白血病（AML）と診断され，それ以外は急性リンパ性白血病（ALL）と診断される．
- □ WHO分類では骨髄の有核細胞のなかでの芽球の割合が20％以上であれば急性白血病と定義する．
- □ 染色体・遺伝子検査では，白血病に特徴的な染色体および遺伝子の異常所見を認める．

2）治　療

- ■ 抗がん薬の多剤併用化学療法を行う．
- □ 急性骨髄性白血病（AML）に対してダウノルビシン，イダルビシン，シダラビンなどを投与する．
- □ 急性リンパ性白血病（ALL）に対してビンクリスチン，プレドニゾロン，ドキソルビンなどを投与する．
- ■ 造血幹細胞移植療法（骨髄移植，末梢血幹細胞移植，臍帯血移植）を行う．強力な化学療法と全身照射で白血病細胞を根絶させた後，ヒト白血球抗原（HLA）の一致したドナーからの正常造血幹細胞を移植して正常造血を再構築する．
- ■ 急性前骨髄球性白血病（APL）に対しては，全トランス型レチノイン酸（ATRA）を用いた分化誘導療法が，寛解導入率は90％以上と有効である．その後，通常の化学療法を行う．
- □ 貧血や血小板減少に対して成分輸血を行う．
- □ 感染症に対して抗生剤を投与する．

AML：acute myelogenous* leukemia，ALL：acute lymphocytic leukemia，CML：chronic myelogenous* leukemia，CLL：chronic lymphocytic leukemia，HTLV-1：human T-cell leukemia virus type 1，ATL：adult T-cell leukemia，DIC：disseminated intravascular coagulation，HLA：human leukocyte antigen，APL：acute promyelocytic leukemia，ATRA：all-trans retinoic acid
（*myelogenousはmyelocytic，myeloidと表記されることもある）

# 5 白血病②

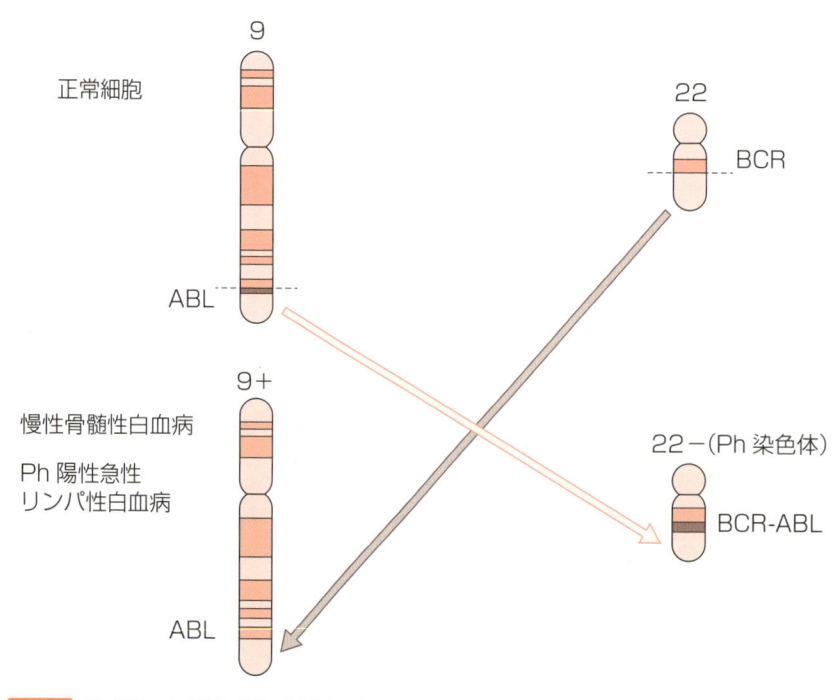

正常細胞

9

22 — BCR

ABL

9+

慢性骨髄性白血病

Ph 陽性急性
リンパ性白血病

ABL

22−(Ph 染色体)

BCR-ABL

**図7-4** Ph染色体と*BCR-ABL* 融合遺伝子

### 2 慢性白血病

1）病　態

■ 慢性白血病とは，造血幹細胞の遺伝子が後天的に変異して，造血細胞が分化・成熟能を保ったまま自律的に増殖し，白血球が増加する血液腫瘍である．

□ 慢性骨髄性白血病（CML），慢性リンパ性白血病（CLL）に分けられる．

■ 慢性骨髄性白血病（CML）では，フィラデルフィア（Ph）染色体（9番と22番染色体の転座）という遺伝子異常が特徴的である（図7-4）．その結果，BCR-ABL 融合タンパクのチロシンキナーゼ活性が発症に関与している．

□ 末梢血，骨髄検査で，各成熟段階の顆粒球（白血病細胞）が著明に増加する．また血小板の増加もみられる．

■ 好中球のアルカリフォスファターゼ値の低下がみられる．

□ 血液生化学で，尿酸，LDH，ビタミン$B_{12}$が高値を示す．

□ 染色体検査でフィラデルフィア染色体が検出される．FISH法により *BCR-ABL* 融合遺伝子が検出される．

□ 慢性リンパ性白血病（CLL）では，成熟したようなリンパ球が，末梢血，骨髄，リンパ組織などで腫瘍性に増殖する疾患である．

□ 末梢血，骨髄検査で成熟リンパ球（Bリンパ球）の増加がみられる．

## 2）治　療

■ 慢性骨髄性白血病（CML）に対しては，チロシンキナーゼ阻害薬（イマチニブ，ニロチニブ，ダサチニブ）はBCR-ABL融合タンパクの機能を阻止することにより白血病細胞の増殖を抑制する．

□ 慢性リンパ性白血病（CLL）に対しては，フルダラビン，シクロホスファミド，リツキシマブなどを投与する．

### 3 成人T細胞性白血病（ATL）

## 1）病　態

■ ヒトT細胞白血病ウイルス（HTLV-1）感染者の一部が長い潜伏期間を経て発症する成熟T細胞腫瘍である．感染者は九州，沖縄，四国など日本の西南地方に多い．

■ 母乳を介して，母から子に感染し，約60年の潜伏期間を経て発症する．夫婦間の水平感染，輸血などでも感染する．発症するのは約3％である．

□ 急性型，リンパ腫型，慢性型，くすぶり型に分類される．

■ リンパ節腫大，皮疹（ひしん），肝脾腫，神経症状，呼吸器症状などがみられる．免疫力低下により日和見（ひよりみ）感染を合併する．

□ 高カルシウム血症，高LDH血症がみられる．

□ 抗HTLV-1抗体陽性，花弁状の特徴的なリンパ球（ATLの flower cell），遺伝子検査でHTLV-1のATL細胞DNAへの組み込みにより診断される．

## 2）治　療

■ 急性型，リンパ腫型では，多剤併用化学療法を行う．

□ くすぶり型や慢性型は経過観察する．

□ 母乳制限により，乳児へのHTLV-1感染のリスクを軽減できる．

CML：chronic myelogenous* leukemia，CLL：chronic lymphocytic leukemia，FISH：fluorescence *in situ* hybridization，ATL：adult T-cell leukemia，HTLV-1：human T-cell leukemia virus type 1
（*myelogenousはmyelocytic，myeloidと表記されることもある）

Note

# 6 悪性リンパ腫，Mタンパク血症

**表7-1** 悪性リンパ腫の分類

| 分　類 | | 悪性度 | 例 |
|---|---|---|---|
| ホジキンリンパ腫 | | | |
| 非ホジキンリンパ腫 | B細胞リンパ腫 | 高 | バーキットリンパ腫，リンパ芽球性リンパ腫 |
| | | 中 | 濾胞性リンパ腫（グレード3），びまん性大細胞型B細胞性リンパ腫，マントル細胞リンパ腫 |
| | | 低 | 濾胞性リンパ腫（グレード1・2），リンパ形質細胞性リンパ腫，MALTリンパ腫，辺縁帯リンパ腫 |
| | T・NK細胞リンパ腫 | 高 | 成人T細胞性白血病（急性型・リンパ腫型），リンパ芽球性リンパ腫 |
| | | 中 | 未分化大細胞型リンパ腫，節外性NK/T細胞リンパ腫，血管免疫芽球性リンパ腫，末梢T細胞性リンパ腫 |
| | | 低 | 成人T細胞性白血病（慢性型），菌状息肉症 |

**表7-2** 多発性骨髄腫の症状

| 原　因 | | 症　状 |
|---|---|---|
| 造血抑制 | 白血球・血小板の減少，貧血傾向 | 動悸，発熱，出血，全身倦怠感，易感染など |
| 骨破壊亢進 | 高カルシウム血症，骨折など | 頭痛，口渇，意識障害，麻痺，腰痛，背部痛，肋骨痛など |
| Mタンパク増加 | 通常の免疫グロブリン量の減少 | 肺炎，尿路感染症など |
| | 腎障害，二次性アミロイドーシスなど | 頭痛，浮腫，神経症状，眼症状など |

## 1 悪性リンパ腫

### 1）病　態

■ 悪性リンパ腫とは，リンパ球が腫瘍性増殖をきたし，リンパ節，リンパ組織などが腫大する悪性腫瘍である．

■ ホジキンリンパ腫と非ホジキンリンパ腫とに分けられる（表7-1）．

■ リンパ節の腫大がみられ，食欲不振，体重減少，発熱，貧血などがみられる．

□ 免疫機能低下により感染症に罹患しやすい．

□ 播種性血管内凝固（DIC）を合併することもある．

□ 血清LDHの増加，高カルシウム血症，可溶性インターロイキン2レセプター（sIL-2R）の高値がみられる．

□ リンパ節生検の病理組織検査により，リンパ腫であることを確認する．

□ エコー，CT，MRI，PETなどによりリンパ腫の広がりを探索する．

### 2）治　療

■ 化学療法（シクロホスファミド，ドキソルビシン，ビンクリスチン，プレドニゾロン：CHOP療法など）を行う．

■ B細胞リンパ腫ではB細胞抗原のCD20に対する抗体製剤であるリツキシマブを併用する．

□ 放射線療法が化学療法にしばしば併用される．

- □ 造血幹細胞移植（自己末梢血幹細胞移植，同種造血幹細胞移植）が行われる．
- □ 支持療法として，ST合剤（ニューモシスチス肺炎の予防），顆粒球コロニー刺激因子（G-CSF）（好中球減少の軽減）などを投与する．

### 2 多発性骨髄腫

#### 1）病　態

- □ 腫瘍化した形質細胞が骨髄において増殖し，骨髄での造血抑制と骨破壊を主病変とする疾患である（表7-2）．
- □ 高齢者に多い．
- □ 単クローン性高γグロブリン血症（Mタンパク血症）を示す．
- □ Mタンパクは，免疫グロブリン（IgG，IgA，IgD），またはベンス・ジョーンズタンパク（κまたはλ）のうちの1種類からなる．
- □ 末梢血中に骨髄腫細胞を20％以上みとめれば，形質細胞白血病という．
- □ 動悸，全身倦怠感など貧血症状，腰痛，背部痛などの骨痛，病的骨折などがみられる．また，腎障害（骨髄腫腎），脊髄圧迫による脊髄麻痺，膀胱直腸障害などがみられる．さらに二次性アミロイドーシスを合併し，腎不全や心不全をきたすこともある．
- □ 末梢血で，貧血，赤血球の連銭形成がみられる．
- □ 骨髄検査で，異常形質細胞の増加がみられる．
- □ 血清生化学で，Mタンパクの検出，高カルシウム血症，血清LDH高値，クレアチニン高値がみられる．
- □ 尿検査で，ベンス・ジョーンズタンパク（L鎖）がみられる．
- □ 骨X線検査で，骨打ち抜き像（punched-out lesion）がみられる．

#### 2）治　療

- □ 抗がん薬による化学療法（MP療法：メルファラン＋プレドニゾロン，VAD療法：ビンクリスチン＋ドキソルビシン＋デキサメタゾンなど）を行う．
- □ 自己末梢血幹細胞移植を行う．

### 3 原発性マクログロブリン血症

#### 1）病　態

- □ IgM産生細胞が単クローン性に増殖した疾患である．ワルデンシュトレーム-マクログロブリン血症ともいう．
- □ 血中IgMが高値を示す．その結果，血液の粘度が亢進して過粘度症候群（全身倦怠感，めまい，意識障害，うっ血性心不全，出血傾向，視力障害など）を示す．
- □ リンパ節腫脹がみられる．

#### 2）治　療

- □ 抗がん薬による化学療法を行う．過粘度症候群に対しては，血漿交換療法を行う．

DIC：disseminated intravascular coagulation，sIL-2R：soluble interleukin-2 receptor，CHOP：cyclophosphamide／hydroxydaunorubicin（doxorubicinの別名）／oncovin（vincristineの商品名）／prednisolone，ST：sulfamethoxazole／trimetoprim，G-CSF：granulocyte-colony stimulating factor，MP：melphalan／prednisolone，VAD：vincristine／adriamycin（doxorubicinの別名）／dexamethasone

# 7 出血性疾患①

表7-3 出血性疾患の検査所見の比較

| 検査所見 | | | 疾患の例 |
|---|---|---|---|
| 血小板数減少 | | | 血小板減少症（ITP，TTP など） |
| 血小板数正常 | APTT 延長 | PT 延長 | 第Ⅰ・Ⅱ・Ⅴ・Ⅹ因子欠乏 |
| | | PT 正常 | 第Ⅷ（血友病 A）・Ⅸ（血友病 B）・ⅩⅡ因子欠乏 フォンウィルブランド病 |
| | APTT 正常 | PT 延長 | 第Ⅶ因子欠乏 |
| | | PT 正常 | 第Ⅷ因子欠乏 血小板機能異常 線溶系の異常，血管障害など |

## 1 血管異常による出血性疾患

### 1）アレルギー性紫斑病（シェーンライン-ヘノッホ症候群）

#### ①病　態

■ 全身性のアレルギー性血管炎により血管透過性が亢進し，組織に滲出と出血をきたす疾患である．小児に多い．

■ 上気道炎などの先行感染に続いて，皮疹，滲出性紫斑，点状出血，関節痛，腹痛が出現する．紫斑病性腎炎（血尿，タンパク尿），血清IgAの高値がみられる．

#### ②治　療

■ 予後は良好であるので，安静と対症療法を行う．副腎皮質ステロイド薬を投与する．

## 2 血小板異常による出血性疾患（表7-3）

### 1）特発性血小板減少性紫斑病（ITP）

#### ①病　態

■ 血小板の膜抗原に対する自己抗体により血小板数が減少し，紫斑などの出血症状をきたす自己免疫性疾患である．急性型と慢性型がある．

□ 急性型は小児に多く，ウイルスなどの先行感染があり，急激に発症するが，自然寛解があり，予後は良好である．

□ 慢性型は成人に多く，先行感染がなく，徐々に出血症状が現れ，自然寛解がまれで，難治性が多い．

■ 紫斑（点状および斑状の表在性出血）が主で，そのほか歯肉出血，鼻出血，下血，血尿，月経過多などの出血症状がみられる．

□ 血液検査で血小板減少がみられるが，骨髄における巨核球は正常ないし増加している．

□ 血小板関連IgG（PA IgG）の高値は診断の参考になる．

②治　療

☐ 小児の急性型は予後良好で，経過観察により自然治癒する．成人の慢性型は，血小板数3万/μL以上では経過観察する．2万/μL以下では治療を行う．

■ ヘリコバクター・ピロリ菌の感染を確認し，陽性であれば除菌療法を行う．除菌により血小板数が増加する．

■ 第一選択として，プレドニゾロンを投与する．ステロイド不応例では，脾臓を摘出する．

☐ トロンボポエチン受容体作動薬，免疫抑制薬（アザチオプリン，シクロホスファミド，ミコフェノール酸モフェチル），リツキシマブ，エタネルセプトなどが投与される．

## 2）血栓性血小板減少性紫斑病（TTP）

①病　態

■ 全身の細小血管に形成された血栓により，血小板が消費され血小板減少がみられる疾患である．

■ フォンウィルブランド（von Willebrand）因子の特異的切断酵素であるADAMTS13の活性が著明に低下している．

☐ 血小板減少性紫斑，溶血性貧血（赤血球が破壊されておきる），腎機能障害（腎臓の毛細血管が血栓で閉塞する），発熱，精神神経症状（症状に大きな幅があり，また著しく変動する）がみられる．

②治　療

☐ 新鮮凍結血漿（FFP）を輸注する．血漿交換療法を行う．

## 3）溶血性尿毒症症候群（HUS）

①病　態

■ ベロ毒素産生大腸菌（腸管出血性大腸菌）（O157など）の感染によっておきる．

☐ 小児に多いが，成人でもおきる．

☐ ベロ毒素産生大腸菌の感染後，消化器症状（下痢，腹痛，血便など），上気道症状にひきつづき，血小板減少性紫斑，溶血性貧血，急性腎障害がみられる．

②治　療

☐ 安静と水分補給を行う．

☐ 抗生剤（ホスホマイシン，ニューキノロン系など）を投与する．

☐ 急性腎不全に対しては，血液透析や腹膜透析を行う．

ITP：idiopathic thrombocytopenic purpura，TTP：thrombotic thrombocytopenic purpura，FFP：fresh frozen plasma，HUS：hemolytic uremic syndrome

Note

# 8 出血性疾患②

表7-4　血友病AとBの比較

| | 血友病 A | 血友病 B |
|---|---|---|
| 欠乏因子 | 第Ⅷ因子 | 第Ⅸ因子 |
| 分子量 | 330,000 | 57,000 |
| 半減期 | 8 〜 14 時間 | 24 時間以内 |
| 遺伝形式 | 伴性劣性 | 伴性劣性 |
| 患者数 | 約 4,500 名 | 1,000 名弱 |

**3 凝固異常による出血性疾患**(表7-3)

1)血友病

①病　態

☐ 血友病は幼少時から出血症状を反復する先天性凝固障害である(表7-4).

☐ 伴性劣性遺伝であり，患者は通常，男性である.

☐ 血液凝固因子の第Ⅷ因子欠乏症である血友病Aと，第Ⅸ因子欠乏症である血友病Bがある.

☐ 関節内，筋肉内，皮下出血がみられる．また頭蓋内出血，腹腔内出血，頸部出血などの重篤な出血がみられる.

☐ 関節内出血を繰り返すと，関節の変形，拘縮が進み，血友病性関節症をきたす.

☐ 血友病Aでは第Ⅷ因子活性の低下がみられ，血友病Bでは第Ⅸ因子活性の低下がみられる.

☐ 血小板数，出血時間，プロトロンビン時間(PT)は正常であるが，活性化部分トロンボプラスチン時間(APTT)が延長している.

②治　療

☐ 出血しているとき，手術などに対して，凝固因子(第Ⅷ因子製剤または第Ⅸ因子製剤)の補充療法を行う.

2)フォンウィルブランド(von Willebrand)病

①病　態

☐ フォンウィルブランド因子の量的低下または質的異常により発症する先天性出血性疾患である.

☐ フォンウィルブランド因子は血管内皮で生成され，血小板を血管壁につなぐ血小板膜表面の受容体と結合することで止血機構の血小板粘着を促進する．また，フォンウィルブランド因子は第Ⅷ因子の正常な濃度を保つためにも必要である.

☐ 常染色体優性遺伝である.

□ 鼻出血, 皮下出血, 歯肉出血, 月経過多などがみられる.

□ 出血時間の延長, 血小板粘着能の低下はみられるが, 血小板の数, 形態, 凝集能は正常である.

□ フォンウィルブランド因子の抗原量, 活性の低下がみられる.

□ 凝固第Ⅷ因子の低下により, 部分トロンボプラスチン時間(PTT)が低下する.

②治　療

□ 内因的にフォンウィルブランド因子の放出を促進するデスモプレシンを静注する.

□ 第Ⅷ因子製剤／フォンウィルブランド因子複合体製剤を投与する.

## 4 播種性血管内凝固（DIC）

1）病　態

□ 種々の基礎疾患により凝固活性が亢進し, 血小板や凝固因子の消費による出血症状や, 微小血栓による臓器障害をきたした病態である.

□ 敗血症, 悪性腫瘍, 大量出血, 熱傷や外傷などの疾患にDICが合併する.

□ 血液検査では, 血小板減少, 破砕赤血球, プロトロンビン時間(PT)の延長, フィブリノゲンの減少, フィブリン／フィブリノゲン分解物(FDP)の高値がみられる.

2）治　療

□ 基礎疾患の治療を行う.

□ ヘパリンを用いた抗凝固療法を行う.

□ ガベキサートメシル酸塩, ナファモスタットメシル酸塩, アンチトロンビン, トロンボモジュリンなどを投与する.

□ 血小板や新鮮凍結血漿(FFP)を輸注する.

PT：prothrombin time, APTT：activated partial thromboplastin time, PTT：partial thromboplastin time, DIC：disseminated intravascular coagulation, FDP：fibrin／fibrinogen degradation products, FFP：fresh frozen plasma

Note

# セルフアセスメント

**問1　貧血について正しいのは？**

① 鉄欠乏性貧血では大球性正色素性貧血がみられる
② 鉄欠乏性貧血ではフェリチンの増加がみられる
③ 巨赤芽球性貧血ではハンター舌炎がみられる
④ 悪性貧血はビタミン$B_1$の欠乏によっておきる

**問2　貧血について正しいのは？**

① 先天性再生不良性貧血はファンコニ貧血という
② 再生不良性貧血では小球性低色素性貧血がみられる
③ 溶血性貧血では間接ビリルビンの低下がみられる
④ 自己免疫性溶血性貧血ではステロイド薬は用いられない

**問3　白血病について正しいのは？**

① 末梢血に20％以上の白血病細胞がみられると急性白血病という
② 白血病細胞の3％以上がミエロペルオキシダーゼ染色陽性の場合ALLという
③ APLに対しては全トランス型レチノイン酸（ATRA）が有効である
④ AMLではフィラデルフィア染色体が特徴的である

**問4　白血病について間違いは？**

① 慢性白血病では好中球アルカリフォスファターゼ値の上昇がみられる
② CMLでは*BCR-ABL*融合遺伝子がみられる
③ CMLに対してはチロシンキナーゼ阻害薬が有効である
④ ATLはHTLV-1の感染によりおきる

**問5　悪性リンパ腫について間違いは？**

① 免疫機能低下により感染症に罹患しやすい
② sIL-2Rの低値がみられる
③ CHOPなどの化学療法が行われる
④ 造血幹細胞移植が行われる

**問6　多発性骨髄腫について正しいのは？**

① ポリクローン性高γグロブリン血症がみられる
② 末梢血中に骨髄腫細胞を10％以上にみとめれば形質細胞白血病という
③ 血清LDHの低下がみられる
④ 骨X線検査で骨打ち抜き像がみられる

**問7　アレルギー性紫斑病について正しいのは？**

① 関節痛，腹痛はみられない
② 血清IgAの高値がみられる
③ ステロイド薬は用いられない
④ 血管透過性は低下している

**問8　ITPについて正しいのは？**

① 血小板に対する自己抗体はみられない
② 骨髄における巨核球は減少している
③ ピロリ菌感染が陽性であれば除菌する
④ ステロイド薬は用いられない

**問9　TTPとHUSについて間違いは？**

① TTPではADAMTS13の活性が上昇している
② TTPでは精神神経症状がみられる
③ HUSはベロ毒素産生大腸菌などの感染によっておきる
④ HUSでは溶血性貧血がみられる

**問10　凝固異常疾患について正しいのは？**

① 血友病Aは第Ⅸ因子欠乏症である
② 血友病ではAPTTは正常である
③ フォンウィルブランド病は常染色体劣性遺伝である
④ DICでは破砕赤血球がみられる

解答　問1：③，問2：①，問3：③，問4：①，問5：②，問6：④，問7：②，問8：③，問9：①，問10：④

# 第8章

# 脳・神経系の疾患

✓ **到達目標**

- ☐ 脳血管障害について説明できる.
- ☐ 神経変性疾患について説明できる.
- ☐ 免疫性神経疾患, 感染性神経疾患について説明できる.
- ☐ 筋障害, 脳腫瘍について説明できる.

# 1 脳と神経

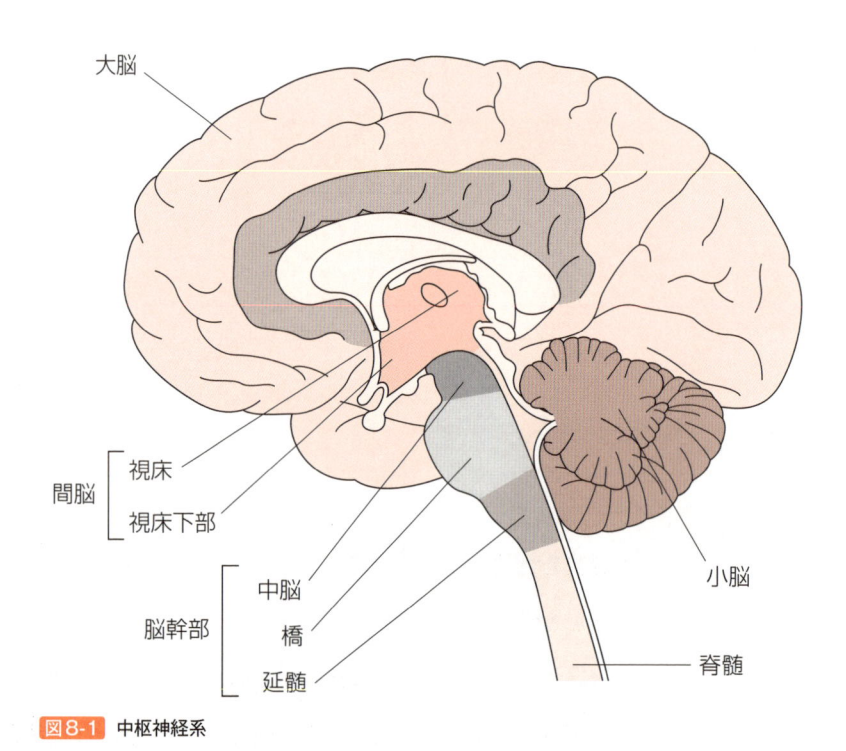

図8-1　中枢神経系

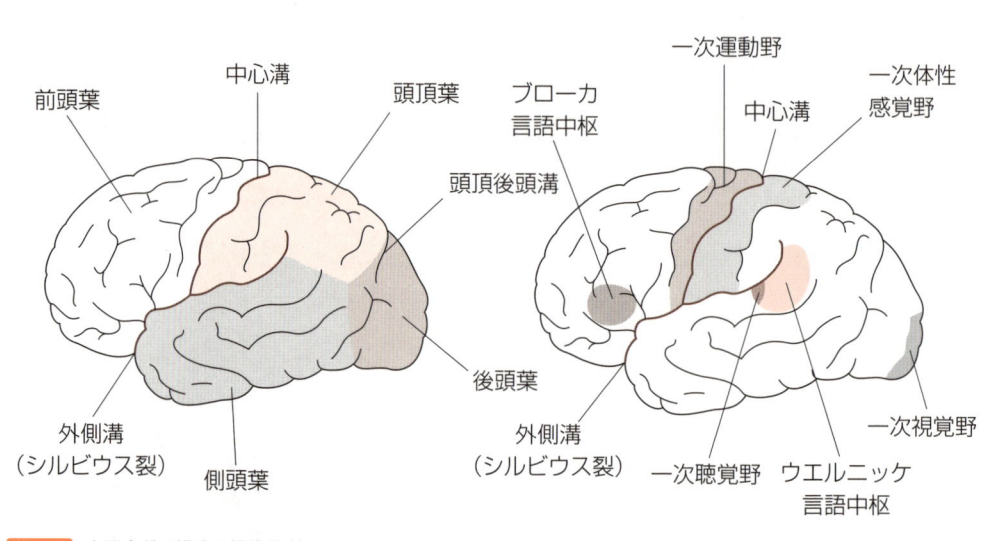

図8-2　大脳皮質の構造と機能局在

## 1 中枢神経

☐ 神経系は中枢神経系と末梢神経系に分かれ，中枢神経系は脳と脊髄からなる．

☐ 脳は，大脳(大脳皮質，大脳辺縁系，大脳基底核)，間脳(視床，視床下部)，小脳，脳幹部(中脳，橋，延髄)に分かれる(図8-1)．

☐ 大脳皮質は，全身の感覚受容器からの情報を受け，知覚として認識し，運動の指令を発し，思考，判断，記憶，感情などの高次機能を営んでいる(図8-2)．

☐ 大脳基底核は黒質，線条体(尾状核，被殻)，淡蒼球，視床下核からなり，運動の調節を行っている．大脳辺縁系は，海馬，扁桃体，帯状回，中隔からなる．海馬は記憶，学習に関係し，扁桃体は情動に関係している．

☐ 視床は感覚および運動の情報の中継点である．視床下部は，内分泌系および自律神経系を調節している．

☐ 小脳は運動の協調的調節を行い，運動学習の獲得に重要である．

☐ 脳幹は呼吸や循環の自律神経系の中枢であり，覚醒や意識の調節を行っている．

☐ 脊髄は感覚情報を上位中枢に伝え，運動制御を行う下位運動中枢である．

## 2 末梢神経

☐ 末梢神経は体性神経系と自律神経系に分かれる．

☐ 体性神経系には感覚神経と運動神経がある．感覚神経は，皮膚，筋肉，関節からの感覚情報を中枢に伝える求心性神経である．運動神経は，筋肉に運動情報を伝える遠心性神経である．

☐ 体性神経系は12対の脳神経と31対の脊髄神経に分けられる．嗅神経と視神経は厳密には中枢神経の延長である．脊髄神経には頸神経8対(C1 ～ C8)，胸神経12対(T1 ～ T12)，腰神経5対(L1 ～ L5)，仙骨神経5対(S1 ～ S5)，尾骨神経1対(Co)がある．

☐ 自律神経系には交感神経，副交感神経，内臓求心性神経がある．自律神経系は，内臓平滑筋，血管平滑筋，心筋などを支配する．交感神経と副交感神経は遠心性神経である．

☐ 交感神経は呼吸循環機能を促進し，消化機能を抑制し，エネルギーを消費して体を活発化する．

☐ 副交感神経は呼吸循環機能を抑制し，消化機能を促進し，エネルギーを貯蔵して体を安静化する．

8

Note

# 2 脳血管障害①

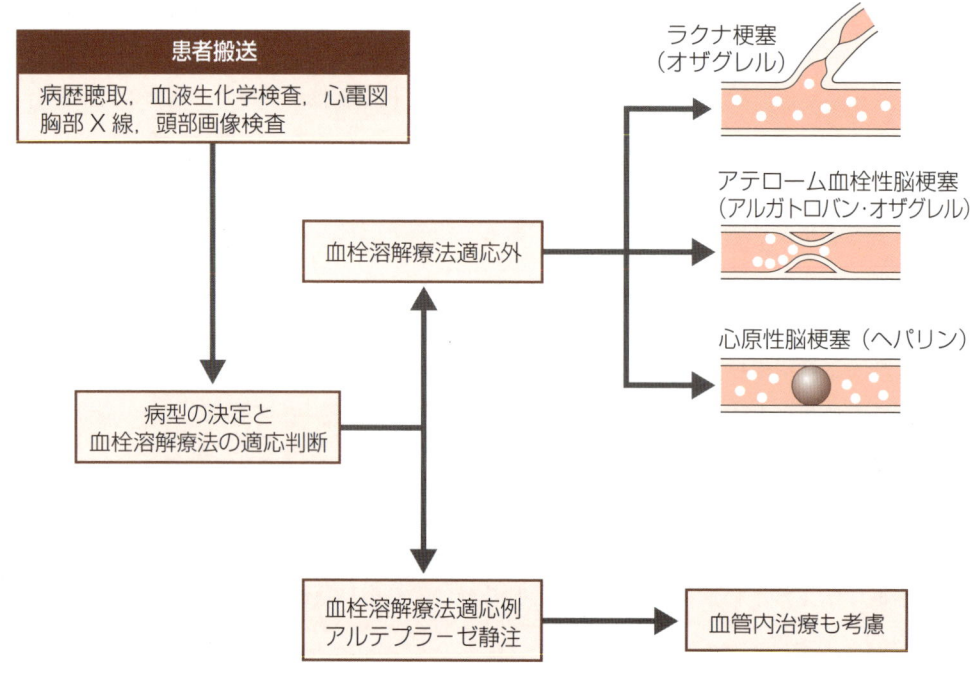

**図8-3** 脳梗塞の診断と治療のフローチャート

**表8-1** アルテプラーゼ静注療法の適応基準

| 適応 | すべての臨床カテゴリーの虚血性脳血管障害患者 | |
|---|---|---|
| 禁忌 | 発症からの時間 | 治療開始まで 4.5 時間を超えるもの |
| | 既往歴 | 非外傷性頭蓋内出血，1 か月以内の脳梗塞（一過性脳虚血発作は含めない），3 か月以内の重篤な頭部脊髄の外傷・手術，21 日以内の消化管・尿路出血，14 日以内の大手術・頭部以外の重篤な外傷，治療薬による過敏症 |
| | 臨床所見 | くも膜下出血（疑いも），急性大動脈解離の合併，出血の合併（頭蓋内・消化管・尿路・後腹膜・喀血），高血圧（収縮期 185 mmHg 以上，拡張期 110 mmHg 以上），重篤な肝障害，急性膵炎 |
| | 血液所見 | 血糖値の異常（< 50 mg/dL，または，> 400 mg/dL），血小板数 100,000/mm³ 以下，PT-INR > 1.7（抗凝固療法中もしくは凝固異常症において），APTT 延長（前値の 1.5 倍） |
| | CT/MRI 所見 | 広汎な早期虚血性変化，圧排所見（正中構造の偏位） |

PT-INR：prothrombin time-international normalized ratio, APTT：activated partial thromboplastin time

■ 脳血管障害には，脳梗塞，脳出血，くも膜下出血が代表的で，ほかに硬膜下血腫，一過性脳虚血発作（TIA）などが含まれる．

■ 突然発症する脳血管障害を脳卒中といい，脳梗塞，脳出血，くも膜下出血からなる．

### 1 脳梗塞，脳出血

**1)病　態**

■ 脳梗塞には，脳血管の動脈硬化による脳血栓症と，心臓などからの血栓が脳血管に詰まる脳塞栓症がある.

■ 脳梗塞，脳出血では脳局所症状が突然に発症する. 脳局所症状として，中大脳動脈領域の梗塞では反対側の片麻痺，後大脳動脈領域の梗塞では視野障害，小脳の梗塞・出血ではめまいや眼振，脳幹部の梗塞・出血では突然の意識障害や昏睡，四肢麻痺，高体温がみられる.

□ TIAでは，数分～24時間以内に脳虚血による脳局所症状が消失する.

□ 頭部CT（脳梗塞は低吸収域，脳出血は高吸収域），MRIにより診断される.

□ 危険因子として，高血圧，糖尿病，脂質異常症，心房細動などがある.

**2)治　療**

**①脳梗塞**

□ 急性期の降圧は原則禁忌である.

■ 発症から4.5時間以内に，血栓溶解療法として組織プラスミノーゲンアクチベーター（t-PA）であるアルテプラーゼを静脈内投与する（図8-3，表8-1）.

□ 発症48時間以内に，病変1.5 cmを超すような脳梗塞（心原性脳塞栓症を除く）に対して，抗凝固薬（アルガトロバン）を点滴静注する.

□ ラクナ梗塞では，急性期用の抗血小板薬としてオザグレルを点滴静注する.

■ 心原性脳塞栓症では，抗凝固薬としてヘパリンを点滴静注する. 心原性脳塞栓症の再発予防には抗凝固薬（ダビガトラン，リバーロキサバン，アピキサバン，エドキサバンなどの非ビタミンK阻害経口抗凝固薬：NOAC，ワルファリン）を経口投与する.

□ 発症24時間以内に，脳保護抗酸化薬（エダラボン）を点滴静注する.

□ 頭蓋内圧亢進（脳浮腫）に対しては，高張グリセロール，マンニトールを点滴静注する.

□ 慢性期には，降圧療法，節酒，禁煙，抗血小板療法（アスピリン，クロピドグレル，シロスタゾール）を行う.

□ 早期リハビリテーションを行う.

□ TIAに対しては抗血小板療法を行う. 狭窄率70％以上の頸動脈病変によるTIAでは頸動脈内膜剝離術（CEA）を行う.

**②脳出血**

■ 脳出血では，できるだけ早期に収縮期血圧を140 mmHg未満に低下させる. カルシウム拮抗薬の微量点滴静注が推奨される. 血管強化薬（アドナ），抗プラスミン薬（トランサミン），脳浮腫治療薬（高張グリセロール）などが用いられる.

■ 大きな脳出血では緊急手術（開頭血腫除去術，血腫吸引術，脳室ドレナージなど）が行われることが多い.

> TIA：transient ischemic attack，t-PA：tissue-plasminogen activator，NOAC：novel oral anticoagulant，CEA：carotid endarterectomy

# 3 脳血管障害②

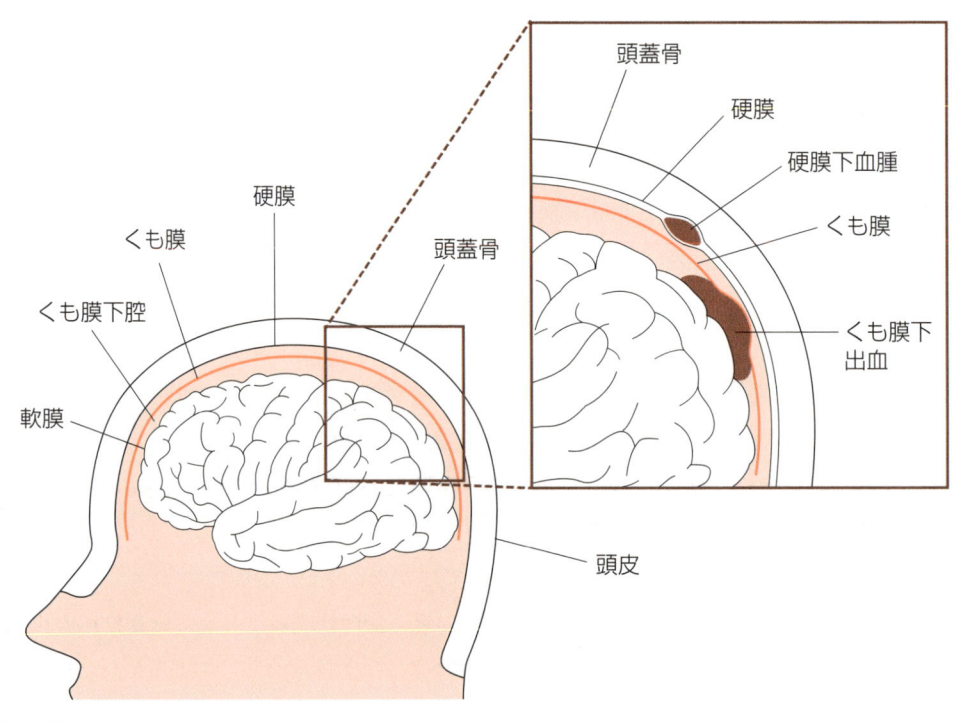

頭蓋骨

硬膜

硬膜下血腫

くも膜

くも膜下
出血

硬膜

くも膜

くも膜下腔

軟膜

頭蓋骨

頭皮

**図8-4** くも膜下腔

Note

### 2 くも膜下出血

1) 病　態

■ 脳を覆う3層の髄膜のうち2層目のくも膜と3層目の軟膜の間のくも膜下腔(図8-4)に出血が生じ，脳脊髄液中に血液が混入した状態をいう．

■ 脳動脈瘤の破裂によるものが多い．

□ 高血圧，喫煙，過度の飲酒が危険因子である．

■ 突然の激しい頭痛，嘔吐，髄膜刺激症状(項部硬直，ケルニッヒ徴候)がみられる．

□ 頭部CTではくも膜下腔に高吸収域がみられる．

□ 脳血管造影やMRAも診断に有用である．

2) 治　療

□ 再出血の予防のため積極的に血圧をコントロールする．

□ 降圧薬，鎮痛薬，鎮静薬を投与する．

■ 開頭外科手術または血管内治療が行われる．

□ 脳浮腫治療薬(高張グリセロールなど)が用いられる．

□ 脳血管攣縮に対して，血管収縮抑制薬(ファスジル，ニゾフェノン)，抗血小板薬(オザグレル)が投与される．

### 3 硬膜下血腫

1) 病　態

■ 静脈性の出血により硬膜とくも膜の間(図8-4)に形成された血腫である．急性と慢性に分けられる．

■ 頭部外傷によっておきる．外傷の数日～数か月後に見当識障害，軽度の麻痺，意識障害，認知症症状がみられる．

□ 頭部CTにより三日月状の高吸収域を認める．

2) 治　療

□ 開頭血腫除去術や穿頭血腫ドレナージ術を行う．

MRA：magnetic resonance angiography

Note

# 4 神経変性疾患①

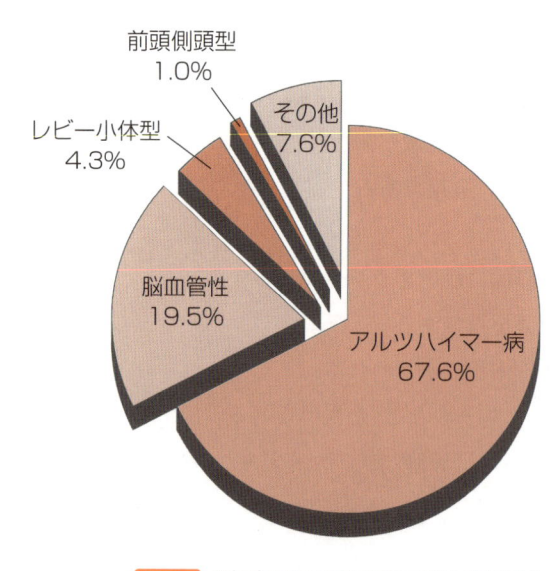

前頭側頭型
1.0%

レビー小体型
4.3%

その他
7.6%

脳血管性
19.5%

アルツハイマー病
67.6%

**図8-5** 認知症の原因疾患（厚生労働省2013年）

Note

■ 認知症とは，脳の萎縮・変性により認知機能低下，人格の変化を主な症状とする慢性進行性神経疾患である．

■ 認知症は，血管障害性と変性性に分けられる．

☐ 血管障害性認知症は多発脳梗塞などによる．

☐ 変性性認知症にはアルツハイマー病，レビー小体型認知症などがある．

## 1 アルツハイマー病

### 1）病　態

■ 日本では認知症の約70%がアルツハイマー病である（図8-5）．

☐ 高齢発症がほとんであるが，若年発症もある．

■ 大脳皮質や海馬などにおける神経細胞脱落，アミロイドβからなる老人斑（アミロイド斑）の細胞外沈着，細胞内の神経原線維変化がみられる．

■ 徐々に進行する認知障害（記憶障害，見当識障害，学習障害，注意障害，空間認知機能や問題解決能力の障害など）がみられる．

☐ 高度になると摂食や着替え，意思疎通などもできなくなり最終的には寝たきりになる．

☐ 被害妄想や幻視，暴言・暴力・徘徊・不潔行為などの問題行動（周辺症状）がみられることもある．

☐ 片麻痺などの神経障害を伴わない．

☐ 糖尿病，高血圧，脂質異常症，肥満，喫煙などは危険因子である．

☐ 認知機能検査〔長谷川式認知症スケール，ミニメンタル・ステート検査（MMSE）など〕を行う．

■ 頭部CT・MRIにより，側脳室の拡大・脳溝の拡大・シルビウス裂の拡大などの大脳の萎縮，特に海馬の萎縮が目立つ．

### 2）治　療

☐ 根本的な治療薬はない．

■ 抗認知症薬であるコリンエステラーゼ阻害薬（ドネペジル，ガランタミン，リバスチグミン）やNMDA受容体アンタゴニスト（メマンチン）を投与する．

■ 予防：運動，知的活動，禁煙，適正体重，野菜・果物・魚などの摂取，エネルギー制限．

## 2 レビー小体型認知症

### 1）病　態

■ 大脳皮質の神経細胞内にレビー小体が認められ，幻視・認知機能の変動が特徴的である．

■ 幻視，進行性で変動性の認知機能障害，パーキンソン病様症状（無動，固縮，姿勢保持障害など）がみられる．

### 2）治　療

☐ パーキンソン病様症状に対しパーキンソン病治療薬（レボドパ）を投与する．

☐ 抗認知症薬であるコリンエステラーゼ阻害薬（ドネペジル，ガランタミン，リバスチグミン）やNMDA受容体アンタゴニスト（メマンチン）を投与する．

MMSE：Mini-Mental State Examination，NMDA：*N*-methyl-D-aspartate

# 5 神経変性疾患②

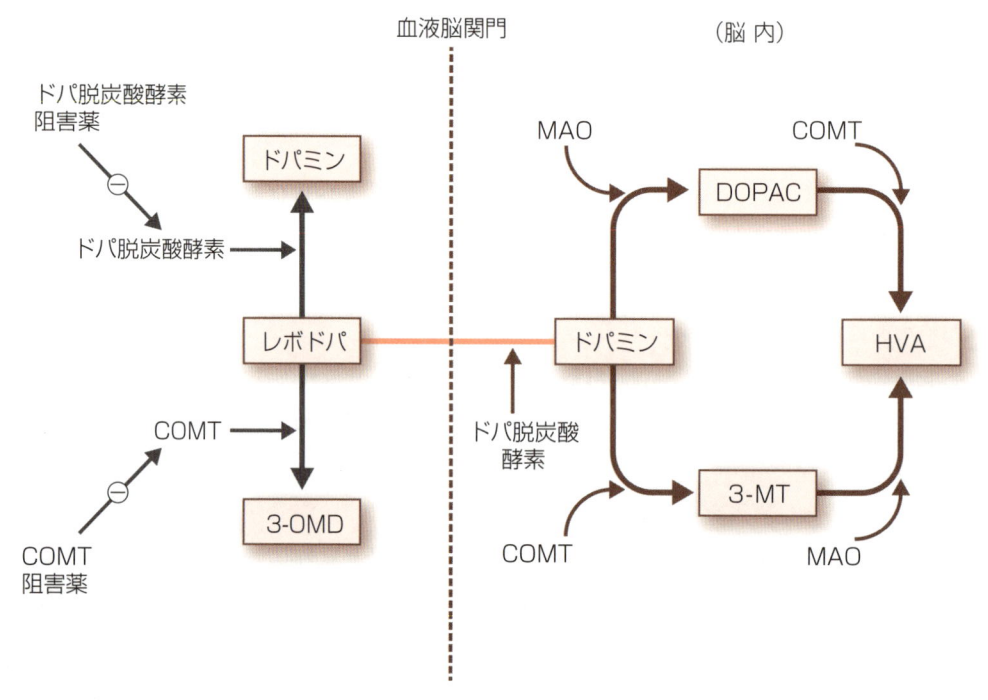

血液脳関門　　　　　　　　　　　　　　（脳内）

**図8-6** レボドパの代謝経路

脳内移行したレボドパはドパミンに代謝され，抗パーキンソン病効果を示すが，末梢で生成したドパミンは脳内移行できない．
**COMT**：カテコール-*O*-メチルトランスフェラーゼ，**MAO**：モノアミンオキシダーゼ，**3-OMD**：3-*O*-メチルドパ，**HVA**：ホモバニリン酸，**DOPAC**：ジヒドロキシフェニル酢酸，**3MT**：3-メトキシチラミン

## 3 パーキンソン病

### 1）病　態

■ パーキンソン病は，脳内のドパミン不足とアセチルコリンの相対的増加により，錐体外路症状を示す進行性の神経変性疾患である．

□ 中高年に発症する．

□ 病理学的に，大脳基底核の黒質・線条体のドパミン作動性神経細胞の変性とレビー小体の出現がみられる．

■ 安静時振戦，筋強剛（筋固縮），無動，姿勢歩行障害（小刻み歩行），仮面様顔貌，抑うつなどがみられ，進行すると認知症が出現する．

□ パーキンソン病に類似した症状は薬剤，中毒，脳血管障害によってもおき，パーキンソン症候群という.

## 2)治　療

■ ドパミン前駆物質(レボドパ)，ドパミンアゴニスト(ブロモクリプチン，ペルゴリド，カベルゴリン，タリペキソール，プラミペキソール，ロピニロールなど)，ドパミン遊離促進薬(アマンタジン)，抗コリン薬(トリヘキシフェニジル，ビペリデンなど)，モノアミン酸化酵素B(MAO-B)阻害薬(セレギリン)，カテコール-$O$-メチル基転移酵素(COMT)阻害薬(エンタカポン)などが用いられる．レボドパの代謝経路を図8-6に示す.

□ 高齢者および認知症合併者ではレボドパ製剤で治療を開始し，効果不十分な場合はドパミンアゴニストを併用する.

□ 非高齢者で認知症がない患者ではドパミンアゴニストで治療を開始し，効果不十分な場合はレボドパ製剤を併用する.

■ 抗パーキンソン病薬を突然中止すると悪性症候群(無動，寡黙，筋固縮，高熱，意識障害など)がおこるので，突然中止しないようにする.

## ❹ 筋萎縮性側索硬化症(ALS)

### 1)病　態

■ 筋萎縮性側索硬化症は，運動ニューロンの変性により，筋肉の萎縮と筋力低下をきたす神経疾患である.

■ 進行が速く，発症後3〜5年で呼吸筋麻痺に陥るが，人工呼吸器の装着による延命は可能である.

□ 約90%は孤発性で，残りは遺伝性(多くは常染色体優性遺伝)である.

□ 中高年に発症する.

■ 四肢の筋萎縮，筋力低下，線維束性収縮がみられる.

□ 舌麻痺・萎縮，嚥下障害，構音障害がみられる.

□ 腱反射亢進，病的反射出現がみられる.

□ 排尿障害，知覚障害，小脳症状，知能低下などは認めない.

### 2)治　療

■ 必要に応じ，経管栄養，気管切開，人工呼吸器装着が必要である.

□ 有効な治療法はない.

MAO：monoamine oxidases，COMT：catechol-$O$-methyltransferase，ALS：amyotrophic lateral sclerosis

Note

# 6 免疫性神経疾患

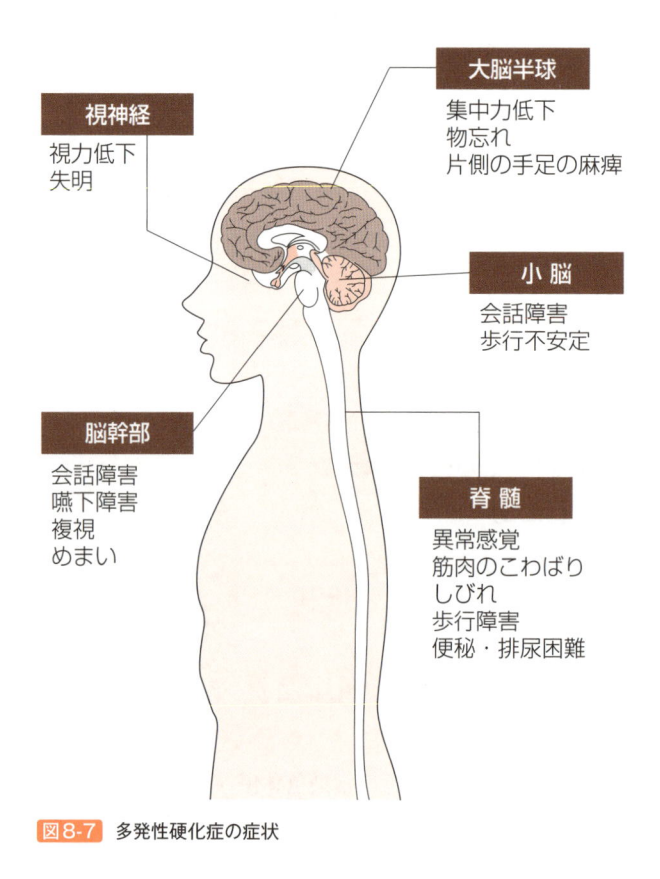

**視神経**
視力低下
失明

**大脳半球**
集中力低下
物忘れ
片側の手足の麻痺

**小 脳**
会話障害
歩行不安定

**脳幹部**
会話障害
嚥下障害
複視
めまい

**脊 髄**
異常感覚
筋肉のこわばり
しびれ
歩行障害
便秘・排尿困難

**図8-7** 多発性硬化症の症状

**表8-2** 重症筋無力症の症状・所見

| | | |
|---|---|---|
| 自覚症状 | ●眼瞼下垂<br>●複視<br>●四肢筋力低下<br>●嚥下困難 | ●言語障害<br>●呼吸困難<br>●易疲労性<br>●症状の日内変動 |
| 理学所見 | ●眼瞼下垂<br>●眼球運動障害<br>●顔面筋筋力低下<br>●頸筋筋力低下<br>●四肢・体幹筋力低下 | ●嚥下障害<br>●構音障害<br>●呼吸困難<br>●反復運動による症状増悪（易疲労性）・休息で一時的に回復<br>●症状の日内変動（朝が夕方より軽い） |

## ■ 多発性硬化症（MS）

### 1）病　態

■ 多発性硬化症は，脳，脊髄，視神経に脱髄斑が多発し，再発を繰り返す炎症性脱髄疾患である．自己免疫疾患であると考えられている．

□ 若年女性に多い．

■ 視力障害，小脳失調，四肢麻痺，感覚障害，膀胱直腸障害，歩行障害など多彩な症状がみられる（図8-7）.

## 2）治　療

■ ステロイドパルス療法，ステロイド療法を行う．免疫抑制薬が併用される.

□ 血漿交換療法や免疫吸着療法が行われる.

□ 再発予防にはインターフェロンβ（ベタフェロン，アボネックス），フィンゴリモド，抗α-4インテグリン抗体（ナタリズマブ）などが使われる.

### 2 ギラン・バレー症候群（GBS）

## 1）病　態

■ ギラン・バレー症候群は，その多くは感染の1〜2週後に発症する急性の運動麻痺を主徴とする末梢神経の炎症性脱髄疾患である.

■ 抗糖脂質抗体が約60％に検出され，これが末梢神経を攻撃する自己免疫疾患である.

□ カンピロバクター，サイトメガロウイルス，EBウイルス，マイコプラズマ感染後に多い．またワクチン接種後でもみられる.

■ 四肢の筋力低下がみられるが，進行は4週までに停止し，その後回復が始まる.

□ 軽度の感覚障害を伴う.

□ 髄液タンパクの上昇がみられる.

## 2）治　療

□ 感染症の治療を行う．大部分は数か月以内に回復する.

□ 呼吸筋の障害がある場合には人工呼吸器が必要となることがある.

■ 免疫グロブリン大量療法，血漿交換療法，免疫吸着療法などが行われる.

### 3 重症筋無力症（MG）

## 1）病　態

■ 重症筋無力症は，神経筋接合部において，筋肉側の受容体が自己抗体（おもに抗アセチルコリン受容体抗体）により破壊される自己免疫疾患である.

■ 全身の筋力低下，易疲労性が出現し，特に眼瞼下垂，複視などの眼の症状をおこしやすい（表8-2）.

□ 眼の症状だけの場合は眼筋型，全身の症状があるものを全身型という．症状は変動する.

□ 胸腺腫を合併することがある.

□ 血液検査で抗アセチルコリン受容体抗体が検出される.

## 2）治　療

■ コリンエステラーゼ阻害薬（メスチノンとマイテラーゼ）が用いられる．ステロイド療法を行う．免疫抑制薬を併用する.

□ 免疫グロブリン大量療法，血漿交換療法，トリプトファンカラムによる免疫吸着療法などが行われる.

□ 胸腺摘除術を行う.

MS：multiple sclerosis，GBS：Guillain-Barré syndrome，MG：myasthenia gravis

# 7 感染性神経疾患

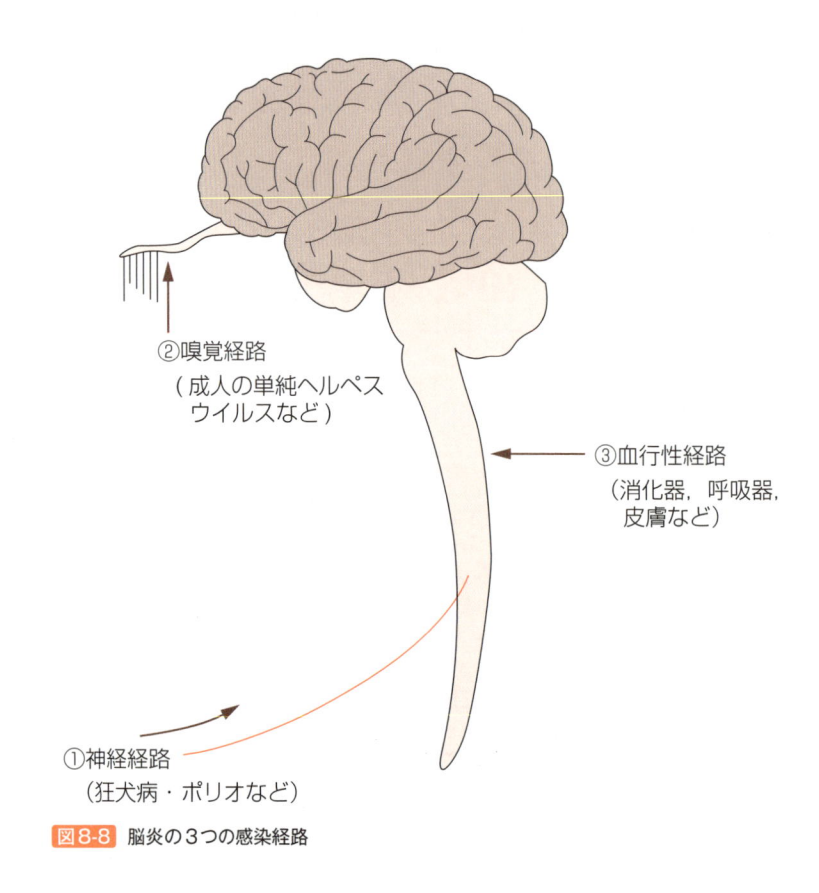

②嗅覚経路
（ 成人の単純ヘルペス
　ウイルスなど ）

③血行性経路
（消化器，呼吸器，
　皮膚など）

①神経経路
（狂犬病・ポリオなど）

図8-8　脳炎の3つの感染経路

Note

### ▌1▐ 脳　炎

#### 1）病　態

☑ 脳炎とは，ウイルス，細菌などの感染が原因でおきる脳実質の炎症性疾患である．感染経路を図8-8に示す．

☐ 予後不良である．

☑ ウイルスとしては単純ヘルペスウイルスが最も多く，エンテロウイルス，日本脳炎，アデノウイルス，麻疹ウイルス，風疹ウイルス，水痘・帯状疱疹ウイルスなどがある．

☐ マイコプラズマ，スピロヘータ，レプトスピラ，リケッチア，真菌，寄生虫も脳炎を合併することがある

☐ プリオン病のクロイツフェルト・ヤコブ病もある．

☐ 呼吸器症状，咽頭炎症状が先行する．

☑ 発熱，意識障害，精神症状，けいれんなどがみられる．

☑ 髄膜刺激症状として，頭痛，悪心・嘔吐，項部硬直，ケルニッヒ徴候がみられる．

☐ 腰椎穿刺により採取した髄液に炎症所見（細胞数の増多など）を認める．

☐ 頭部CT，MRIで，びまん性脳浮腫や局在性病変が検出される．

#### 2）治　療

☐ 全身管理，抗けいれん薬（ジアゼパムなど），脳浮腫治療薬（高張グリセロール）などの支持療法を行う．

☐ 原因に対する治療を行う．

☑ 細菌性脳炎に対しては，抗生剤を投与する．

☑ 単純ヘルペスウイルス，水痘・帯状疱疹ウイルスには抗ヘルペスウイルス薬（アシクロビル）を投与する．

### ▌2▐ 髄膜炎

#### 1）病　態

☑ 髄膜炎とは，ウイルス，細菌などの感染が原因でおきる髄膜の炎症性疾患である．

☐ ウイルスとしては，エンテロウイルス，単純ヘルペスウイルス，水痘・帯状疱疹ウイルス，ムンプスウイルスなどがある．

☐ 細菌としては，肺炎球菌，髄膜炎菌，インフルエンザ桿菌などがある．

☐ 呼吸器症状，咽頭炎症状が先行する．

☑ 髄膜刺激症状として，頭痛，悪心・嘔吐，項部硬直，ケルニッヒ徴候がみられる．

☑ そのほか，発熱，意識障害，精神症状，けいれんなどがみられる．

☐ 腰椎穿刺による採取した髄液に炎症所見（細胞数の増多など）を認める．

#### 2）治　療

☐ 原因に対する治療を行う．

☐ 細菌性髄膜炎に対しては，抗生剤を投与する．

☐ 単純ヘルペスウイルス，水痘・帯状疱疹ウイルスには抗ヘルペスウイルス薬（アシクロビル）を投与する．

# 8 筋障害（ミオパチー），脳腫瘍

表8-3　筋ジストロフィーの分類

| 病型分類 | 遺伝形式 | 発症年齢 | 特　徴 |
|---|---|---|---|
| デュシェンヌ型 | 伴性劣性<br>（男性のみ） | 2〜5歳 | 不自然な歩行<br>転倒しやすい |
| ベッカー型 | | 12歳くらい | デュシェンヌ型に類似 |
| エメリー・ドレフュス型 | | 5歳くらいまで | 上腕・下肢・心筋の筋力低下 |
| 先天型（福山型） | 常染色体劣性 | 8か月くらいまで | 歩行不能<br>知能低下 |
| 肢帯型 | | 5〜25歳 | 骨盤もしくは肩の筋力低下 |
| 遠位型 | | ― | つま先立ちが困難 |
| 顔面-肩甲-上腕型 | 常染色体優性 | 30歳くらいまで | 腕の挙上困難<br>閉眼困難 |
| 眼-筋-咽頭型 | | ― | 眼球不動 |
| 筋緊張型 | | | 白人に多い<br>手の筋力低下が顕著 |

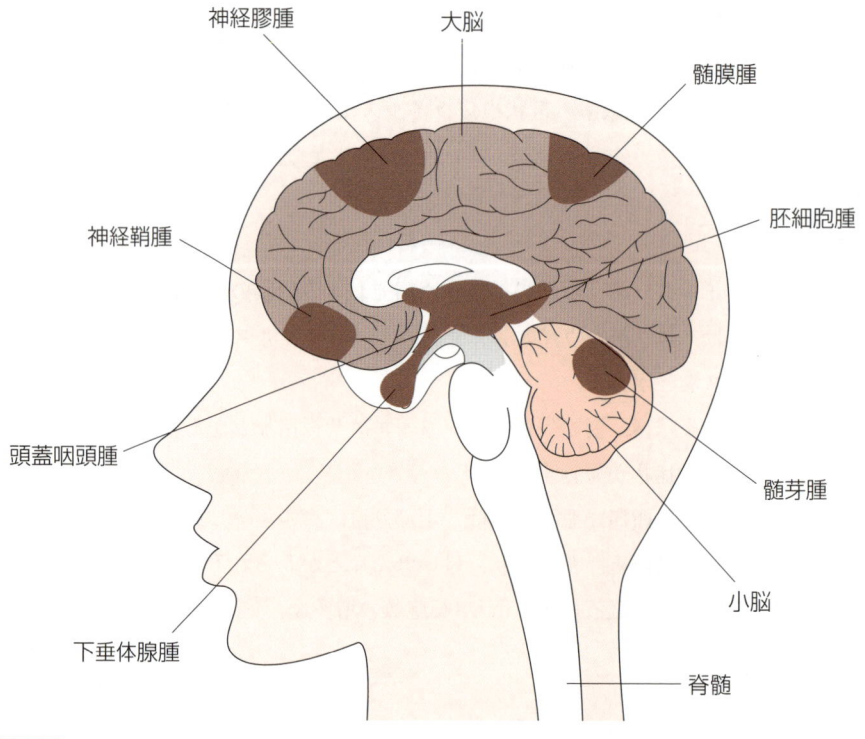

図8-9　主な脳腫瘍の発生部位

**１ 筋障害（ミオパチー）**

- ミオパチーとは，神経の機能不全に起因しない筋肉の障害である．
- 筋ジストロフィー，遠位型ミオパチー，先天性ミオパチー，甲状腺中毒性ミオパチー，糖原病，周期性四肢麻痺，ミトコンドリアミオパチー，ステロイドミオパチー，アルコール性ミオパチー，炎症性ミオパチー，内分泌性ミオパチー，脂質蓄積障害性ミオパチー，重症筋無力症などがある．

**1)筋ジストロフィーの病態**

- 筋線維の変性・壊死と再生を繰り返しながら，次第に筋萎縮と筋力低下が進行していく遺伝性筋疾患である．
- デュシェンヌ型が最も多く，伴性劣性遺伝で通常男性のみに発病する（表8-3）．
- 2〜5歳頃に歩き方がおかしい，転倒しやすいなどの症状で発症する．
- 処女歩行遅滞，易転倒，登攀性起立，腰椎の前弯強，動揺性歩行などがみられる．
- 進行すると筋萎縮に，関節拘縮，アキレス腱の短縮なども加わり，起立・歩行不能となる．
- 心筋疾患を合併することが多く，心不全は大きな死因のひとつである．
- 血液検査で，血清CKが著明に上昇している．
- 尿中クレアチニン低下，尿中クレアチン増加，筋電図にて筋原性変化を認める．
- 筋生検にて，ジストロフィンタンパクが欠損している．

**2)筋ジストロフィーの治療**

- 根本的治療法はない．
- 機能訓練や関節拘縮予防のための理学療法のほか，心不全・呼吸障害に対する対症療法が行われる．

**２ 脳腫瘍**

**1)病　態**

- 脳にできた腫瘍であり，原発性脳腫瘍と転移性脳腫瘍がある．
- 原発性脳腫瘍には，神経膠腫（グリオーマ）が多く，そのほかに髄膜腫，下垂体腺腫，聴神経鞘腫，頭蓋咽頭腫などがある（図8-9）．
- 神経膠腫の多くは悪性腫瘍である．髄膜腫の多くは良性腫瘍で，下垂体腺腫，聴神経鞘腫，頭蓋咽頭腫は良性腫瘍である．
- 頭蓋圧亢進症状（頭痛，嘔吐，意識障害，乳頭浮腫など）と脳局所症状（視野欠損，難聴，運動麻痺，言語障害，けいれんなど）がみられる．
- 下垂体腺腫では両耳側半盲，頭痛，下垂体ホルモン異常，X線検査でトルコ鞍の風船様拡大がみられる．
- 頭部CT，MRI，脳血管造影によって診断される．

**2)治　療**

- 手術療法，放射線治療（ガンマナイフなど），抗がん薬による化学療法などが行われる．

# セルフアセスメント

**問1 脳血管障害について正しいのは？**
① 脳梗塞には脳血栓症と脳塞栓症がある
② 脳梗塞はCTで高吸収域がみられる
③ 脳出血にはt-PAを投与する
④ t-PA投与は発症から6時間以内に行う

**問2 脳血管障害について正しいのは？**
① 脳梗塞の急性期では降圧治療を行う
② 脳出血の急性期では降圧治療を行う
③ 脳出血は脳動脈瘤の破裂によるものが多い
④ くも膜下出血では頭痛はみられない

**問3 認知症について正しいのは？**
① 認知症の大部分は血管障害性である
② 糖尿病はアルツハイマー病の危険因子でない
③ アルツハイマー病では海馬の萎縮がみられる
④ レビー小体型認知症ではパーキンソン病様症状はみられない

**問4 パーキンソン病と筋萎縮性側索硬化症について正しいのは？**
① パーキンソン病はアセチルコリンの不足によっておきる
② パーキンソン病では錐体路症状がみられる
③ 筋萎縮性側索硬化症は大部分が遺伝性である
④ 筋萎縮性側索硬化症は発症後3〜5年で呼吸筋麻痺に陥る

**問5 多発性硬化症について正しいのは？**
① 末梢神経に脱髄斑が多発する
② 若年男性に多い
③ ステロイド療法が行われる
④ 自己免疫疾患ではない

**問6 ギラン・バレー症候群について正しいのは？**
① 感覚麻痺がみられる
② 抗糖脂質抗体が検出される
③ 感染症とは無関係である
④ 大部分は回復しない

**問7 重症筋無力症について間違いは？**
① 抗アセチルコリン受容体抗体が検出される
② 眼瞼下垂，複視がみられる
③ 胸腺腫は合併しない
④ コリンエステラーゼ阻害薬が用いられる

**問8 脳炎・髄膜炎について間違いは？**
① 脳炎の原因ウイルスとしては単純ヘルペスウイルスが最も多い
② 脳炎は予後良好である
③ 髄膜刺激症状としてケルニッヒ徴候がみられる
④ 髄液に炎症所見を認める

**問9 筋ジストロフィーについて正しいのは？**
① 筋生検にてジストロフィンタンパクが欠損している
② ベッカー型が最も多い
③ 血清CKが低下している
④ 心筋疾患の合併は少ない

**問10 脳腫瘍について間違いは？**
① 神経膠腫が最も多い
② 頭蓋圧亢進症状がみられる
③ 脳局所症状がみられる
④ 聴神経鞘腫では両耳側半盲がみられる

解答 問1：①，問2：②，問3：③，問4：④，問5：③，問6：②，問7：③，問8：②，問9：①，問10：④

# 第9章

# 自己免疫疾患

✓ **到 達 目 標**

■ 関節リウマチ・全身性エリテマトーデスについて説明できる.

■ 多発性筋炎・皮膚筋炎・強皮症について説明できる.

■ 混合性結合組織病・ベーチェット病について説明できる.

■ シェーグレン症候群・血管炎症候群について説明できる.

# 1 自己免疫疾患

表9-1　自己免疫疾患の分類

| 分　類 | | 疾患の例 |
|---|---|---|
| 全身性 | | 関節リウマチ，全身性エリテマトーデス，多発性筋炎，皮膚筋炎，強皮症（全身性強皮症），シェーグレン症候群，混合性結合組織病，抗リン脂質抗体症候群，IgG4 関連疾患，血管炎症候群 |
| 臓器特異性 | 筋・神経系 | 重症筋無力症，ギラン・バレー症候群 |
| | 肝 | 自己免疫性肝炎，原発性胆汁性肝硬変 |
| | 腸 | 潰瘍性大腸炎，クローン病 |
| | 肺 | グッドパスチャー症候群 |
| | 腎 | 急速進行性糸球体腎炎 |
| | 心・血管系 | 大動脈炎症候群 |
| | 血液 | 自己免疫性溶血性貧血，特発性血小板減少性紫斑病 |
| | 内分泌系 | バセドウ病，橋本病，Ⅰ型糖尿病 |
| | 皮膚 | 天疱瘡 |

表9-2　主な自己抗体と関連する疾患

| 自己抗体 | 関連する疾患 |
|---|---|
| 抗核抗体 | 全身性エリテマトーデス，多発性筋炎・皮膚筋炎，全身性強皮症，混合性結合組織病，シェーグレン症候群 |
| リウマトイド因子（RF）抗 CCP 抗体 | 関節リウマチ |
| 抗 Sm 抗体抗 DNA 抗体 | 全身性エリテマトーデス |
| 抗 Jo-1 抗体 | 多発性筋炎・皮膚筋炎 |
| 抗 Scl-70 抗体 | 全身性強皮症 |
| 抗 SS-A 抗体抗 SS-B 抗体 | シェーグレン症候群 |
| 抗 U1-RNP 抗体 | 混合性結合組織病 |
| 抗セントロメア抗体 | CREST 症候群 |

■ 正常では自己の免疫細胞は自己の抗原に対して反応しないが，何らかの原因で自己組織抗原に対して反応性（自己抗体や自己反応性T細胞など）を獲得し，自己組織を攻撃するのが自己免疫疾患である．

□ 全身性と臓器特異性に分けられる．（表9-1）

■ 全身性自己免疫疾患には，関節リウマチ，全身性エリテマトーデス，多発性筋炎，皮膚筋炎，強皮症，シェーグレン症候群，混合性結合組織病，抗リン脂質抗体症候群，IgG4関連疾患，血管炎症候群などがある．

■ 臓器特異性自己免疫疾患には，重症筋無力症，ギラン・バレー症候群，自己免疫性肝炎，原発性胆汁性肝硬変，潰瘍性大腸炎，クローン病，グッドパスチャー症候群，急速進行性糸球体腎炎，大動脈炎症候群，自己免疫性溶血性貧血，特発性血小板減少性紫斑病，バセドウ病，橋本病，Ⅰ型糖尿病，天疱瘡などがある．

■ 炎症性腸疾患を除いて，女性に多い．

□ 主な自己抗体と関連する疾患を表9-2に示す．

■ 膠原病は，全身臓器の結合組織におけるフィブリノイド壊死，慢性炎症性病変という病理学的特徴をもつ自己免疫疾患である．

□ 全身性エリテマトーデス，リウマチ熱，強皮症，皮膚筋炎および多発性筋炎，結節性多発性動脈周囲炎，関節リウマチは古典的膠原病とよばれている．

□ シェーグレン症候群，混合性結合組織病，血管炎症候群，ベーチェット病なども膠原病類縁疾患に含まれる．

9

Note

# 2 関節リウマチ

**表9-3** 関節リウマチの新分類基準（2010年）

| 関節リウマチの基準<br>少なくとも1関節に明らかな滑膜炎（腫脹）があり，他のリウマチ性疾患の症状として説明できない患者で，以下のA〜Dのカテゴリーの合計が6点以上あるもの | 点　数 |
|---|---|
| A.　関節所見（腫脹，圧痛または画像；DIP・Ⅰ指CMC・Ⅰ趾MTPは除く） | |
| 1中・大関節 | 0 |
| 2〜10中・大関節 | 1 |
| 1〜3小関節（手関節以下，大関節はあってもよい） | 2 |
| 4〜10小関節（大関節はあってもよい） | 3 |
| ＞10関節（少なくとも1小関節） | 5 |
| B.　自己抗体（少なくとも1回の検査は必要） | |
| RF（−）かつ抗CCP抗体（−） | 0 |
| RF（＋）または抗CCP抗体（＋），基準値上限〜3倍以下 | 2 |
| RF（＋＋）または抗CCP抗体（＋＋＋） | 3 |
| C.　血清CRP・赤沈（少なくとも1回の検査は必要） | |
| 血清CRP正常かつ赤沈正常 | 0 |
| 血清CRP増加または赤沈亢進 | 1 |
| D.　罹病期間 | |
| ＜6週 | 0 |
| ≧6週 | 1 |

DIP：distal interphalangeal (joint)，CMC：carpometacarpal (joint)，MTP, RF, CCP, CRPは次ページの脚注参照.
（米国リウマチ学会・欧州リウマチ学会より作成）

Note

## 1 病 態

■ 関節リウマチ(RA)は，多発性関節炎を主徴とする全身の慢性炎症疾患である．

■ 関節滑膜の炎症にはじまり，関節の破壊，変形，強直をきたす．

□ 血管，心臓，肺，皮膚，筋肉などの全身臓器にも障害が及ぶことがある．

□ 中年女性に多い．

■ 朝のこわばり(1時間以上)を伴う多関節の腫脹と疼痛がみられる．

■ 関節炎は多発性，対称性，移動性であり，とくに手の近位指節間(PIP)関節，中手指節間(MP)関節，手関節，肘関節，膝関節，中足趾節間(MTP)関節などが障害されやすい．

■ 手指の尺側偏位，白鳥の首(swan neck)変形，ボタン穴(button hole)変形がみられる．

□ 関節外症状としては，血管炎，皮膚潰瘍，間質性肺炎，胸膜炎，心外膜炎，多発性神経炎，リウマトイド結節などがある．

□ 微熱，全身倦怠感，易疲労感，体重減少，貧血，リンパ節腫大などもみられる．

■ 血液検査では，リウマトイド因子(RF)陽性，CRPや赤沈の上昇，高γグロブリン血症，抗CCP(シトルリン化ペプチド)抗体陽性，血清マトリックスメタロプロテアーゼ3(MMP3)の上昇などがみられる．

□ 抗CCP抗体は早期診断に有用であり，MMP3は滑膜炎の程度を反映する．

□ 関節X線検査で，関節裂隙の狭小化，骨破壊，強直などがみられる．

□ 関節リウマチの新分類基準を表9-3に示す．

## 2 治 療

□ 早期診断，早期治療が重要である．とくに生物学的製剤などの新規抗リウマチ薬を用いることにより寛解導入率が著明に改善した．

■ 抗リウマチ薬(DMARD)として，金製剤，ペニシラミン，ブシラミン，サラゾスルファピリジンなどが用いられてきた．現在では，メトトレキサート(MTX)がアンカードラッグとよばれ，第一選択薬として使用されている．非ステロイド抗炎症薬(NSAID)，ステロイド薬は補助的に使用する．

■ 効果不十分な場合，抗TNFα抗体(インフリキシマブ，アダリムマブ，ゴリムマブ，セルトリズマブペゴルなど)，可溶性TNFα受容体(エタネルセプト)，抗IL-6受容体抗体(トシリズマブ)，CTLA4-IgG1融合蛋白(アバタセプト)などの生物学的製剤を投与する．

RA：rheumatoid arthritis, PIP：proximal interphalangeal (joint), MP：metacarpophalangeal (joint), MTP：metatarsophalangeal (joint), RF：rheumatoid factor, CRP：C-reactive protein, CCP：cyclic citrullinated peptide, MMP：matrix metalloproteinase, DMARD：disease-modifying antirheumatic drug, MTX：methotrexate, NSAID：non-steroidal anti-inflammatory drug, TNF：tumor necrosis factor, CTLA：cytotoxic T-lymphocyte-associated antigen

9

# 3 全身性エリテマトーデス

**表9-4** SLE分類のための診断基準（米国リウマチ学会，1997年改訂）

| 全身性エリテマトーデスの診断基準<br>下記項目のうち4項目以上を満たす場合を全身性エリテマトーデスと診断する. | |
|---|---|
| 1. 顔面紅斑 | |
| 2. 円板状皮疹 | |
| 3. 光線過敏症 | |
| 4. 口腔内潰瘍 | 無痛性で口腔あるいは鼻咽腔に出現 |
| 5. 関節炎 | 2関節以上で非破壊性 |
| 6. 漿膜炎 | 胸膜炎あるいは心膜炎 |
| 7. 腎病変 | 0.5g/日以上の持続的タンパク尿か細胞性円柱の出現 |
| 8. 神経学的病変 | けいれん発作あるいは精神障害 |
| 9. 血液学的異常 | 溶血性貧血または $4,000/mm^3$ 以下の白血球減少または $1,500/mm^3$ 以下のリンパ球減少または10万 $/mm^3$ 以下の血小板減少 |
| 10. 免疫学的異常 | 抗2本鎖DNA抗体陽性，抗Sm抗体陽性または抗リン脂質抗体陽性（抗カルジオリピン抗体，ループスアンチコアグラント，梅毒反応偽陽性） |
| 11. 抗核抗体陽性 | |

Note

## 1 病　態

- ■ 全身性エリテマトーデス（SLE）は，DNA-抗DNA抗体免疫複合体の組織沈着により臓器障害をおこす全身性の自己免疫疾患である．
- □ 若年女性に多い．
- □ 診断基準を表9-4に示す．
- □ 全身症状として，発熱，全身倦怠感，易疲労感，体重減少などがみられる．
- ■ 皮膚・粘膜症状として，蝶形紅斑（鼻根部から頬骨隆起部の皮疹），円板状紅斑，光線過敏症，凍瘡様皮疹，レイノー現象，皮膚血管炎，脱毛，口腔内潰瘍，鼻咽腔潰瘍などがみられる．
- □ 関節・筋症状として，多発性の関節痛，筋肉痛がみられる．関節破壊は伴わない．
- ■ 腎症状では，ループス腎炎として，タンパク尿，血尿，浮腫などネフローゼ症候群がみられ，進行すると腎不全となる．
- ■ 神経症状では，中枢神経（CNS）ループスとして，精神症状，けいれんなどがみられる．
- □ 心血管障害として，心外膜炎，心筋炎，心内膜炎などがみられる．
- □ 肺症状として，胸膜炎，間質性肺炎，肺胞出血，肺高血圧症などがみられる．
- □ 消化器症状として，腸間膜血管炎，腹膜炎，膵炎などがみられる．
- □ 血液症状として，溶血性貧血，白血球減少，血小板減少などがみられる．
- ■ 抗核抗体，抗2本鎖DNA抗体，抗Sm抗体，抗リン脂質抗体はSLEに特異的である．
- □ 抗核抗体が核と結合すると，核は膨張・均質化し，ヘマトキシリンで染色される（LE体）．LE体を貪食した好中球をLE細胞という．
- □ LEテストは抗核抗体の検出法の1種で，核タンパクを吸着させたラテックス粒子を用い，血清中の抗核タンパク抗体を凝集素反応で検出する．
- □ 赤沈亢進，CRPは通常陰性，高γグロブリン血症，血清補体価（C3，C4，$CH_{50}$）の低値を示す．

## 2 治　療

- ■ ステロイド療法として，プレドニゾロンの経口投与が基本である．病態に応じて量を調節する．通常，高用量（40～60 mg/日）で4週間投与し，その後ゆっくり減量して低用量（5～20 mg/日）で維持する．
- ■ メチルプレドニゾロン0.5 gまたは1 gを3日間点滴静注するステロイドパルス療法も行われる．
- □ ステロイドの効果が不十分なとき，あるいは副作用のため使用できないとき，アザチオプリン，ミゾリビン，シクロホスファミド，タクロリムスなどの免疫抑制薬が用いられることもある．
- □ 日光，妊娠・出産，感染，ストレスが増悪因子であるので，できるだけ避ける．

SLE：systemic lupus erythematosus，CNS：central nervous system

9

# 4 多発性筋炎・皮膚筋炎，強皮症

**表9-5**　多発性筋炎・皮膚筋炎の診断基準（厚生労働省2015年改訂）

**1. 診断基準項目**

(1) 皮膚症状
  (a) ヘリオトロープ疹：両側または片側の眼瞼部の紫紅色浮腫性紅斑
  (b) ゴットロン丘疹：手指関節背面の丘疹
  (c) ゴットロン徴候：手指関節背面および四肢関節背面の紅斑
(2) 上肢または下肢の近位筋の筋力低下
(3) 筋肉の自発痛または把握痛
(4) 血清中筋原性酵素（クレアチンキナーゼまたはアルドラーゼ）の上昇
(5) 筋炎を示す筋電図変化（随意収縮時の低振幅電位，安静時の自発電位など）
(6) 骨破壊を伴わない関節炎または関節痛
(7) 全身性炎症所見（発熱，CRP 上昇または血沈促進）
(8) 抗アミノアシル tRNA 合成酵素抗体（抗 Jo-1 抗体を含む）陽性
(9) 筋生検で筋炎の病理所見：筋線維の変性および細胞浸潤

**2. 診断基準**

皮膚筋炎
  (1) の皮膚症状の(a)～(c)の **1 項目以上** を満たし，かつ経過中に(2)～(9)の項目 **4 項目以上** を満たす
  もの．皮膚症状のみで皮膚病理学的所見が皮膚筋炎に合致するものは無筋症性皮膚筋炎とする．
多発性筋炎
  (2)～(9)の項目 **4 項目以上** を満たすもの．

**3. 鑑別診断を要する疾患**

感染による筋炎，薬剤誘発性ミオパチー，内分泌異常に基づくミオパチー，筋ジストロフィーその
他の先天性筋疾患，湿疹・皮膚炎群を含むその他の皮膚疾患

**表9-6**　全身性強皮症の診断基準（厚生労働省2003年，改変）

| 大基準 | 手指あるいは足趾を超える皮膚硬化* |
|---|---|
| 小基準 | (1) 手指あるいは足趾に限局する皮膚硬化<br>(2) 手指尖端の陥凹性瘢痕，あるいは指腹の萎縮**<br>(3) 両側性肺基底部の線維症<br>(4) 抗 Scl-70（トポイソメラーゼ I）抗体または抗セントロメア抗体陽性 |
| 除外項目 | *限局性強皮症（いわゆるモルフィア）を除外する<br>**手指の循環障害によるもので，外傷などによるものを除く |
| 判　定 | 大基準を満たす，あるいは小基準(1)および(2)～(4)の 1 項目以上 を満たすもの． |

## ■1 多発性筋炎・皮膚筋炎（PM/DM）

### 1）病　態

■ 多発性筋炎（PM）は，四肢近位筋，頸筋，咽頭筋などの横紋筋の炎症による筋力低下をき
たす自己免疫疾患である．皮膚症状を伴うものを皮膚筋炎（DM）という．

□ 女性に多い．小児期と成人期の2峰性のピークを示す．

□ 診断基準を表9-5に示す．

■ 対称性の四肢近位筋の筋力低下，筋肉痛，筋脱力感がみられる．

■ 発熱，全身倦怠感，関節痛，レイノー現象（冷たいものに触れると手指が蒼白～紫色にな
る），嚥下障害，心筋障害，呼吸筋の筋力低下を認めることもある．

- 皮膚症状では，ヘリオトロープ疹(眼瞼部にみられる紫紅色浮腫性紅斑)，ゴットロン徴候 (手指関節背面の角質増殖や皮膚萎縮を伴う紫紅色斑または丘疹)が特徴的である．
- 血液検査では，CRP陽性，赤沈亢進などの炎症所見，高γグロブリン血症，CK高値，AST，LDH，アルドラーゼなどの筋原性酵素の上昇がみられる．
- 特異的な自己抗体として，抗Jo-1抗体が陽性である．そのほか，抗核抗体，リウマトイド因子などがみられる．
- 筋電図で筋原性変化がみられる．筋生検で筋炎の所見(筋線維の変性および細胞浸潤)を確認する．
- 悪性腫瘍を合併することがあり，精査が必要である．

## 2)治　療
- ステロイド療法を行う．
- 治療抵抗例ではステロイドパルス療法，免疫抑制薬(シクロホスファミド，アザチオプリンなど)を用いる．
- 皮膚症状には，局所ステロイド薬を用いる．
- 筋力低下に対して，リハビリテーションを行う．

## 2 強皮症
### 1)病　態
- 強皮症は，皮膚の硬化性病変を特徴とする自己免疫疾患である．消化管，肺，腎臓，血管，心臓などの全身に硬化性病変が及ぶ全身性強皮症(SSc)と，内臓病変がみられない限局性強皮症に分けられる．
- 中年女性に多い．
- 全身性強皮症の診断基準を表9-6に示す．
- レイノー現象で始まり，皮膚の硬化性病変(浮腫→硬化→萎縮)は手指，手背の腫脹から始まり，前腕，上腕，頸部，顔面，前胸部と対称性に広がる．
- 全身性強皮症では，逆流性食道炎，間質性肺炎，腎不全(強皮症腎クリーゼ)，悪性高血圧などがみられる．
- 血液検査で，高γグロブリン血症，抗核抗体，強皮症に特徴的な抗トポイソメラーゼⅠ(Scl-70)抗体が検出される．
- 本症の亜型で予後良好なCREST症候群(皮下の石灰沈着，レイノー現象，食道機能異常，手指の皮膚硬化，毛細血管拡張)では，抗セントロメア抗体が検出される．

### 2)治　療
- 皮膚硬化に対してステロイド少量内服が用いられる．
- 肺線維症に対してシクロホスファミド，逆流性食道炎に対してプロトンポンプ阻害薬，血管病変に対してプロスタサイクリン，強皮症腎クリーゼに対してACE阻害薬，肺高血圧症に対してエンドセリン受容体拮抗薬などが用いられる．

PM/DM：polymyositis / dermatomyositis, SSc：systemic sclerosis, CREST：calcinosis cutis / Raynaud phenomenon / esophageal dysmotility / sclerodactyly / telangiectasia

# 5 シェーグレン症候群，抗リン脂質抗体症候群

**表9-7** シェーグレン症候群の診断基準（厚生労働省1999年）

**1. 生検病理組織検査で次のいずれかの陽性所見を認めること**
A) 口唇腺組織で 4 mm$^2$ あたり 1 focus（導管周囲に 50 個以上のリンパ球浸潤）以上
B) 涙腺組織で 4 mm$^2$ あたり 1 focus（導管周囲に 50 個以上のリンパ球浸潤）以上

**2. 口腔検査で次のいずれかの陽性所見を認めること**
A) 唾液腺造影で Stage I（直径 1 mm 未満の小点状陰影）以上の異常所見
B) 唾液分泌量低下（ガム試験にて 10 分間で 10 mL 以下，またはサクソンテストにて 2 分間で 2 g 以下）があり，かつ唾液腺シンチグラフィーにて機能低下の所見

**3. 眼科検査で次のいずれかの陽性所見を認めること**
A) シルマー試験で 5 分に 5 mm 以下で，かつローズベンガル試験（van Bijsterveld スコア）で 3 以上
B) シルマー試験で 5 分に 5 mm 以下で，かつ蛍光色素試験で陽性

**4. 血清検査で次のいずれかの陽性所見を認めること**
A) 抗 Ro/SS-A 抗体陽性
B) 抗 La/SS-B 抗体陽性

【診断基準】
上の 4 項目のうちいずれかの 2 項目以上が陽性であれば，シェーグレン症候群と診断する.

Note

## ■1 シェーグレン症候群（SS）

### 1）病　態

■ 唾液腺，涙腺などの外分泌腺を標的とする自己免疫疾患であり，臓器病変を伴う全身性の自己免疫疾患でもある．

□ 中年女性に多い．

□ 診断基準を表9-7に示す．

□ 一次性と他の膠原病（RA，SLEなど）に続発する二次性がある．

■ 唾液腺の機能低下のため，唾液減少，口渇，口腔乾燥，虫歯，口腔粘膜や舌乳頭の萎縮などがみられる．

■ 涙腺の機能低下のため，涙液減少，眼乾燥（ドライアイ），目の異物感・乾燥感，羞明，乾燥性角結膜炎がみられる．

□ 全身性病変として，間質性肺炎，慢性甲状腺炎，自己免疫性肝炎，尿細管アシドーシスなどがみられる．

■ 血液検査で，シェーグレン症候群に特異的な抗SS-A抗体，抗SS-B抗体が検出される．リウマトイド因子，抗核抗体も検出される．

□ CRP増加，赤沈亢進，貧血，白血球減少，高γグロブリン血症などがみられる．

□ 唾液腺の検査では，唾液腺造影，唾液腺（口唇腺）生検，ガム試験などが行われる．

□ 涙腺の検査では，シルマー試験，ローズベンガル試験などが行われる．

### 2）治　療

□ 人工唾液や人工涙液を用いた対症療法を行う．全身性病変に対しては，ステロイド薬や免疫抑制薬を投与する．

## ■2 抗リン脂質抗体症候群（APS）

### 1）病　態

■ リン脂質に対する自己抗体であるループス抗凝固因子（ループスアンチコアグラント）や抗カルジオリピン抗体が血中に証明され，習慣性（2回以上）流産，血栓症（下肢の深部静脈血栓症，脳梗塞，肺梗塞，心筋梗塞など），血小板減少がみられる症候群である．

□ 約半数はSLEに合併している．

### 2）治　療

□ 血栓症に対して血栓溶解療法，抗凝固療法を行う．血栓予防に少量アスピリンを投与することもある．抗リン脂質抗体陽性のみの症例は経過観察する．

SS：Sjögren syndrome，APS：antiphospholipid syndrome

9

# 6 混合性結合組織病，ベーチェット病

表9-8 MCTD診断基準（厚生労働省2004年改訂）

**Ⅰ．中核所見**

（1）レイノー現象
（2）指ないし手背の腫脹
（3）肺高血圧症

**Ⅱ．免疫学的異常**

抗 U1-RNP 抗体（＋）

**Ⅲ．混合所見**

A．全身性エリテマトーデス様所見
　　多発関節炎，リンパ節腫脹，顔面紅斑，心膜炎または胸膜炎，白血球減少（4,000/mm³ 以下）または血小板減少（10 万 /mm³ 以下）
B．強皮症様所見
　　手指に限局した皮膚硬化，肺線維症・拘束性障害（% VC が 80％以下）・拡散能低下（% DLco が 70％以下），食道蠕動低下・拡張
C．多発性筋炎様所見
　　筋力低下，筋原性酵素上昇，筋電図の筋原性異常所見

【診断】
Ⅰのいずれか 1 項目，Ⅱの所見，ⅢのA〜Cのうち 2 項目，のすべてを満たすもの．

表9-9 ベーチェット病の診断基準（厚生労働省2003年改訂）

**主症状**

（1）口腔潰瘍：粘膜の再発性アフタ性潰瘍
（2）皮膚症状：結節性紅斑様皮疹，皮下の血栓性静脈炎，毛嚢炎様皮疹・痤瘡様皮疹，参考所見（皮膚の被刺激性亢進）
（3）眼症状：a) 虹彩毛様体炎，b) 網膜ぶどう膜炎（網脈絡膜炎），a) ，b) を経過したと思われる虹彩後癒着，水晶体上色素沈着，網脈絡膜萎縮，視神経萎縮，併発白内障，続発緑内障，眼球癆
（4）外陰部潰瘍

**副症状**

（1）関節炎：変形や強直を伴わないもの
（2）副睾丸炎
（3）消化器病変：回盲部潰瘍など
（4）血管病変
（5）中枢神経病変：中等度以上のもの

【病型診断の基準】
（1）完全型：主症状 4 つを満たすもの．
（2）不全型：主症状 3 つ，主症状 2 つ＋副症状 2 つ，定型的な眼症状＋主症状 1 つ，定型的な眼症状＋副症状 2 つ
（3）疑い：主症状の一部が出現するもの，不全型の条件を満たさないもの，および定型的な副症状が反復・増悪するもの
（4）特殊病型：腸管型，血管型，神経型

## 1 混合性結合組織病（MCTD）

### 1）病　態

■ 混合性結合組織病（MCTD）とは，全身性エリテマトーデス，強皮症，多発性筋炎・皮膚筋炎の症状が混在し，抗U1-RNP抗体が陽性の疾患である．

☐ 若年女性に多い.

☐ 診断基準を表9-8に示す.

■ レイノー現象，手指の腫脹，肺高血圧症が共通にみられる.

☐ 全身性エリテマトーデス様症状，強皮症様症状，多発性筋炎様症状がみられる.

## 2)治　療

☐ ステロイド薬を投与する．病態に応じ，ステロイドパルス療法や，免疫抑制薬の併用を行う.

☐ レイノー現象には，血管拡張薬(カルシウム拮抗薬，プロスタグランジン製剤)や抗血小板薬を用いる.

☐ 肺高血圧症には，プロスタサイクリン製剤(ベラプロスト，エポプロステノール)，エンドセリン受容体拮抗薬(ボセンタン)，PDE-5阻害薬(シルデナフィル)，グアニル酸シクラーゼ刺激薬(リオシグアト)などの肺血管拡張薬が用いられる.

## 2 ベーチェット病

### 1)病　態

☐ ベーチェット病は，口腔粘膜の再発性アフタ性潰瘍，皮膚症状，眼症状，外陰部潰瘍の4つを主徴とする慢性再発性の全身性炎症性疾患である.

☐ 男女比は同じで，30歳代に多い．男性のほうが重症化しやすい.

☐ 診断基準を表9-9に示す.

☐ 口腔粘膜の再発性アフタ性潰瘍は境界明瞭で有痛性である.

☐ 皮膚症状としては，結節性紅斑，皮下の血栓性静脈炎，毛嚢炎様皮疹，座瘡(にきび)様皮疹などがみられる.

■ 眼症状としては，虹彩毛様体炎，網膜ぶどう膜炎などがみられる．男性に多く両側性である．失明に至ることもある.

☐ 男性では陰嚢，陰茎，亀頭に，女性では大小陰唇，腟粘膜に有痛性の潰瘍がみられる.

■ 特殊型として，腸管型ベーチェット病では消化管の潰瘍(回盲部潰瘍など)，血管型ベーチェット病では血管病変(血栓など)，神経型ベーチェット病では中枢神経症状がみられる.

☐ 血液検査では，赤沈亢進，CRP陽性，白血球増加がみられる．抗核抗体・リウマトイド因子は陰性である.

☐ HLA-B51陽性，針反応陽性(注射針穿刺部位に24〜48時間後に発赤と膿疱が出現)が診断の参考になる.

### 2)治　療

☐ 口腔内アフタ性潰瘍，外陰部潰瘍にはステロイド軟膏の局所塗布を行う.

☐ 虹彩毛様体炎には，ステロイド点眼薬と散瞳薬を使用する.

■ 網膜ぶどう膜炎には，ステロイド薬のテノン嚢下注射や，コルヒチン，シクロスポリン，抗腫瘍壊死因子(TNF)抗体製剤(インフリキシマブ)などを用いる.

☐ 腸管型，血管型，神経型などの特殊型には，ステロイド薬，免疫抑制薬を用いる.

MCTD：mixed connective tissue disease，RNP：ribonucleoprotein，PDE：phosphodiesterase

9

# 7 血管炎症候群①

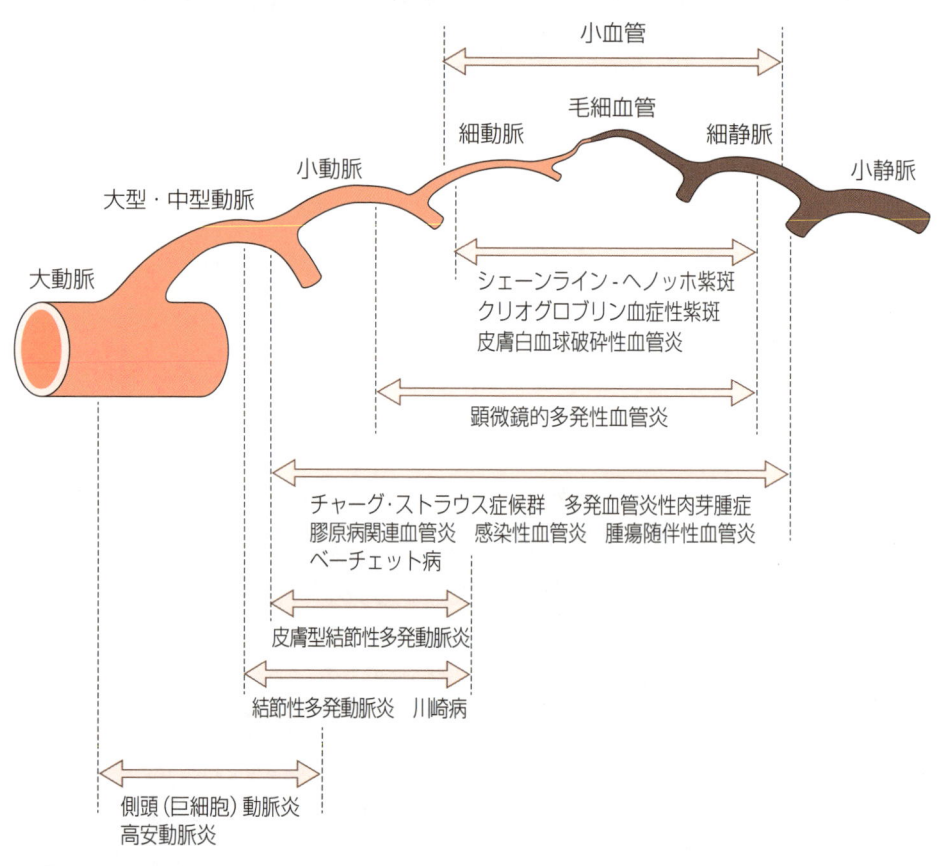

**図9-1** 血管炎の血管サイズからの分類

**表9-10** 結節性多発動脈炎(PN)の診断基準(厚生労働省2006年修正)

| 主要症候 |
|---|
| (1) 発熱(38℃以上,2週以上)と体重減少(6か月以内に6kg以上) |
| (2) 高血圧 |
| (3) 急速に進行する腎不全,腎梗塞 |
| (4) 脳出血,脳梗塞 |
| (5) 心筋梗塞,虚血性心疾患,心膜炎,心不全 |
| (6) 胸膜炎 |
| (7) 消化管出血,腸梗塞 |
| (8) 多発性単神経炎 |
| (9) 皮下結節,皮膚潰瘍,壊疽,紫斑 |
| (10) 多関節痛(炎),筋痛(炎),筋力低下 |
| **組織所見** |
| 中・小動脈のフィブリノイド壊死性血管炎の存在 |
| **血管造影所見** |
| 腹部大動脈分枝(特に腎内小動脈)の多発小動脈瘤と狭窄・閉塞 |
| **【判定】** |
| (1) 確実:主要症候2つ以上と組織所見 |
| (2) 疑い:主要症候2つ以上と血管造影所見,または,主要症候のうち(1)を含む6項目以上 |
| ※参考となる検査所見:白血球増加(10,000/mm³ 以上),血小板増加(40万 /mm³ 以上),赤沈亢進,CRP 強陽性 |

- 血管炎は，血管のサイズから大血管炎，中血管炎，小血管炎に分けられる（図9-1）.
- 大血管炎としては，大動脈炎症候群（高安病），側頭動脈炎（巨細胞性動脈炎）がある.
- 中血管炎としては，結節性多発動脈炎（PN），川崎病などがある.
- 小血管炎としては，顕微鏡的多発血管炎（MPA），多発血管炎性肉芽腫症（GPA），好酸球性多発血管炎性肉芽腫症（EGPA）（チャーグ・ストラウス症候群），シェーンライン-ヘノッホ紫斑病，本態性クリオグロブリン血症，白血球破砕性血管炎などがある.

## ■ 結節性多発動脈炎（PN）

### 1）病　態

- 結節性多発動脈炎は，全身の中小動脈を主体として，血管壁に炎症を生じる疾患である. 中高年男性に多い.
- 診断基準を表9-10に示す.
- 発熱，体重減少が，高血圧などの全身症状のほか，筋痛，関節痛，皮膚症状（紫斑，潰瘍，結節性紅斑），腎障害（急性腎不全，腎炎），高血圧，末梢神経炎，中枢神経症状（脳梗塞，脳出血），消化器症状（消化管出血，穿孔，梗塞），心症状（心筋梗塞，心外膜症）や肺・胸膜症状，眼症状などがみられる.
- 血液検査で，CRP陽性，赤沈亢進，白血球増加，好酸球増加，血小板増加，貧血，高γグロブリン血症，BUN・血清クレアチニン高値がみられる.
- 尿検査で，タンパク尿，血尿がみられる.
- 血管造影やMRAで血管壁に動脈瘤の形成がみられる.
- 生検により，中・小動脈のフィブリノイド壊死性血管炎がみられる.

### 2）治　療

- ステロイド療法を行う. ステロイドパルス療法を行うこともある.
- 重症例では，免疫抑制薬（シクロホスファミド，アザチオプリンなど）を併用する.
- 病状に応じ，抗凝固薬，血栓溶解薬，抗血小板薬を併用することもある.

## ■ ANCA関連血管炎

- ANCA（抗好中球細胞質抗体）関連血管炎には，顕微鏡的多発血管炎（MPA），多発血管炎性肉芽腫症（GPA），好酸球性多発血管炎性肉芽腫症（EGPA）が含まれる.

### 1）顕微鏡的多発血管炎（MPA）

#### ①病　態

- 顕微鏡的多発血管炎は，細動脈，毛細血管，細静脈などの小血管が主体の壊死性血管炎である. 高齢者で，女性にやや多い.
- MPO-ANCA（P-ANCA）が陽性である. MPO-ANCAはミエロペルオキシダーゼ（MPO）に対する抗好中球細胞質抗体（ANCA）であり，蛍光抗体法でperinuclear（核周辺）パターン（P-ANCA）を示す.
- 診断基準を表9-11（☞ p.188参照）に示す.
- 発熱，全身倦怠感，体重減少などの全身症状と，腎臓障害によるタンパク尿，血尿，腎機能低下や，肺障害（肺胞出血，間質性肺炎）による喀血，血痰，空咳，息切れがみられる.

# 8 血管炎症候群②

**表9-11** 顕微鏡的多発血管炎（MPA）の診断基準（厚生労働省2006年修正）

| 主要症候 |
| --- |
| (1) 急速進行性糸球体腎炎<br>(2) 肺胞出血もしくは間質性肺炎<br>(3) 腎・肺以外の臓器症状：紫斑，皮下出血，消化管出血，多発性単神経炎など |

| 主要組織所見 |
| --- |
| 細動脈，毛細血管，後毛細血管細静脈の壊死，血管周囲の炎症性細胞浸潤 |

| 主要検査所見 |
| --- |
| (1) MPO-ANCA（＋）<br>(2) CRP（＋）<br>(3) タンパク尿・血尿，BUN，血清 Cr の上昇<br>(4) 胸部 X 線：浸潤陰影（肺胞出血），間質性肺炎 |

| 【判定】 |
| --- |
| (1) 確実：主要症候の 2 つ＋主要組織所見，主要症候の(1)＋(2)＋主要検査所見の(1)<br>(2) 疑い：主要症候の 3 つ，主要症候の 1 つ＋主要検査所見の(1) |

**表9-12** 多発血管炎性肉芽腫症（GPA）の診断基準（厚生労働省1998年）

| 主要症状 |
| --- |
| (1) 上気道（E）の症状<br>鼻（膿性鼻漏，出血，鞍鼻），眼（眼痛，視力低下，眼球突出），耳（中耳炎），口腔・咽頭痛（潰瘍，嗄声，気道閉塞）<br>(2) 肺（L）の症状<br>血痰，咳嗽，呼吸困難<br>(3) 腎（K）の症状<br>血尿，タンパク尿，急速に進行する腎不全，浮腫，高血圧<br>(4) 血管炎による症状<br>　①全身症状：発熱（38℃以上，2 週間以上），体重減少（6 か月以内に 6kg 以上）<br>　②臓器症状：紫斑，多関節炎（痛），上強膜炎，多発性神経炎，虚血性心疾患（狭心症・心筋梗塞），消化管出血（吐血・下血），胸膜炎 |

| 主要組織所見 |
| --- |
| (1) E，L，K の巨細胞を伴う壊死性肉芽腫性炎<br>(2) 免疫グロブリン沈着を伴わない壊死性半月体形成腎炎<br>(3) 小・細動脈の壊死性肉芽腫性血管炎 |

| 主要検査所見 |
| --- |
| PR3-ANCA（蛍光抗体法で cytoplasmic pattern：C-ANCA）が高率に陽性 |

| 【判定】 |
| --- |
| (1) 確実：主要症状の 3 つ以上（E，L，K の各々の症状を含む），主要症状の 2 つ以上＋組織所見，主要症状の 1 つ以上＋組織所見＋C-ANCA 陽性<br>(2) 疑い：主要症状の 2 つ以上，主要症状の 1 つ＋組織所見，主要症状の 1 つ＋C-ANCA |

| |
| --- |
| 参考となる検査所見：白血球・CRP 上昇，BUN・血清クレアチニン上昇<br>鑑別診断：E，L の他の原因による肉芽腫性疾患（サルコイドーシスなど），他の血管炎症候群（顕微鏡的多発血管炎，好酸球性肉芽腫性多発血管炎など）<br>参考事項：<br>　①E，L，K のすべてがそろっている場合を全身型，E，L にとどまる場合を限局型とする<br>　②全身型は E → L → K の順に症状が発現することが多い<br>　③発症後しばらくすると，E，L の病変に黄色ブドウ球菌を主とする感染症を合併しやすい<br>　④E，L の肉芽腫による占拠性病変の診断に CT，MRI が有用である<br>　⑤PR3-ANCA の力価は疾患活動性と並行しやすい |

- [ ] そのほか，関節痛，筋痛，皮疹（紫斑，皮下出血，皮膚潰瘍など），末梢神経症状（手足のしびれや筋力低下）などがみられる
- [ ] 血液検査で，CRP上昇，P-ANCA陽性，BUN・血清クレアチニン高値がみられる．
- [ ] 尿検査で，タンパク尿，血尿がみられる．
- [ ] 胸部X線で浸潤影（肺胞出血），間質性肺炎がみられる．
- [ ] 生検により，細動脈，毛細血管，後毛細血管静脈の壊死，血管周囲の炎症性細胞浸潤がみられる．

### ②治　療

- [x] ステロイド療法を行う．
- [ ] 免疫抑制薬（シクロホスファミド，アザチオプリン，メトトレキサートなど）を併用する．
- [ ] CD20抗体製剤（リツキシマブ）を併用する．
- [ ] 重症な場合は血漿交換療法も行われる．

## 2）多発血管炎性肉芽腫症（GPA）

### ①病　態

- [x] 多発血管炎性肉芽腫症は，全身の小細動脈の血管炎の症状と，上気道，肺，腎の炎症による症状を示す疾患である．中高年にみられる．男女差はみられない．
- [x] PR3-ANCA（C-ANCA）が陽性である．
- [ ] PR3-ANCAは，プロテアーゼ3（PR3）に対する抗好中球細胞質抗体（ANCA）であり，蛍光抗体法でcytoplasmic（細胞質）パターン（C-ANCA）を示す．
- [ ] 診断基準を表9-12に示す．
- [x] 発熱，食欲不振，倦怠感，体重減少などの全身症状とともに，上気道の症状（膿性鼻漏，鼻出血，難聴，耳漏，耳痛，視力低下，眼充血，眼痛，眼球突出，咽喉頭痛，嗄声など），肺症状（血痰，咳嗽，呼吸困難，肺浸潤など），腎症状（血尿，乏尿，浮腫など），その他の血管炎症状（紫斑，多発性関節痛，多発神経炎など）がみられる．
- [ ] 血液検査で，CRP上昇，C-ANCA陽性，BUN・血清クレアチニン高値がみられる．
- [ ] 尿検査で，タンパク尿，血尿がみられる．
- [ ] 胸部X線で，浸潤影や，多発性結節・腫瘤影がみられ，この中には空洞を伴うものもある．
- [ ] 生検により，上気道，肺，腎臓に巨細胞を伴う壊死性肉芽腫性炎が，小細動脈には壊死性肉芽腫性血管炎が，さらに腎臓には免疫グロブリン沈着を伴わない壊死性半月体形成腎炎がみられる．

### ②治　療

- [x] ステロイド療法を行う．
- [ ] 免疫抑制薬（シクロホスファミド，アザチオプリン，メトトレキサートなど）を併用する．
- [ ] CD20抗体製剤（リツキシマブ）を併用する．
- [ ] 重症な場合は血漿交換療法も行われる．

PN：polyarteritis nodosa，MPA：microscopic polyangiitis，GPA：granulomatosis with polyangiitis，EGPA：eosinophilic granulomatosis with polyangiitis，ANCA：anti-neutrophil cytoplasmic antibody，MPO：myeloperoxidase，PR3：proteinase 3

# セルフアセスメント

**問1　関節リウマチについて正しいのは？**

① 単関節炎を示す
② 老齢男性に多い
③ 抗CCP抗体が陽性である
④ 金製剤が第一選択薬である

**問2　全身性エリテマトーデスについて間違いは？**

① 血清補体価の上昇がみられる
② 蝶形紅斑がみられる
③ 抗DNA抗体が検出される
④ 腎障害がみられる

**問3　多発性筋炎・皮膚筋炎について間違いは？**

① ヘリオトロープ疹がみられる
② ゴットロン徴候がみられる
③ 抗Jo-1抗体が検出される
④ ステロイドは用いられない

**問4　強皮症について間違いは？**

① レイノー現象がみられる
② 抗Scl-70抗体がみられる
③ CREST症候群では抗セントロメア抗体がみられる
④ 肺線維症はみられない

**問5　シェーグレン症候群について正しいのは？**

① 唾液の分泌過剰がみられる
② 眼乾燥がみられる
③ 抗カルジオリピン抗体がみられる
④ 白血球増加がみられる

**問6　MCTDについて間違いは？**

① 抗U1-RNP抗体が検出される
② レイノー現象がみられる
③ 肺高血圧症がみられる
④ 老年女性に多い

**問7　ベーチェット病について正しいのは？**

① 若年女性に多い
② 虹彩毛様体炎，網膜ぶどう膜炎がみられる
③ HLA-C51陽性である
④ 白血球減少がみられる

**問8　結節性多発動脈炎について間違いは？**

① 若年女性に多い
② 腎障害がみられる
③ フィブリノイド壊死性血管炎がみられる
④ ステロイド療法が行われる

**問9　顕微鏡的多発血管炎について間違いは？**

① C-ANCAが検出される
② 発熱がみられる
③ 肺胞出血がみられる
④ CD20抗体製剤が用いられる

**問10　多発血管炎性肉芽腫症について正しいのは？**

① P-ANCAが検出される
② 女性に多い
③ 上気道症状がみられる
④ 腎機能障害はみられない

解答　問1：③，問2：①，問3：④，問4：④，問5：②，問6：④，問7：②，問8：①，問9：①，問10：③

✓ **到達目標**

□ 細菌感染症について説明できる.

□ ウイルス感染症について説明できる.

□ 真菌感染症について説明できる.

□ 原虫・寄生虫感染症について説明できる.

# 1 感染症

**表10-1** 感染症法における感染症の分類

| | |
|---|---|
| **1 類感染症**<br>（7 疾患） | エボラ出血熱，クリミア・コンゴ出血熱，痘瘡（天然痘），南米出血熱，ペスト，マールブルグ病，ラッサ熱 |
| **2 類感染症**<br>（7 疾患） | 急性灰白髄炎（ポリオ），結核，ジフテリア，重症急性呼吸器症候群（SARS コロナウイルスに限る），中東呼吸器症候群（MERS コロナウイルスに限る），鳥インフルエンザ（H5N1），鳥インフルエンザ（H7N9） |
| **3 類感染症**<br>（5 疾患） | コレラ，細菌性赤痢，腸管出血性大腸菌感染症，腸チフス，パラチフス |
| **4 類感染症**<br>（43 疾患） | E 型肝炎，A 型肝炎，黄熱，Q 熱，狂犬病，炭疽，鳥インフルエンザ（血清亜型 H5N1・H7N9 を除く），ボツリヌス症，マラリア，野兎病，ウエストナイル熱，エキノコックス症，オウム病，オムスク出血熱，回帰熱，キャサヌル森林病，コクシジオイデス症，サル痘，重症熱性血小板減少症（SFTS ウイルスに限る），腎症候性出血熱，西部ウマ脳炎，ダニ媒介脳炎，チクングニア熱，つつが虫病，デング熱，東部ウマ脳炎，ニパウイルス感染症，日本紅斑熱，日本脳炎，ハンタウイルス肺症候群，B ウイルス病，鼻疽，ブルセラ症，ベネズエラウマ脳炎，ヘンドラウイルス感染症，発疹チフス，ライム病，リッサウイルス感染症，リフトバレー熱，類鼻疽，レジオネラ症，レプトスピラ症，ロッキー山紅斑熱 |
| **5 類感染症**<br>（48 疾患） | インフルエンザ（鳥インフルエンザ，新型インフルエンザ等感染症を除く），ウイルス性肝炎（E 型肝炎，A 型肝炎を除く），クリプトスポリジウム症，後天性免疫不全症候群，性器クラミジア感染症，梅毒，麻疹，メチシリン耐性黄色ブドウ球菌感染症，アメーバ赤痢，RS ウイルス感染症，咽頭結膜熱，A 群溶血性レンサ球菌咽頭炎，カルバペネム耐性腸内細菌科細菌感染症，感染性胃腸炎，急性出血性結膜炎，急性脳炎（ウエストナイル脳炎，西部ウマ脳炎，ダニ媒介脳炎，東部ウマ脳炎，日本脳炎，ベネズエラウマ脳炎，リフトバレー熱を除く），クラミジア肺炎（オウム病を除く），クロイツフェルト・ヤコブ病，劇症型溶血性レンサ球菌感染症，細菌性髄膜炎，ジアルジア症，水痘，侵襲性インフルエンザ菌感染症，侵襲性肺炎球菌感染症，性器ヘルペスウイルス感染症，尖圭コンジローマ，先天性風疹症候群，手足口病，伝染性紅斑，突発性発疹，播種性クリプトコックス症，破傷風，バンコマイシン耐性黄色ブドウ球菌感染症，バンコマイシン耐性腸球菌感染症，百日咳，風疹，ペニシリン耐性肺炎球菌感染症，ヘルパンギーナ，マイコプラズマ肺炎，無菌性髄膜炎，薬剤耐性アシネトバクター感染症，薬剤耐性緑膿菌感染症，流行性角結膜炎，流行性耳下腺炎，淋菌感染症 |

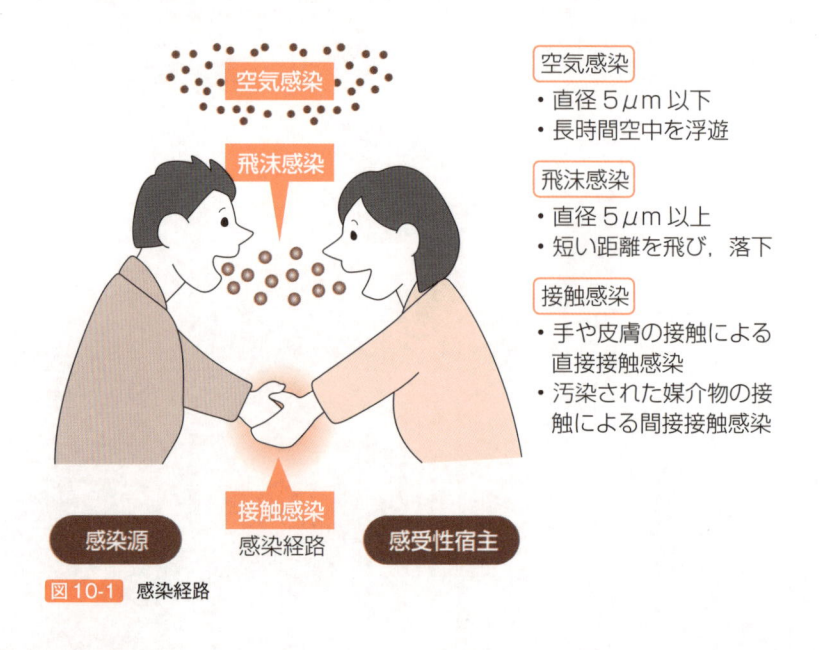

**空気感染**
・直径 5 μm 以下
・長時間空中を浮遊

**飛沫感染**
・直径 5 μm 以上
・短い距離を飛び，落下

**接触感染**
・手や皮膚の接触による直接接触感染
・汚染された媒介物の接触による間接接触感染

空気感染
飛沫感染
感染源　　接触感染　　感受性宿主
感染経路

**図10-1** 感染経路

□ 病原体がヒトなど宿主の体内に侵入し，組織で増殖したときを感染といい，その結果，臨床症状が出現した場合，感染症という．感染から発病までの期間を潜伏期という．

□ 感染症は，宿主の感染防御能と，病原体の病原性の相対的な力関係によって決まる．

## 1 病原体の種類による分類

■ 細菌感染症：ブドウ球菌感染症，レンサ球菌感染症，肺炎球菌感染症，淋菌感染症，梅毒，結核，マイコプラズマ肺炎，性器クラミジア感染症など．

□ リケッチア感染症：つつが虫病，発疹チフスなど．

■ ウイルス感染症：インフルエンザ，麻疹，風疹，伝染性単核球症など．

■ 真菌感染症：アスペルギルス症，クリプトコッカス症，カンジダ症など．

□ 原虫疾患：アメーバ赤痢，マラリア，トキソプラズマ症など．

□ 寄生虫疾患：回虫症，アニサキス症，日本住血吸虫症など．

□ プリオン病：牛海綿状脳症，クロイツフェルト・ヤコブ病など．

## 2 法定伝染病

□ 感染症は，感染症新法によって，危険性が高い順に1〜5類感染症（表10-1），新型インフルエンザ等感染症，指定感染症，新感染症に分類されており，それに従った対応および措置が規定されている．

■ 1〜4類感染症：診断後直ちに届け出．

■ 5類感染症：2疾患は診断後直ちに届け出，20疾患は診断から7日以内に届け出るが，残り26疾患は週単位か月単位で定点から届け出．

□ 新型インフルエンザ等感染症：診断後直ちに届け出．

□ 指定感染症・新感染症：診断後直ちに届け出，現在指定されている疾病はない．

## 3 感染経路による分類（図10-1）

■ 経口感染：A型肝炎，細菌性食中毒，腸管出血性大腸菌感染症，赤痢など．

■ 媒介動物による感染：①節足動物（蚊：マラリア，デング熱など，ノミ：ペストなど，シラミ：発疹チフスなど，ダニ：つつが虫病など），②げっ歯類，鳥類，家畜類（ネズミ：鼠咬症，鳥類：オウム病，クリプトコッカス症，ネコ：ネコひっかき病，イヌ：狂犬病，獣類：トキソプラズマ症など）．

■ 経皮感染：破傷風など．

■ 飛沫感染：インフルエンザ，百日咳など．

■ 空気感染：結核，麻疹など．

■ 性感染症（STI）：性器クラミジア感染症が最も多い．ほかに，淋菌感染症，HIV感染症/AIDS（エイズ），梅毒，腟トリコモナス症，性器カンジダ症，性器ヘルペス，尖圭コンジローマ（ヒトパピローマウイルス），非クラミジア性非淋菌性尿道炎，ケジラミ症，疥癬，軟性下疳，A型肝炎，B型肝炎，C型肝炎，赤痢アメーバ症，細菌性腟症，伝染性単核球症（キス病），サイトメガロウイルス感染症，成人T細胞白血病などがある．

　　STI：sexually transmitted infection

# 2 細菌感染症①

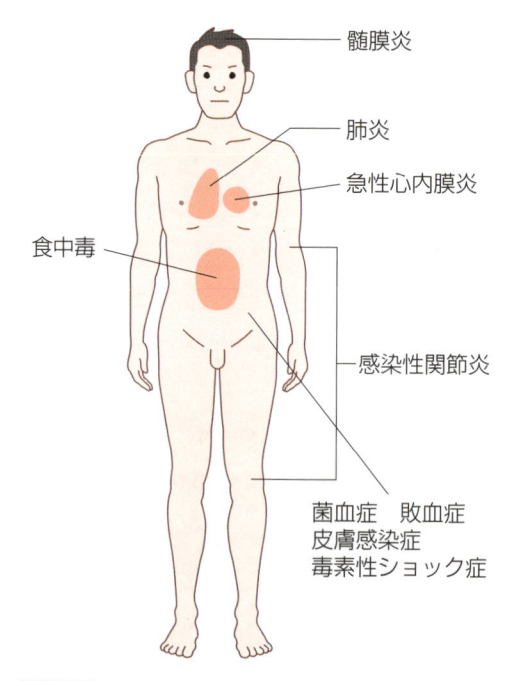

髄膜炎

肺炎

急性心内膜炎

食中毒

感染性関節炎

菌血症　敗血症
皮膚感染症
毒素性ショック症

図10-2　黄色ブドウ球菌・MRSAによる感染症

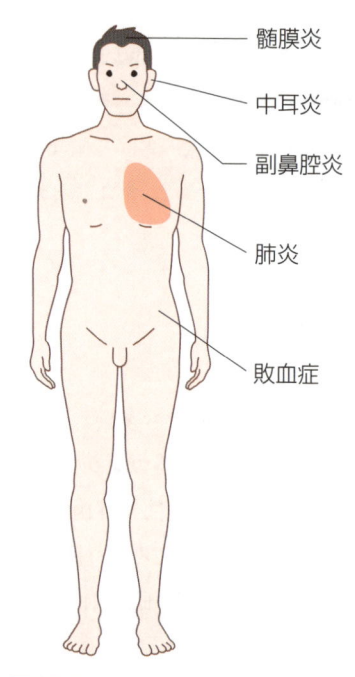

髄膜炎

中耳炎

副鼻腔炎

肺炎

敗血症

図10-3　肺炎球菌感染症

### 1 ブドウ球菌感染症

■ ブドウ球菌はグラム陽性球菌でブドウの房状に菌体がつながっている.

■ 黄色ブドウ球菌は主に皮膚に存在し，皮膚感染症，蜂窩織炎，骨髄炎，肺炎，髄膜炎，心内膜炎，敗血症をきたす(図10-2).

■ メチシリン耐性黄色ブドウ球菌(MRSA)は$\beta$-ラクタム系抗菌薬の結合部位であるペニシリン結合タンパクが変異しているため，メチシリンに耐性を示す.

■ メチシリン感受性黄色ブドウ球菌(MSSA)でも，ペニシリナーゼを産生する場合，ペニシリンは無効である.

□ 発熱，白血球増加があり，そのほか各臓器症状がみられる.

□ 検査材料から培養検査によりブドウ球菌を検出する.

□ 治療：膿瘍の排膿，壊死組織切除，異物の除去(血管カテーテルを含む)，および感受性のある抗菌薬を使用する.

■ MRSAにはバンコマイシン，テイコプラニン，アルベカシン，リネゾリドなどを使用する.

□ MSSAでもペニシリナーゼを産生する場合，$\beta$-ラクタマーゼ阻害薬を配合したペニシリン系薬か，セフェム系薬を使用する.

### 2 レンサ球菌感染症

■ レンサ球菌はグラム陽性菌で菌体が鎖のようにつながっている.

□ $\alpha$型(不完全溶血)，$\beta$型(溶血)，$\gamma$型(非溶血)に分けられる.

■ 扁桃炎，副鼻腔炎，中耳炎，猩紅熱，蜂窩織炎，壊死性筋膜炎，心内膜炎，結節性紅斑，リウマチ熱，急性糸球体腎炎，敗血症などをきたす.

□ 検査材料から培養検査によりレンサ球菌を検出する.

■ 治療：ペニシリン系薬を使用する.壊死性筋膜炎ではクリンダマイシンを併用する.

### 3 肺炎球菌感染症

■ 肺炎球菌はグラム陽性菌で，双球菌である.

□ 肺炎，中耳炎，副鼻腔炎，髄膜炎，敗血症をきたす(図10-3).

■ 市中肺炎の原因菌として最も頻度が高い.

□ 尿中抗原検査が迅速診断に用いられる.

□ 検査材料から培養検査により肺炎球菌を検出する.

■ 治療：ペニシリン系薬が第一選択である.ペニシリン耐性の場合はセフェム系薬，カルバペネム系薬，ニューキノロン系薬が使用される.

MRSA：methicillin-resistant *Staphylococcus aureus*，MSSA：methicillin-sensitive *Staphylococcus aureus*

Note

10

# 3 細菌感染症②

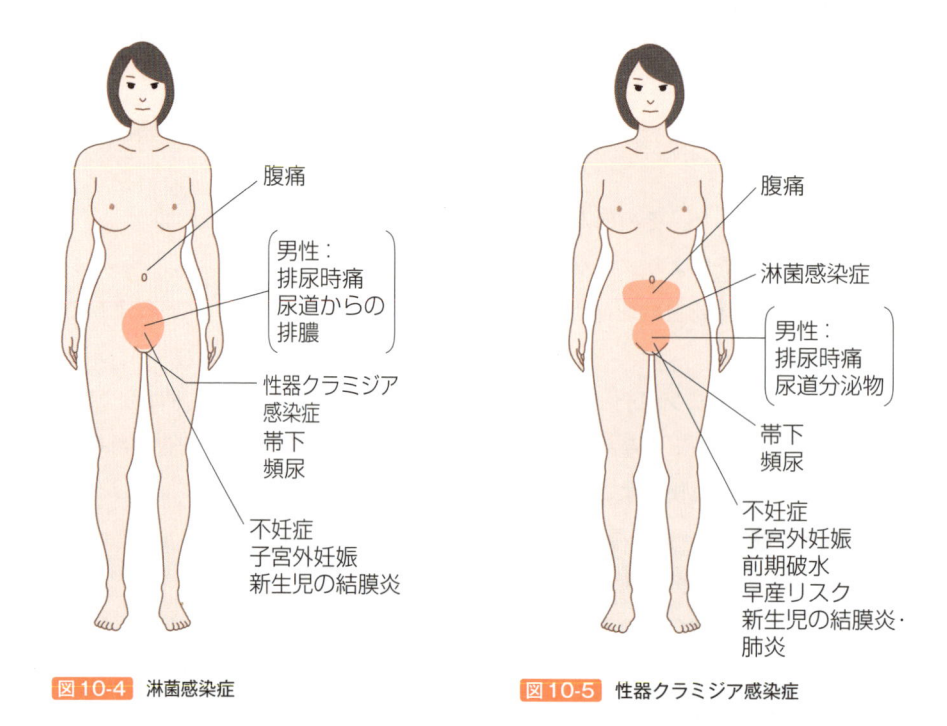

**図10-4** 淋菌感染症

- 腹痛
- 男性：
  排尿時痛
  尿道からの
  排膿
- 性器クラミジア
  感染症
  帯下
  頻尿
- 不妊症
  子宮外妊娠
  新生児の結膜炎

**図10-5** 性器クラミジア感染症

- 腹痛
- 淋菌感染症
- 男性：
  排尿時痛
  尿道分泌物
- 帯下
  頻尿
- 不妊症
  子宮外妊娠
  前期破水
  早産リスク
  新生児の結膜炎・
  肺炎

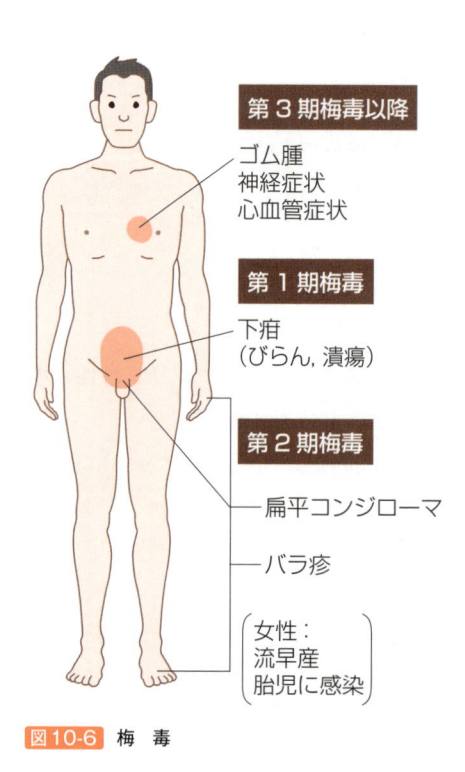

**第3期梅毒以降**
ゴム腫
神経症状
心血管症状

**第1期梅毒**
下疳
（びらん, 潰瘍）

**第2期梅毒**
扁平コンジローマ

バラ疹

女性：
流早産
胎児に感染

**図10-6** 梅 毒

**4 淋菌感染症**

- 淋菌（*Neisseria gonorrheae*）による性感染症である.
- 男性は急性尿道炎として発症し，放置すると前立腺炎，精巣上体炎となる. 後遺症として尿道狭窄がおこる. 尿道からの排膿，排尿時痛，尿道のかゆみや不快感，精巣上体の腫れ，発熱や激しい痛みなどがみられる（図10-4）.
- 女性は子宮頸管炎や尿道炎をおこすが，自覚症状のない場合が多い. 進行すると子宮内膜炎，卵管炎などをおこし，発熱，下腹痛をきたす. 後遺症として不妊症がおきる. 帯下の増加，頻尿，不正出血，下腹部の痛み，性交時の痛みがみられる（図10-4）.
- 咽頭や直腸などへの感染や，産道感染による新生児結膜炎などもある.
- 治療：ニューキノロン系薬などの抗菌薬を使用する. セフォジシム，スペクチノマイシン，セフトリアキソンの単回投与も行われる.

**5 性器クラミジア感染症**

- 日本で最も多い性感染症である.
- クラミジア・トラコマチス（*Chlamydia trachomatis*）の感染症であり，性器に感染すると性器クラミジア感染症を，目に感染するとトラコーマをおこす.
- 男性では尿道炎，排尿痛，尿道分泌物，尿道不快感，瘙痒感などがみられる（図10-5）.
- 女性では子宮頸管炎，骨盤内付属器炎，肝周囲炎，不妊などをおこす. 帯下，頻尿がみられることもあるが，自覚症状の乏しいことが多い（図10-5）.
- 妊婦の感染は新生児のクラミジア産道感染の原因となり，新生児肺炎や結膜炎をおこす.
- 淋菌との重複感染が多い.
- 咽頭への感染がある場合は，しばしば頸部リンパ節腫脹を認める.
- 治療：テトラサイクリン系薬，マクロライド系薬，ニューキノロン系薬などの抗菌薬が使用される. 男女間でお互いに感染させるため，両者の治療を同時に行う.

**6 梅　毒**

- スピロヘータの梅毒トレポネーマ（*Treponema pallidum*）による性感染症である.
- 先天梅毒は母子感染，後天梅毒は性行為感染による.
- 第1期：感染から約3週後に外陰部，口唇などに初期硬結，その後，硬性下疳（浅い潰瘍）を形成する（図10-6）.
- 第2期：感染から約3か月後，全身のリンパ節が腫脹し，全身の皮膚・粘膜にバラ疹が生じ，外陰部に扁平コンジローマがみられる（図10-6）.
- 第3期：感染から約3年後，皮膚・粘膜にゴム腫がみられる（図10-6）.
- 第4期：感染から10～15年後，神経梅毒，進行麻痺，脊髄癆がみられる.
- 梅毒血清反応（STS法，TPHA法）で診断される.
- 治療：ペニシリン系薬が有効である.

　　STS：serologic test for syphilis，TPHA：treponema pallidum hemagglutination test

# 4 ウイルス感染症①

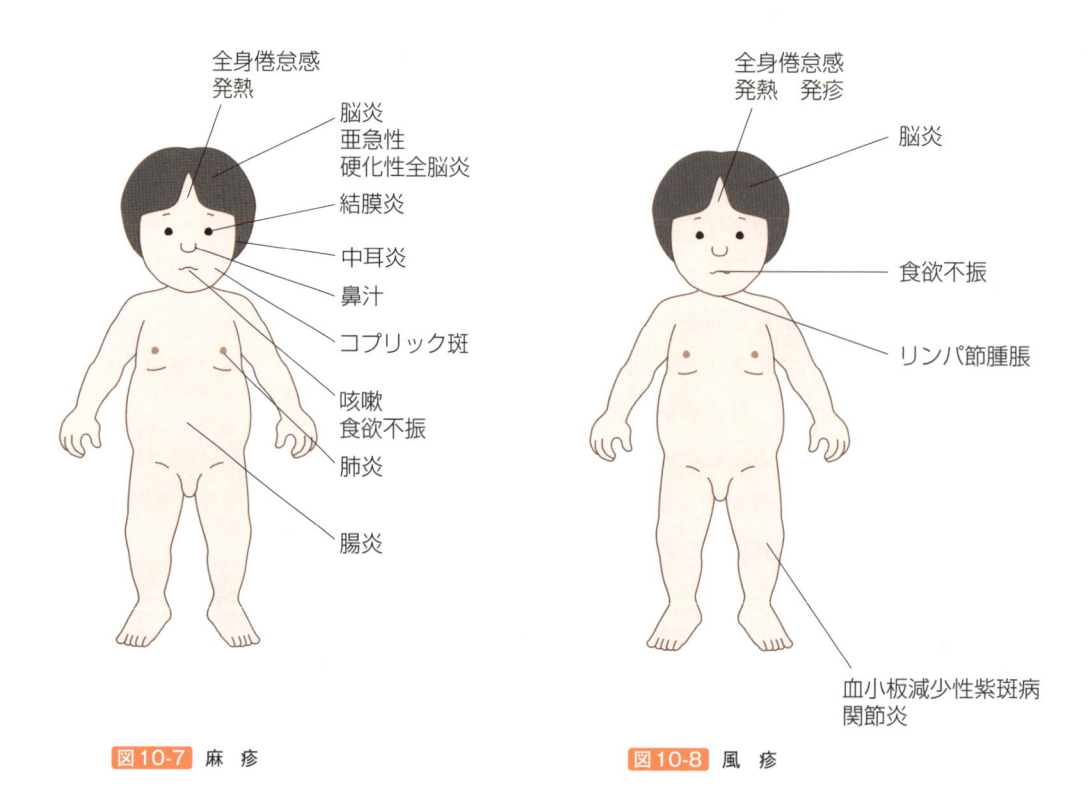

図10-7　麻　疹

全身倦怠感
発熱
脳炎
亜急性
硬化性全脳炎
結膜炎
中耳炎
鼻汁
コプリック斑
咳嗽
食欲不振
肺炎
腸炎

図10-8　風　疹

全身倦怠感
発熱　発疹
脳炎
食欲不振
リンパ節腫脹
血小板減少性紫斑病
関節炎

## ■ 麻　疹

■ 麻疹ウイルスの空気感染，飛沫感染，接触感染により発症する感染症．はしかともいう．

■ 感染力がきわめて強い．小児に多いが，成人でも感染する．

①カタル期：潜伏期9〜14日後に発熱，鼻汁，咳，結膜充血などが出現し，発熱3日後に口腔内頬粘膜にコプリック斑（発赤した頬粘膜にみられる小白斑点）がみられる（図10-7）．

②発疹期：熱がいったん下降し再び高熱となる（2峰性）．全身に発疹がみられる．

③回復期：解熱し，発疹は色素沈着を残し退色する．

■ 合併症として，肺炎，中耳炎，腸炎，脳炎，亜急性硬化性全脳炎がみられることがある．

■ 血清の抗体検査で診断される．

■ 治療：特異的治療法はない．対症療法が行われる．ワクチン接種により予防可能である．

### 2 風　疹

- 風疹ウイルスの飛沫感染，接触感染により発症する感染症．三日はしかともいう．
- 小児に多いが，成人でも感染する．
- 妊婦が妊娠初期に感染すると胎児に感染し，出生児は先天性風疹症候群（白内障，心臓奇形，難聴，精神発達障害）を呈する．
- 潜伏期14 〜 21日後，発熱，全身の発疹，全身倦怠感，食欲不振，リンパ節腫脹がみられる（図10-8）．
- 血清の抗体検査で診断される．
- 治療：対症療法が行われる．ワクチン接種により予防可能である．妊娠前の風疹抗体価を検査し，抗体価が低ければワクチンを接種する．

### 3 流行性耳下腺炎

- ムンプスウイルスの飛沫感染，接触感染によって発症する感染症である．小児に多い．
- 耳下腺の有痛性腫脹と発熱で発症し，3 〜 7日で回復する．
- 合併症として，睾丸炎，髄膜炎，卵巣炎，膵炎がある．
- 治療：対症療法が行われる．ワクチン接種により予防可能である．

### 4 水痘，帯状疱疹

- 水痘，帯状疱疹は，ヘルペスウイルスの一種である水痘・帯状疱疹ウイルス（VZV）の飛沫感染，接触感染により発症する発疹性疾患である．

#### 1）水　痘

- 水痘は，VZVの初感染時に発症する．
- 発熱，全身倦怠感で発症し，水痘疹が顔面，体幹にみられる．
- 水痘疹は2 〜 3日の経過で，紅斑，丘疹，水疱，痂皮となる．
- 12歳以下の健常児では合併症はみられないが，13歳以上，妊婦，慢性心疾患，免疫不全では重症の合併症（肺炎，脳炎，多臓器不全など）を呈し，死亡することもある．

#### 2）帯状疱疹

- 水痘治癒後にウイルスは知覚神経節に潜伏する．免疫機能低下によりウイルスが再活性化し帯状疱疹を発症する．
- 神経節の走行に沿って皮膚に有痛性の水疱がみられる．高齢者では治癒後も神経痛が残ることが多い．
- 治療：抗ウイルス薬であるアシクロビルを投与する．ワクチン接種により発症予防，症状の軽減化が可能である．

VZV：varicella zoster virus

10

Note

# 5 ウイルス感染症②

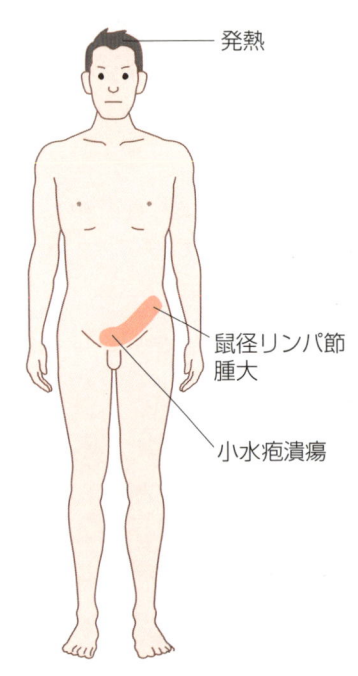

発熱

鼠径リンパ節
腫大

小水疱潰瘍

図10-9　性器ヘルペスウイルス感染症

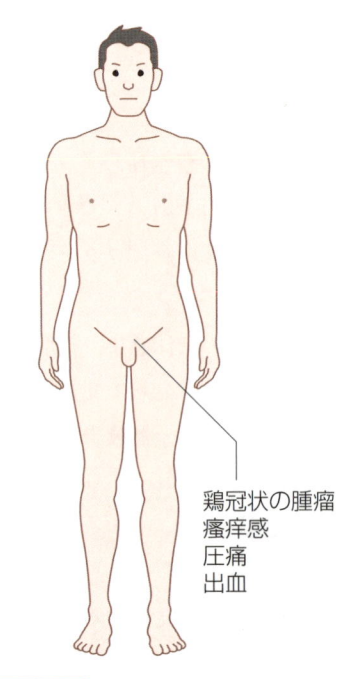

鶏冠状の腫瘤
瘙痒感
圧痛
出血

図10-10　尖圭コンジローマ

Note

## 5 性器ヘルペスウイルス感染症

■ 単純ヘルペスウイルス（HSV）の感染によって性器やその周辺に水疱や潰瘍等が形成される性感染症である（図10-9）.

■ 抗ウイルス薬を服用すれば病変はいったん治癒するが，HSVは一度感染すると神経節に潜伏し，時に再活性化し長年にわたって再発する.

□ 初発（急性型），再発（再発型），非初感染初発（誘発型）に分けられる.

■ 急性型の症状がもっとも重い. 外陰部の不快感，瘙痒感等の前駆症状ののち，発熱，全身倦怠感，所属リンパ節の腫脹，強い疼痛等を伴って，多発性の浅い潰瘍や小水疱が出現する.

□ 髄膜炎を合併することもある.

□ HSVの分離培養，蛍光抗体法による抗原の検出により診断される.

■ 治療：抗ウイルス薬のアシクロビルを使用する.

## 6 尖圭コンジローマ

□ 尖圭コンジローマは，ヒトパピローマウイルス（HPV）による性感染症である.

□ 性器とその周辺に，淡紅色ないし褐色の乳頭状・鶏冠状腫瘤がみられる（図10-10）.

□ 良性病変で悪性化は少ない.

□ 外科的治療には，切除，レーザー蒸散法，電気メス焼灼法，液体窒素凍結法などがある.

□ 薬物療法としては，5-フルオロウラシル軟膏，ブレオマイシン軟膏，ベセルナ®クリームなどを塗布する.

HSV：herpes simplex virus，HPV：human papillomavirus

10

Note

# 6 ウイルス感染症③

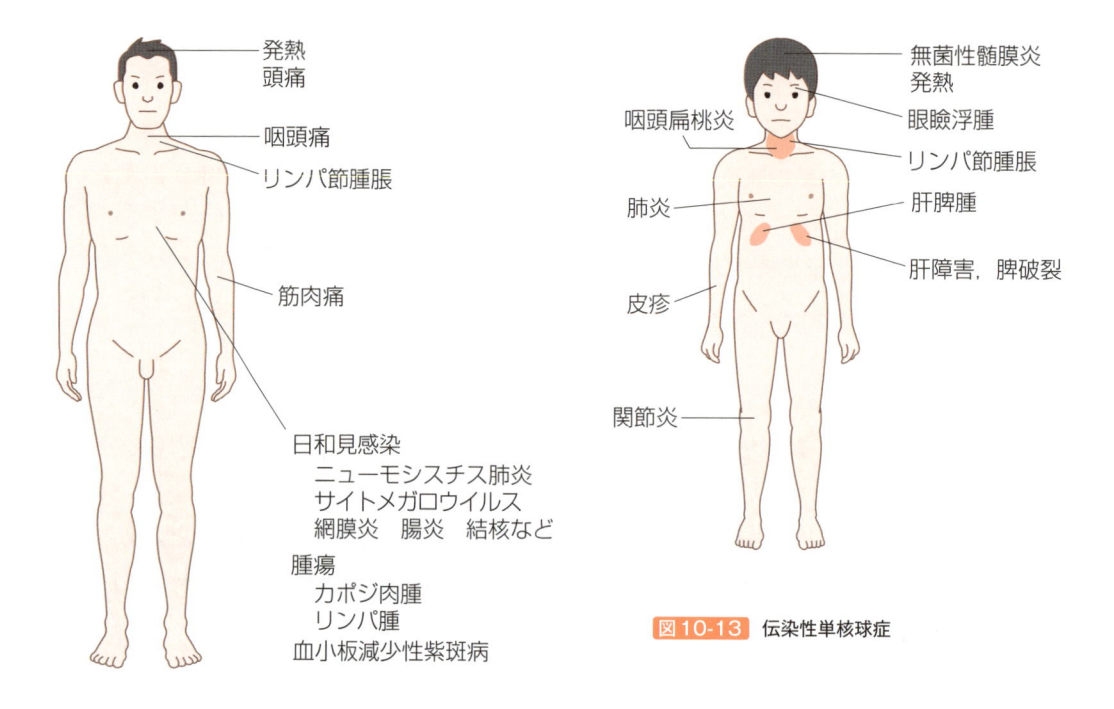

発熱
頭痛

咽頭痛

リンパ節腫脹

筋肉痛

日和見感染
　ニューモシスチス肺炎
　サイトメガロウイルス
　網膜炎　腸炎　結核など
腫瘍
　カポジ肉腫
　リンパ腫
血小板減少性紫斑病

**図10-11** HIV感染症

無菌性髄膜炎
発熱

眼瞼浮腫

リンパ節腫脹

咽頭扁桃炎

肺炎

皮疹

肝脾腫

肝障害，脾破裂

関節炎

**図10-13** 伝染性単核球症

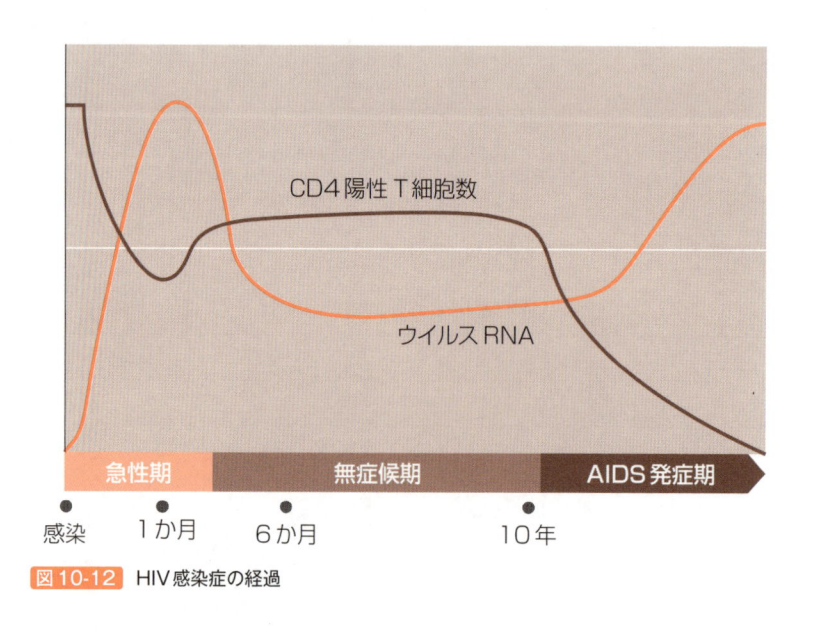

CD4陽性T細胞数

ウイルスRNA

急性期　　　無症候期　　　AIDS発症期

感染　　1か月　　6か月　　　10年

**図10-12** HIV感染症の経過

## ７ 後天性免疫不全症候群（AIDS）

■ ヒト免疫不全ウイルス（HIV）の感染により後天性免疫不全症候群（AIDS）が発症する．

■ HIVは免疫細胞，とくにCD4リンパ球（ヘルパーT細胞）内で増殖し細胞を破壊する．その結果，CD4リンパ球が減少して免疫不全が進行し，日和見感染や悪性腫瘍を呈した状態がAIDSである（図10-11）.

■ HIVは，性交渉（男性同性愛行為など），血液を介した感染（輸血，血液製剤，注射針共有），母児感染により感染する．

①感染初期（急性期）：発熱，咽頭痛，倦怠感，筋肉痛，リンパ節腫脹，発疹などインフルエンザ様症状がみられる．2～6週間で消失する（図10-12）.

②無症候期：数年～10年.

③AIDS発症期：日和見感染（カンジダ症，ニューモシスチス肺炎，サイトメガロウイルス感染症など），カポジ肉腫，悪性リンパ腫，脳症を呈する．

□ HIV量，抗HIV抗体の検査，遺伝子検査で診断される．

□ CD4リンパ球数が減少する．$200/mm^3$以下で日和見感染，脳症となる．

■ 治療：抗HIV薬（核酸系逆転写酵素阻害薬，非核酸系逆転写酵素阻害薬，プロテアーゼ阻害薬，インテグラーゼ阻害薬など）の多剤併用療法を行う．

□ 日和見感染症に対する治療を行う．

## ８ 伝染性単核球症

■ 伝染性単核球症は，Epstein-Barrウイルス（EBV）の初感染により発症する感染症である．

■ キスや飲み物の回し飲みなどで感染するので，キス病ともいう．

■ 発熱，咽頭痛，全身倦怠感，頸部または全身のリンパ節腫脹，肝機能障害がみられる．3～4週間で自然に軽快する（図10-13）.

□ 多くは小児期に感染し無症状のまま抗体ができている．

□ 思春期以降に感染した場合，約50％が発病する．

□ 末梢血中に異型リンパ球の増加がみられる．

□ EBV抗体検査で診断される．

□ 治療：特異的治療法はない．対症療法が行われる．

AIDS：acquired immunodeficiency syndrome, HIV：human immunodeficiency virus

10

Note

# 7 その他の感染症

## 1 真菌感染症（とくにカンジダ症）

■ カンジダ属は酵母状の真菌で，粘膜カンジダ症（口腔咽頭カンジダ症，食道カンジダ症），カンジダ血症，慢性播種性カンジダ症（肝脾膿瘍）をきたす．原因真菌としては，*Candida albicans* が最も多い．

■ 粘膜カンジダ症は，HIV 感染者の日和見感染症としてみられる．

□ カンジダ血症は，カテーテル挿入患者でみられる．

□ 慢性播種性カンジダ症は肝臓や脾臓で膿瘍がみられる．

□ 治療：抗真菌薬（アゾール系，キャンディン系，ポリエン系）を投与する．

## 2 原虫疾患

### 1）マラリア

■ 原虫の一種であるマラリア原虫（熱帯熱マラリア原虫，三日熱マラリア原虫，卵形マラリア原虫，四日熱マラリア原虫）が，ハマダラカの吸血時にヒトに感染して発症する．

□ 熱帯・亜熱帯に分布し，日本では輸入感染症としてみられる．

■ 悪寒，戦慄，突然の高熱，全身倦怠感，頭痛，関節痛，筋肉痛，悪心などの症状を示す．周期的発熱を示す．

□ マラリア原虫は血液中に入ると肝細胞に取りつく．肝細胞中で増殖した後，肝細胞を破壊し赤血球に侵入する．赤血球内で分裂し赤血球を破壊すると同時に発熱がみられる．

□ 熱帯熱マラリアが最も重症で死亡率が高い．

□ 治療：抗マラリア薬（クロロキン，ファンシダール，硫酸キニーネ，プリマキンなど）が使用される．

### 2）トキソプラズマ症

■ トキソプラズマ（*Toxoplasma gondii*）による原虫感染症である．

□ トキソプラズマはヒトを含むほぼ全ての哺乳類，鳥類に感染する．

□ ヒトへは，加熱不十分な食肉やネコの糞便に由来する経口感染が主である．

□ 健常者が感染した場合は，臨床症状がないか，軽度の急性感染症状のみで生涯にわたり保虫者となる．

□ 免疫不全者には，脳炎，肺炎，脈絡網膜炎などの日和見トキソプラズマ感染症をおこす．

■ 妊娠女性が感染しておこる先天性トキソプラズマ症は，死産，自然流産や，児に精神遅滞，視力障害，脳性麻痺などをきたす．

□ 血清の抗体検査で診断する．

□ 治療：ピリメタミン，スルファジアジン，アセチルスピラマイシンなどが使用される．

### 3 寄生虫疾患

**1）回虫症**

■ 回虫による感染症であり，回虫卵の付着した野菜の生食により感染する．

□ 軽度の感染は無症候性である．肺炎，イレウス，虫垂炎などがみられる．

□ 慢性的に感染した小児では栄養失調が生じうる．

□ 検便で糞便中の虫卵を検出して診断される．

□ 治療：アルベンダゾール，メベンダゾール，ピランテルパモ酸塩を使用する．

**2）アニサキス症**

■ アニサキスの幼虫が魚介類に寄生し，アニサキス症の病原体となる．サバ，イカなどの生食により感染する．

■ 胃アニサキス症では，サバ，イカなどの刺身を食べて数時間して，激しい上腹部痛，悪心・嘔吐を示す．

■ 腸アニサキス症では，虫体が腸に穿入し，腹痛，悪心・嘔吐などの症状がみられ，ときに腸閉塞や腸穿孔を併発する．

□ 治療：胃アニサキス症では内視鏡的に摘出する．腸アニサキス症では対症療法，ときに外科的摘出が行われる．

□ 予防：加熱（60℃で1分以上）が確実である．また冷凍処理（−20℃，24時間以上）によりアニサキス幼虫の感染性が失われる．

Note

10

# セルフアセスメント

**問1　感染症の分類について正しいのは？**
① 1〜4類感染症は直ちに届け出が必要である
② 結核は飛沫感染である
③ アスペルギルス症はウイルス疾患である
④ 性感染症では淋菌感染症が最も多い

**問2　ブドウ球菌感染症，レンサ球菌感染症について正しいのは？**
① MRSAはメチリシン感受性である
② MSSAでもペニシリナーゼを産生する場合，ペニシリンは無効である
③ レンサ球菌はグラム陰性菌である
④ レンサ球菌は主に皮膚に存在する

**問3　肺炎球菌感染症，淋菌感染症について間違いは？**
① 肺炎球菌にはマクロライド系薬が第一選択である
② 肺炎球菌は市中肺炎の原因菌として最も頻度が高い
③ 淋菌は子宮頸管炎をおこす
④ 淋菌は急性尿道炎をおこす

**問4　性器クラミジア感染症，梅毒について間違いは？**
① 性器クラミジア感染症は最も多い性感染症である
② クラミジア・トラコマチスが目に感染するとトラコーマをおこす
③ 梅毒トレポネーマはスピロヘータの一種である
④ 梅毒にはペニシリン系薬は無効である

**問5　麻疹，風疹について間違いは？**
① 麻疹は空気感染によって感染する
② 麻疹ではコプリック斑がみられる
③ 風疹ウイルスが妊娠初期に感染すると先天性風疹症候群をおこす
④ 風疹には抗ウイルス薬が有効である

**問6　流行性耳下腺炎，水痘・帯状疱疹について正しいのは？**
① 流行性耳下腺炎はヘルペスウイルスによっておこる
② 流行性耳下腺炎では睾丸炎がおこる
③ 水痘・帯状疱疹はムンプスウイルスによっておこる
④ 帯状疱疹では両側性の神経痛がおこる

**問7　性器ヘルペスウイルス感染症，尖圭コンジローマについて間違いは？**
① 性器ヘルペスウイルス感染症は神経節に潜伏し再発する
② 性器ヘルペスウイルス感染症では髄膜炎を合併することがある
③ 尖圭コンジローマは悪性化することが多い
④ 尖圭コンジローマはヒトパピローマウイルスによっておこる

**問8　AIDSについて間違いは？**
① ヒト免疫不全ウイルスによっておこる
② CD4リンパ球内でウイルス増殖する
③ 感染すると直ちに日和見感染症を発症する
④ 抗HIV薬が用いられる

**問9　真菌感染症について間違いは？**
① 口腔咽頭カンジダ症がみられる
② 食道カンジダ症がみられる
③ 抗真菌薬が用いられる
④ カンジダ血症はみられない

**問10　原虫感染症，寄生虫感染症について間違いは？**
① マラリアはハマダラカによって媒介される
② 先天性トキソプラズマ症は児に精神遅滞，脳性麻痺などをおこす
③ 回虫症は検尿で虫卵を検出して診断される
④ アニサキスはサバ，イカなどの生食により感染する

解答　問1：①，問2：②，問3：①，問4：④，問5：④，問6：②，問7：③，問8：③，問9：④，問10：③

# 第11章
## 中毒

✓ 到達目標

☐ 食中毒について説明できる.

☐ 薬毒物による中毒について説明できる.

☐ 農薬による中毒について説明できる.

☐ アルコール中毒, タバコ中毒, 一酸化炭素中毒について説明できる.

# 1 中毒・食中毒

表11-1　主な食中毒の原因菌・ウイルスと特徴

| | 菌・ウイルス名 | 特　徴 |
|---|---|---|
| 細菌 | サルモネラ | ●肉類・鶏卵に付着<br>●潜伏期：〜5日程度<br>●人獣共通感染症のひとつ<br>●夏に多い |
| | カンピロバクター | ●肉類に付着<br>●潜伏期：〜10日程度<br>●夏に多い |
| | 腸炎ビブリオ | ●魚介類に付着（生食による）<br>●潜伏期：12〜24時間<br>●夏に多い |
| | O-157（腸管出血性大腸菌） | ●加工食肉・野菜に付着<br>●潜伏期：2〜3日<br>●溶血性尿毒症症候群（HUS）の可能性 |
| | ボツリヌス | ●缶詰・真空パック，ハチミツ<br>●潜伏期：数時間〜3日程度<br>●神経症状 |
| | 赤痢 | ●水（不衛生な水など）など<br>●潜伏期：〜5日<br>●しぶり腹 |
| | コレラ | ●水（不衛生な水など）など<br>●潜伏期：〜3日<br>●下痢（米のとぎ汁様） |
| ウイルス | ノロウイルス | ●二枚貝・感染者の排泄物・嘔吐物など<br>●潜伏期：〜2日<br>●下痢・嘔吐・腹痛<br>●冬に多い |
| | ロタウイルス | ●水など<br>●潜伏期：〜3日<br>●下痢・嘔吐<br>●冬に多い |

□ 中毒とは，生体に対して毒性を有する物質が許容量を超えて体内に取り込まれることにより，生体の正常な機能が阻害されることである．

□ 急性中毒は，食中毒や強力な毒物を取り入れることで，急速におこる．

□ 慢性中毒は，長期間にわたって少量ずつ体内に化学物質が貯留することでおこる．

## 1 食中毒の病態

■ 食中毒とは，有害・有毒な微生物や化学物質などの毒素を含む飲食物をヒトが経口摂取しておこる下痢，嘔吐，発熱などの疾患である．

- ■ 食中毒の原因として，細菌，ウイルス，自然毒，化学物質，寄生虫，カビなどがある．とくに，ノロウイルス，カンピロバクター，サルモネラ菌が多い（表11-1）．

- ■ 原因細菌として，カンピロバクター，サルモネラ菌，腸管出血性大腸菌，リステリア，黄色ブドウ球菌，腸炎ビブリオ，ウェルシュ菌，セレウス菌，ボツリヌス菌，赤痢菌，コレラ菌などがある．

- ■ 原因ウイルスとして，ノロウイルス，ロタウイルス，A型肝炎ウイルス，E型肝炎ウイルスなどがある．

- □ 動物性自然毒として，フグ毒，貝毒などがある．

- □ 植物性自然毒として，毒キノコ（厳密には菌類である），チョウセンアサガオ，バイケイソウ類，トリカブト類，ジャガイモ，ヤマゴボウ類，青梅，ヘチマ，ヒョウタン，マムシグサ，クワズイモなどがある．

- □ 化学物質として，ヒスタミンやアミンなどがある．これらは鮮度の落ちた魚，チーズ，発酵食品，腐敗した食品から生成する．

- □ 寄生虫，原虫として，ジストマ，有鉤嚢虫，無鉤条虫，粘液胞子虫，住肉胞子虫，アニサキス属，クリプトスポリジウムなどがある．

- □ カビ毒として，マイコトキシン（アフラトキシン），オクラトキシン，パツリンなどがある．

## 2 食中毒の治療

- □ ノロウイルスによる食中毒では，輸液などの対症療法を行う．

- □ カンピロバクターによる食中毒では，マクロライド系抗菌薬（アジスロマイシン，エリスロマイシンなど）の使用，および対症療法を行う．

- □ サルモネラ菌による食中毒では，ニューキノロン系抗菌薬（レボフロキサシン，シプロフロキサシンなど）の使用，および対症療法を行う．

## 3 食中毒の予防

- ■ 細菌による食中毒の予防：①清潔（食品につけない），②迅速・冷却・乾燥（増やさない），③加熱（殺す）．

- □ カンピロバクターによる食中毒の予防：食肉を十分に加熱（65℃以上，数分）し，生や半生で食べない．調理器具や食器を熱湯消毒し，十分に乾燥する．保存時や調理時に肉と他の食材（野菜，果物）との接触を回避する．

- □ サルモネラ菌による食中毒の予防：食肉や卵などの食材は，十分に加熱する．まな板，包丁，ふきんなどはよく洗い，熱湯や漂白剤などで殺菌する．調理後は早めに食べる．長期間の保存はできるかぎり避ける．ペットに触れたあとは，よく手を洗う．

- ■ ノロウイルスによる食中毒の予防：加熱，手洗い，消毒が重要である．ノロウイルスはアルコールでは消毒できない．嘔吐物など感染性のあるものを扱う際は，使い捨て手袋を利用し，ビニール袋などに密閉したうえで，廃棄する．消毒には次亜塩素酸ナトリウム（塩素系漂白剤），熱湯が有効である．

- □ 細菌・ウイルス以外の原因による食中毒の予防：誤食しない．

- □ 寄生虫による食中毒の予防：①清潔（食品につけない），②加熱（殺す）．

11

# 2 薬毒物による中毒

**表11-2** 急性薬物中毒における症状

| 症　状 | | 症状から疑われる主な薬毒物 |
|---|---|---|
| 全身症状 | 発熱 | アトロピン，抗うつ薬(三環系)，ジニトロフェノール |
| | 頭痛 | アトロピン，一酸化炭素 |
| 循環器 | 頻脈 | アトロピン，抗うつ薬(三環系) |
| | 徐脈 | ジギタリス製剤 |
| 呼吸器 | 呼吸困難 | アルコール，バルビツール酸系薬，青酸化合物 |
| 消化器 | 口渇 | アトロピン，抗うつ薬(三環系) |
| 眼 | 縮瞳 | 有機リン系農薬，抗うつ薬(三環系) |
| | 散瞳 | アトロピン |
| 腎・泌尿器 | 排尿障害 | アトロピン，抗うつ薬(三環系) |
| 皮膚 | 特徴的な皮膚色 | 一酸化炭素(顔面の潮紅)，ニコチン(ピンク色)，ジニトロフェノール(黄色) |
| | チアノーゼ | アトロピン |
| 脳神経 | けいれん | アトロピン，ニコチン，有機リン系農薬，抗うつ薬(三環系)，アルコール，一酸化炭素 |
| | 眠気 | 一酸化炭素 |
| | 流涎 | バルビツール酸系薬 |

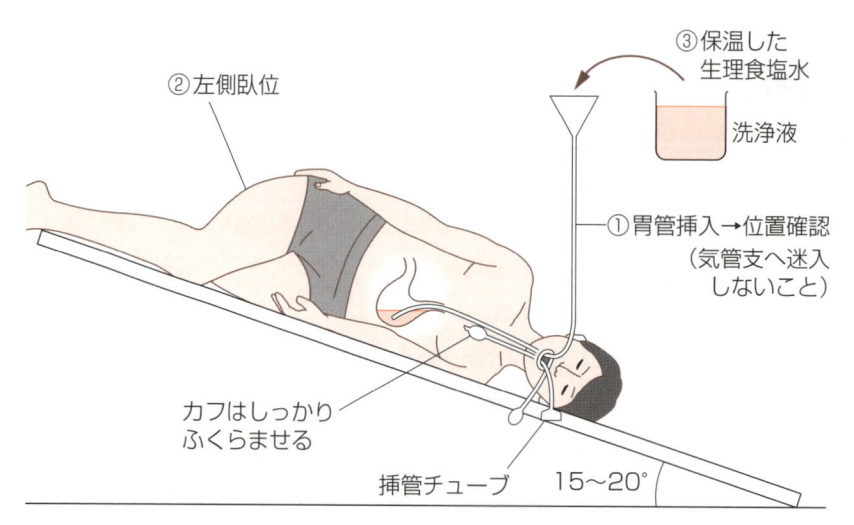

**図11-1** 胃洗浄の方法

胃内容物を排出→洗浄液注入→排液(自然排液・陰圧吸引)，排液がきれいになるまで繰り返す．

**表11-3** 中毒と解毒薬・拮抗薬

| 中毒物質 | 解毒薬・拮抗薬 |
|---|---|
| 有機リン化合物（殺虫剤など） | アトロピン，プラリドキシムヨウ化メチル（PAM） |
| 青酸化合物 | 亜硝酸アミル，亜硝酸ナトリウム，チオ硫酸ナトリウム，100% 酸素 |
| 麻薬 | ナロキソン |
| アセトアミノフェン（パラセタモール） | N-アセチルシステイン |
| ワルファリン | フィトメナジオン（ビタミン K） |
| 重金属 | キレート薬（EDTA，BAL など） |
| ベンゾジアゼピン系薬 | フルマゼニル |
| エチレングリコール，メタノール | エタノール |

PAM：pralidoxime methiodide，EDTA：ethylenediaminetetraacetic acid，BAL：British Anti-Lewisite（dimercaprol の商品名）

## 1 病　態

☐ 表11-2に急性中毒における症状を示す．

☐ 診断には問診が重要である．

■ バイタルサイン（体温，脈拍，血圧，呼吸），中枢神経症状，循環器症状，呼吸器症状，消化器症状，皮膚・口腔粘膜症状について観察する．

☐ 検体（血液，尿，便，胃内容物・胃洗浄液，嘔吐物，唾液，毛髪など）を採取し，原因となる薬毒物を同定する．

## 2 治　療

☐ 胃内から薬毒物を排出する．

■ 催吐：経口摂取から4時間以内に，意識清明で，嚥下反射，咳嗽反射が十分にあり，薬毒物に催吐の禁忌がない場合に適応となる．意識障害がある場合や，腐食性，揮発性毒物の摂取の場合は禁忌である．咽頭の直接刺激などにより嘔吐を誘発させる．

■ 胃洗浄：薬毒物服用後1時間以内に胃洗浄を行う（図11-1）．腐食性，揮発性毒物の摂取の場合や，意識がない場合は気管内挿管を先に行う．1回ごとの注入量は成人で200 ～ 300 mLとし，排液がきれいになるまで繰り返す．

☐ 薬毒物の吸収の遅延：水や牛乳を投与する．

■ 薬毒物の解毒：解毒薬・拮抗薬（表11-3），活性炭を投与する．

☐ 最近では，催吐や胃洗浄はあまり行われなくなり，活性炭の投与が第一選択である．活性炭はほとんどの薬毒物を吸着するが，アルコール類，アルカリ類，フッ化物，無機酸，鉄，ヨウ化物，カリウム，リチウム，エチレングリコールなどは吸着しないので適応外である．

☐ 活性炭の投与法は，活性炭の懸濁液を経口投与する．または，胃管を入れて胃内容物を十分排出したうえで，活性炭の懸濁液を注入する．逆流を防ぐために45°ぐらいベッドアップしてから投与する（☞ p.212 図11-2参照）．

☐ 薬毒物の排泄促進：下剤，輸液，利尿薬，血液透析，血液吸着などを行う．

11

# 3 農薬による中毒

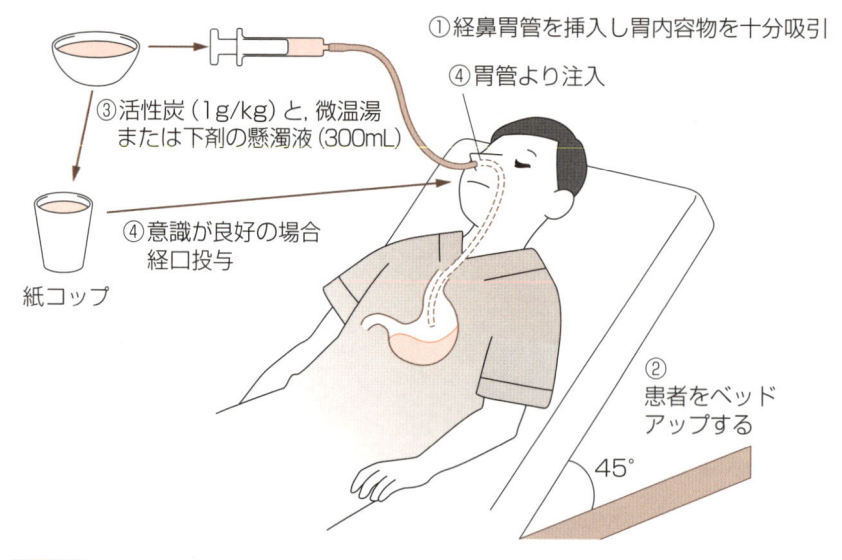

① 経鼻胃管を挿入し胃内容物を十分吸引
④ 胃管より注入
③ 活性炭(1g/kg)と,微温湯または下剤の懸濁液(300mL)
④ 意識が良好の場合経口投与
紙コップ
② 患者をベッドアップする
45°

図 11-2 活性炭の投与方法

Note

## 1 有機リン中毒

■ 有機リン酸は農薬として使用される．サリンも含まれる．

■ 有機リン酸はアセチルコリンを分解するアセチルコリンエステラーゼを阻害し，神経シナプス間隙のアセチルコリン濃度を高めることにより，アセチルコリン受容体を刺激する．

□ 軽症では，食欲不振，頭痛，流涎，悪心・嘔吐，腹痛，下痢など，中等症では，筋攣縮，構音障害，縮瞳など，重症では縮瞳，対光反射消失，呼吸不全，意識消失，筋弛緩などがみられる．

■ とくに，縮瞳が診断に有用である．

□ 血漿アセチルコリンエステラーゼの低下がみられる．

■ 治療：胃洗浄（☞p.210 図11-1 参照），活性炭（図11-2）や下剤の投与，硫酸アトロピンやプラリドキシムヨウ化メチル（PAM）の投与，大量輸液と利尿剤の投与などを行う．血液透析または血液吸着を行う．人工呼吸，酸素吸入を行う．

## 2 パラコート中毒

■ パラコートは除草剤として使用される．

■ パラコートは体内に入ると活性酸素を産生し細胞を傷害する．

□ 摂取直後〜1日目では，嘔吐，腹痛，下痢，消化管のびらん，食道穿孔など，大量の場合はショック，死亡，2〜3日目では，腎臓・肝臓障害により乏尿，無尿，黄疸などが，3〜14日目では肺線維症がみられる．

□ 尿に水酸化ナトリウムとハイドロサルファイトナトリウム（$Na_2S_2O_4$）を加えると青色に変色することから診断される．

■ 治療：胃洗浄，催吐，活性炭やイオン交換樹脂（ケイキサレート）の投与を行う．血液吸着を行う．腎不全では血液透析を行う．酸素投与は肺線維症を悪化させるので，$SpO_2$を90％以下にならないように最小限にする．

Note

# 4 身近なものによる中毒

**表11-4** 血中アルコール濃度と症状

| 血中濃度<br>（mg/dL） | 症　状 | |
|---|---|---|
| 50 未満 | ほろ酔い | 活発，陽気，爽快感，顔面潮紅 |
| 50 〜 150 | 軽い酩酊 | 陽気，多弁，感情が大きくなる |
| 150 〜 300 | 酩酊 | 歩行障害（千鳥足），判断力低下，興奮 |
| 300 〜 400 | 泥酔 | 意識障害，歩行困難，言語不明瞭，体温低下 |
| 400 以上 | | 昏睡，失禁，呼吸抑制，血圧低下，死亡 |

**表11-5** 一酸化炭素濃度と吸入時間・症状

| 空気中濃度<br>（%） | 吸入時間 | 症　状 |
|---|---|---|
| 0.02 | 2 〜 3 時間 | 前頭部に軽度の頭痛 |
| 0.04 | 1 〜 2 時間 | 前頭痛・吐き気 |
| | 2.5 〜 3.5 時間 | 後頭痛 |
| 0.08 | 45 分間 | 頭痛・めまい・吐き気・けいれん |
| | 2 時間 | 失神 |
| 0.16 | 20 分間 | 頭痛・めまい・吐き気 |
| | 2 時間 | 死亡 |
| 0.32 | 5 〜 10 分間 | 頭痛・めまい |
| | 30 分 | 死亡 |
| 0.64 | 1 〜 2 分間 | 頭痛・めまい |
| | 15 〜 30 分 | 死亡 |
| 1.28 | 1 〜 3 分間 | 死亡 |

Note

### 1 急性アルコール中毒

☐ 大量のエタノールを摂取したときにおきる.

☐ 少量では緊張の解放,思考,判断,自制が一部障害され,中等量では意識的運動が障害され,大量では重度の運動障害,情緒不安定,意識消失,呼吸困難,呼吸停止となる(表11-4).

☐ 治療:胃洗浄,大量輸液を行う.ビタミン$B_1$を投与する.呼吸,循環を管理し,重症では血液透析を行う.

### 2 タバコ中毒

☐ ニコチンを摂取したときにおきる.

☐ 成人ではタバコ約2本,小児では約1本が致死量である.

☐ 悪心・嘔吐,口腔・食道・胃粘膜の灼熱感,振戦,けいれん,呼吸不全,心不全,昏睡などがみられる.

☐ 治療:催吐,胃洗浄,活性炭や下剤の投与,輸液を行う.人工呼吸,酸素吸入,対症療法を行う.

### 3 一酸化炭素中毒

☐ 自動車排気ガス,都市ガス,火災,炭鉱爆発など燃料の不完全燃焼によって発生する一酸化炭素(CO)の吸入による(表11-5).

☐ COのヘモグロビンとの結合力は酸素の250倍であり,組織とくに中枢神経系への酸素供給が阻害される.

☐ CO濃度60～70%が致死濃度である.

☐ 頭痛,息切れ,悪心,めまい,耳鳴り,視力障害,散瞳,四肢痛,筋硬直,顔面紅潮,昏睡,呼吸停止,死亡などがみられる.

☐ 治療:換気し,新鮮な空気にする.100%酸素を投与する.高圧酸素療法を行う.

11

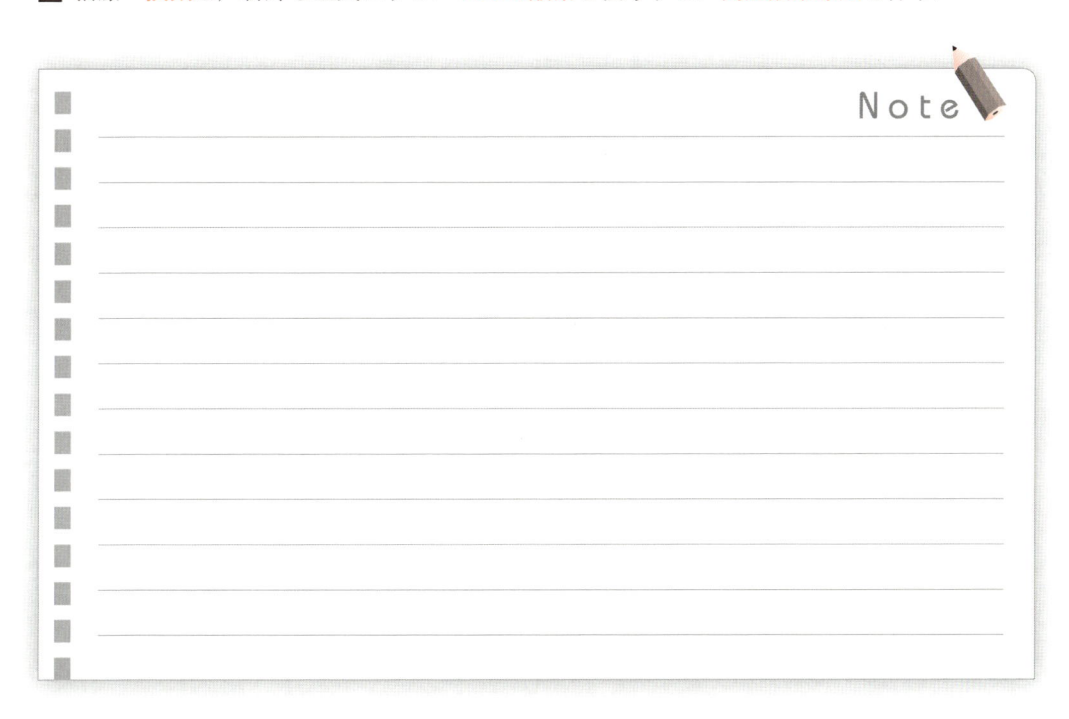

Note

# セルフアセスメント

**問1　食中毒について間違いは？**

① 原因ウイルスとしてノロウイルスが多い
② 原因細菌としてカンピロバクター，サルモネラ菌が多い
③ A型肝炎ウイルスは食中毒をおこす
④ B型肝炎ウイルスは食中毒をおこす

**問2　食中毒について正しいのは？**

① ノロウイルスによる食中毒では抗ウイルス薬を投与する
② ノロウイルスはアルコールで消毒できる
③ カンピロバクターによる食中毒ではマクロライド系抗菌薬を用いる
④ カンピロバクターによる食中毒は魚介類から感染する

**問3　薬毒物による中毒について間違いは？**

① 薬毒物による中毒には活性炭が用いられる
② 薬毒物による中毒には胃洗浄が行われる
③ 診断には問診は重要でない
④ 診断には検体を採取し原因となる薬毒物を同定する

**問4　有機リン中毒について正しいのは？**

① 有機リン酸はアセチルコリンエステラーゼを阻害する
② 散瞳がみられる
③ 活性炭の使用は禁忌である
④ アトロピンは無効である

**問5　パラコート中毒について間違いは？**

① パラコートは除草剤として用いられる
② パラコートは活性酸素を産生する
③ 肺線維症をきたす
④ 尿に $NaOH$ と $Na_2S_2O_4$ を加えると緑変する

**問6　急性アルコール中毒について間違いは？**

① 治療として大量輸液を行う
② 治療としてビタミン $B_{12}$ を投与する
③ 大量では意識消失，呼吸停止となる
④ 中等量では意識的運動が障害される

**問7　薬毒物の中毒について間違いは？**

① 有機リン化合物の拮抗薬としてアトロピンがある
② 麻薬の拮抗薬としてナロキソンがある
③ ワルファリンの拮抗薬としてビタミンDがある
④ アセトアミノフェンの拮抗薬として N-アセチルシステインがある

**問8　食中毒について間違いは？**

① O-157はHUSをおこす
② ボツリヌスは神経症状をおこす
③ ロタウイルスは嘔吐下痢症をおこす
④ ノロウイルスによる食中毒は夏に多い

**問9　タバコ中毒について間違いは？**

① 成人ではタバコ1本が致死量である
② 小児ではタバコ1本が致死量である
③ 治療として胃洗浄を行う
④ 治療として活性炭を投与する

**問10　一酸化炭素中毒について間違いは？**

① 一酸化炭素のヘモグロビン結合力は酸素の5倍である
② 一酸化炭素濃度60〜70%が致死濃度である
③ 治療として100%酸素を投与する
④ 治療として高圧酸素療法が行われる

解答　問1：④，問2：③，問3：③，問4：①，問5：④，問6：②，問7：③，問8：④，問9：①，問10：①

# 参考文献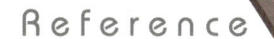

本書で取り上げた内容をより詳しく学びたい読者のために，以下の参考文献を提示する．参考にされたい．

## □病態治療学・病態生理学・内科学全般

1) 奈良信雄(編著)：ナースの内科学 改訂9版．中外医学社，2013
2) 井村裕夫(編集主幹)：わかりやすい内科学 第4版．文光堂，2014
3) 北村　諭：内科学(コメディカルのための専門基礎分野テキスト)第5版．中外医学社，2014
4) 佐藤千史ほか(編)：病態生理ビジュアルマップシリーズ．医学書院，2010 〜 2011

## □循環器(第2章)

1) 日本循環器学会ほか：急性心不全治療ガイドライン(2011年改訂版)．2013/9/20更新
2) 日本循環器学会ほか：慢性心不全治療ガイドライン(2010年改訂版)．2013/9/13更新
3) 日本高血圧学会高血圧治療ガイドライン作成委員会(編)：高血圧治療ガイドライン2014．ライフサイエンス出版，2014

## □呼吸器(第3章)

1) 日本呼吸器学会：特発性間質性肺炎 診断と治療の手引き 改訂第2版．南江堂，2011
2) 小山倫浩：Dr.オヤマの見る読むわかる胸部X線画像50基礎編．診断と治療社，2013
3) 小山倫浩：Dr.オヤマの見る読むわかる胸部X線画像50応用編．診断と治療社，2013

## □消化器(第4章)

1) 日本胃癌学会：胃癌取扱い規約 第14版．金原出版，2010
2) 大腸癌研究会：大腸癌取扱い規約 第8版．金原出版，2013

□腎・泌尿器(第5章)

1) 丹羽利充：透析療法ポケットナビ. 中外医学社, 2011

2) 日本腎臓学会：CKD診療ガイド2012. 東京医学社, 2012

3) 川口良人ほか：平成3年度厚生科学研究 腎不全医療研究事業報告書. 1992

4) 松尾清一ほか：ネフローゼ症候群診断指針. 日腎会誌 53：78-122, 2011


□代謝・内分泌(第6章)

1) 日本糖尿病学会(編著)：糖尿病治療ガイド2014-2015. 文光堂, 2014

2) 日本糖尿病学会 糖尿病診断基準に関する調査検討委員会：糖尿病の分類と診断基準に関する委員会報告. 糖尿病 53：450-467, 2010

3) 日本動脈硬化学会編：動脈硬化性疾患予防のための脂質異常症治療ガイド2013年版. 日本動脈硬化学会, 2013

4) メタボリックシンドローム診断基準検討委員会：メタボリックシンドロームの定義と診断基準. 日内会誌 94：794-809, 2005

5) 日本痛風・核酸代謝学会ガイドライン改訂委員会編：高尿酸血症・痛風の治療ガイドライン 第2版. メディカルレビュー社, 2010

6) 折茂　肇ほか：原発性骨粗鬆症の診断基準. 日骨代謝誌 18：76-82, 2001


□脳・神経系(第8章)

1) 永井将弘：新しいParkinson病治療薬と使い方. 日内会誌 104：1558-1564, 2015

218

# 医療系学生のための
# 図解病態治療学テキスト＆ノート　INDEX

## ■記号・数字索引■

| | |
|---|---|
| $\alpha$-ガラクトシダーゼ | 111 |
| $\alpha$-グルコシダーゼ阻害薬 | 121 |
| $\delta$ 波 | 29 |
| Ⅰ型アレルギー | 57 |
| Ⅰ度房室ブロック | 27 |
| Ⅱ度房室ブロック | 27 |
| Ⅲ度房室ブロック | 27 |
| 1 型糖尿病 | 121 |
| 1 秒率 | 57 |
| 2 型糖尿病 | 121 |
| 3-3-9 度方式 | 8 |
| 5-フルオロウラシル | 69 |

## ■欧文索引■

### A

| | |
|---|---|
| A 型肝炎 | 83 |
| A 群 $\beta$ 溶血性レンサ球菌 | 105 |
| ABO 血液型 | 15 |
| ACTH | 119 |
| ADAMTS13 | 151 |
| ADH | 119, 131 |
| AHA/ACC ステージ分類（心不全） | 23 |
| AIDS | 203 |
| AKI | 99 |
| ALS | 165 |
| ANCA | 187 |
| APL | 145 |
| APS | 183 |
| APTT | 150, 152 |
| ASD | 41 |
| ASK | 105 |
| ASO | 105 |
| ATRA | 145 |
| AV ブロック | 27 |

### B

| | |
|---|---|
| B 型肝炎（ウイルス） | 83, 85 |
| B 細胞，B リンパ球 | 139 |
| BCAA | 85 |
| *BCR-ABL* 融合遺伝子 | 147 |
| BMI | 39, 125 |

| | |
|---|---|
| button hole 変形 | 177 |

### C

| | |
|---|---|
| C 型肝炎ウイルス | 85 |
| C 細胞 | 119 |
| CA19-9 | 89 |
| C-ANCA | 104, 189 |
| CD4 リンパ球 | 203 |
| CFU-E | 139 |
| CGA 分類 | 95 |
| CHDF | 89 |
| CHOP 療法 | 148 |
| CKD | 94 |
| CNS ループス | 179 |
| $CO_2$ ナルコーシス | 15 |
| COPD | 58 |
| CREST 症候群 | 181 |
| CRH | 119 |
| CVD | 95 |

### D

| | |
|---|---|
| DIC | 153 |
| DM | 180 |
| DMARD | 177 |
| DPP-4 阻害薬 | 121 |

### E

| | |
|---|---|
| EBM | 3 |
| EBN | 3 |
| EBV | 203 |
| eGFR | 95 |
| Epstein-Barr ウイルス | 203 |
| ESKD | 95 |

### F

| | |
|---|---|
| f 波 | 25 |
| F 波 | 25 |
| flower cell | 147 |
| FSH | 119 |

### G

| | |
|---|---|
| GBS | 167 |
| GERD | 68 |

| | |
|---|---|
| GFR | 94 |
| GH | 119 |
| GHRH | 119 |
| GLA | 111 |
| GnRH | 119 |
| GPA | 189 |

### H

| | |
|---|---|
| HD | 103 |
| HIV | 203 |
| HLA | 145 |
| HLA-B51 | 185 |
| HMG-CoA 還元酵素阻害薬 | 123 |
| HPV | 201 |
| HSV | 201 |
| HTLV-1 | 147 |
| HUS | 151 |

### I・J

| | |
|---|---|
| IBS | 77 |
| IgA 腎症 | 105 |
| IgE 抗体 | 57 |
| informed consent | 3 |
| ITP | 150 |
| JCS | 9 |

### L

| | |
|---|---|
| LE 細胞 | 179 |
| LE 体 | 179 |
| LH | 119 |

### M

| | |
|---|---|
| M タンパク血症 | 149 |
| MCHC | 141 |
| MCTD | 184 |
| MCV | 141 |
| MG | 167 |
| MMP3 | 177 |
| MONA | 33 |
| MPA | 187 |
| MPO-ANCA | 104, 187 |
| MRSA | 195 |

索引

| | | | | | | |
|---|---|---|---|---|---|---|
| MS | 166 | t-PA | 159 | **い** | |
| MSSA | 195 | TRH | 119 | 胃 | 67 |
| MTX | 177 | TSH | 119 | 胃炎 | 71 |
| | | TTP | 151 | 胃潰瘍 | 71 |
| **N** | | | | 胃がん | 71, 73 |
| NASH | 85 | **U・V・W・X** | | －の肉眼型分類 | 72 |
| NK 細胞 | 139 | UC | 79 | 異型狭心症 | 31 |
| NYHA 分類（心不全） | 23 | UIBC | 141 | 医原性気胸 | 61 |
| | | VSD | 41 | 意識混濁 | 9 |
| **P** | | VZV | 199 | 意識障害 | 9, 51 |
| PAM | 213 | WPW 症候群 | 29 | 意識変容 | 9 |
| P-ANCA | 104, 187 | X 連鎖劣性遺伝 | 111 | 意識レベル | 9 |
| $PaO_2$ | 15 | | | 萎縮性胃炎 | 142 |
| PCI | 33 | **■和文索引■** | | 異常 Q 波 | 33 |
| PD | 103 | **あ** | | 胃食道逆流症 | 68 |
| PEG | 13 | アイゼンメンゲル症候群 | 41 | 異所性 P 波 | 29 |
| Ph 染色体 | 146 | 悪性高血圧 | 109 | 胃洗浄 | 211 |
| PKD | 111 | 悪性症候群 | 165 | イソニアジド | 55 |
| PM | 180 | 悪性新生物 | 5 | 溢血斑 | 43 |
| PN | 187 | 悪性貧血 | 142 | 一酸化炭素中毒 | 215 |
| POMR | 11 | 悪性リンパ腫 | 148 | 胃底腺ポリープ | 73 |
| POS | 11 | 朝のこわばり | 177 | 遺伝因子 | 5 |
| PR3-ANCA | 104, 189 | アシクロビル | 169, 199 | 遺伝性球状赤血球症 | 143 |
| PT | 150 | アジソン病 | 135 | 遺伝性腎疾患 | 110 |
| PTH | 119, 133 | アシドーシス | 47 | 遺伝性楕円赤血球症 | 143 |
| | | アスペルギローマ | 55 | 遺伝性肥満 | 125 |
| **Q・R** | | アセチルコリン | 21, 164 | 胃ポリープ | 73 |
| QOL | 17 | アセチルコリンエステラーゼ | | 医療面接 | 11 |
| RA | 177 | | 213 | イレウス | 77 |
| RF | 177 | 圧痛点 | 74 | 胃瘻 | 13 |
| Rh 血液型 | 15 | アトピー型（気管支喘息） | 57 | インスリン | 119, 121 |
| | | アドレナリン | 119 | 陰性 T 波 | 33 |
| **S** | | アトロピン | 213 | インドキシル硫酸 | 95 |
| SLE | 107, 109, 179 | アニサキス症 | 205 | インフォームド・コンセント | 3 |
| SOAP | 11 | アミラーゼ | 89 | インフルエンザ | 48 |
| $SpO_2$ | 9, 15 | アミロイド斑 | 163 | －脳症 | 49 |
| SS | 183 | アミン | 209 | | |
| SSc | 181 | アルガトロバン | 159 | **う** | |
| STI | 193 | アルカローシス | 47 | ウイルス感染症 | |
| ST 下降 | 31 | アルコール | 89 | | 193, 198, 200, 202 |
| ST 上昇 | 31, 33 | －性肝炎 | 85 | ウェンケバッハ型 | 27 |
| swan neck 変形 | 177 | －中毒 | 215 | 右脚ブロック | 41 |
| | | アルツハイマー病 | 163 | 右軸偏位 | 41 |
| **T** | | アルテプラーゼ | 159 | 右心不全 | 41 |
| T 細胞 | 139 | アルドステロン | 119, 135 | 運動 | 39 |
| T リンパ球 | 139 | アルポート症候群 | 111 | －神経 | 157 |
| $T_3$ | 119 | アレルギー性紫斑病 | 150 | | |
| $T_4$ | 119 | アンカードラッグ | 177 | **え** | |
| TIBC | 141 | 安静狭心症 | 31 | 栄養療法 | 13 |
| TNM 分類 | 63 | 安定狭心症 | 31 | 壊死性半月体形成腎炎 | 189 |

| | | | | | | | |
|---|---|---|---|---|---|---|---|
| エストロゲン | 119 | 活性化部分トロンボプラスチン | | 機械性イレウス | 77 |
| エダラボン | 159 | 　時間 | 152 | 気管支炎 | 48 |
| エタンブトール | 55 | 活性酸素 | 213 | 気管支喘息 | 56 |
| エリスロポエチン | 139 | 活性炭 | 211 | 気胸 | 61 |
| 遠位尿細管 | 93 | 滑脱型（食道裂孔ヘルニア） | 69 | 器質性狭心症 | 31 |
| 遠隔臓器転移 | 73 | カテコールアミン | 135 | キス病 | 203 |
| 嚥下障害 | 51 | 過粘度症候群 | 149 | 寄生虫疾患 | 193, 205 |
| 遠心性神経 | 157 | 過敏性腸症候群 | 77 | 基礎医学 | 3 |
| エンドクリン | 119 | カフ | 7 | 拮抗薬 | 211 |
| 円板状紅斑 | 179 | ガム試験 | 183 | 気道 | 47 |
| 延命措置 | 17 | カルシウム拮抗薬 | 39 | 機能性イレウス | 77 |
| | | カルテ | 11 | 逆流性食道炎 | 68, 181 |
| **お** | | がん | 5 | 吸収性無気肺 | 15 |
| 黄色ブドウ球菌 | 195 | 肝炎ウイルス | 83 | 求心性神経 | 157 |
| 黄体形成ホルモン | 119 | 　－マーカー | 83 | 急性アルコール中毒 | 215 |
| オウム病クラミジア | 51 | 感覚神経 | 157 | 急性胃炎 | 71 |
| オキシトシン | 119 | 肝がん | 85 | 急性肝炎 | 83 |
| オザグレル | 159 | 肝機能低下 | 85 | 急性冠症候群 | 31 |
| オスラー結節 | 43 | 眼球突出 | 133 | 急性気管支炎 | 48 |
| | | 環境因子 | 5 | 急性骨髄性白血病 | 144 |
| **か** | | 冠血栓性狭心症 | 31 | 急性糸球体腎炎 | 105 |
| 回帰興奮 | 29 | 間欠熱 | 6 | 急性腎障害 | 99 |
| 外傷性気胸 | 61 | 肝硬変 | 83, 85 | 急性心不全 | 23 |
| 回虫症 | 205 | 肝細胞がん | 83, 85 | 急性腎不全 | 99 |
| 回腸 | 67 | カンジダ症 | 204 | 急性膵炎 | 88 |
| 貝毒 | 209 | 間質（肺） | 47 | 急性前骨髄球性白血病 | 145 |
| 海馬 | 157 | 間質性肺炎 | 53, 189 | 急性尿道炎 | 197 |
| 回復期（百日咳） | 53 | 冠状動脈 | 21 | 急性白血病 | 144 |
| 回盲弁 | 67 | 冠性T波 | 33 | 急性腹症 | 75 |
| 潰瘍 | 71, 185 | 乾性咳 | 51 | 急性リンパ球性白血病 | 144 |
| 　－性大腸炎 | 79 | 肝性脳症 | 83, 85 | 急速進行性糸球体腎炎 | 105 |
| 外用薬 | 13 | 関節リウマチ | 177 | 吸入ステロイド薬 | 57 |
| 下顎呼吸 | 9 | 感染経路 | 193 | キュンメル点 | 75 |
| 過換気症候群 | 47 | 感染症 | 192 | 胸腔 | 47 |
| 芽球 | 145 | 感染性心内膜炎 | 37, 42 | 　－ドレナージ | 61 |
| 拡散 | 103 | 感染性腸炎 | 74 | 供血者 | 15 |
| 拡張型心筋症 | 35 | 完全房室ブロック | 27 | 凝固異常 | 152 |
| 拡張期血圧 | 7, 39 | 肝転移 | 73 | 凝集素反応 | 179 |
| 過形成性ポリープ | 73 | 冠動脈硬化症 | 33 | 狭心症 | 31 |
| 過呼吸 | 9 | 肝内結石症 | 87 | 胸水 | 61 |
| 下垂体 | 119, 130 | 間脳 | 157 | 胸痛 | 61 |
| 　－腺腫 | 131, 171 | カンピロバクター | 75, 209 | 強皮症 | 181 |
| ガス交換 | 47 | 鑑別診断 | 11 | 　－腎クリーゼ | 181 |
| かぜ | 48 | 感冒 | 48 | 胸膜 | 60 |
| 　－症候群 | 49 | 冠攣縮性狭心症 | 31 | 　－癒着術 | 61 |
| 家族性高コレステロール血症 | | 緩和医療 | 17 | 胸膜炎 | 61 |
| | 122 | 緩和ケア | 17 | 鏡面像 | 55, 77 |
| カタル期（百日咳） | 53 | | | 虚血性心疾患 | 30, 32 |
| 顎下腺 | 67 | **き** | | 巨人症 | 131 |
| 褐色細胞腫 | 135 | 期外収縮 | 29 | 巨赤芽球性貧血 | 142 |

| | | | | | |
|---|---|---|---|---|---|
| ギラン・バレー症候群 | 167 | 血圧 | 7 | 抗 CCP 抗体 | 177 |
| 筋萎縮性側索硬化症 | 165 | 血液型 | 15 | 抗 HIV 薬 | 203 |
| 近位尿細管 | 93 | －不適合輸血 | 15 | 抗 Jo-1 抗体 | 181 |
| 禁煙 | 39, 59 | 血液浄化療法 | 15 | 高 LDL コレステロール血症 | 122 |
| 菌血症 | 43 | 血液透析 | 103 | | |
| 筋原性酵素 | 181 | 結核 | 5, 54 | 抗 Scl-70 抗体 | 181 |
| 筋ジストロフィー | 171 | 血管異常 | 150 | 抗 Sm 抗体 | 179 |
| 筋障害 | 171 | 血管炎 | 187 | 抗 SS-A 抗体 | 183 |
| 筋性防御 | 75 | －症候群 | 186 | 抗 SS-B 抗体 | 183 |
| 筋層 | 67 | 血球 | 138 | 抗 U1-RNP 抗体 | 184 |
| | | 月経随伴性気胸 | 61 | 抗アセチルコリン受容体抗体 | 167 |
| **く** | | 血腫 | 161 | | |
| 空気感染 | 55, 193 | 血小板 | 139 | 降圧薬 | 39 |
| 空腸 | 67 | －数 | 150 | 抗インフルエンザウイルス薬 | 48 |
| クオンティフェロン | 55 | 血清鉄 | 141 | | |
| 駆出性収縮期雑音 | 41 | 血清補体価 | 179 | 好塩基球 | 139 |
| クスマウル呼吸 | 9 | 血清マトリックスメタロプロテ | | 抗核抗体 | 179 |
| クッシング症候群 | 135 | アーゼ 3 | 177 | 口渇 | 183 |
| クッシング病 | 135 | 結石 | 113 | 高カリウム血症 | 95, 97, 101, 115 |
| くも膜下出血 | 161 | 結節性多発動脈炎 | 187 | 高カルシウム血症 | 115 |
| クラミジア・トラコマチス | 197 | 血栓性血小板減少性紫斑病 | 151 | 抗カルジオリピン抗体 | 183 |
| クラミジア肺炎 | 51 | 血中・尿中抗ピロリ IgG 抗体 | | 高カロリー輸液 | 13 |
| グリオーマ | 171 | 検査 | 71 | 交感神経 | 21, 157 |
| グルカゴン | 119 | 結腸 | 67 | 抗けいれん薬 | 169 |
| グルコース・インスリン療法 | 115 | 血糖値 | 120 | 高血圧 | 7, 38, 95 |
| クレチン症 | 133 | 結膜炎 | 197 | 抗結核薬 | 55 |
| クロイツフェルト・ヤコブ病 | 169 | 血友病 | 152 | 高血糖 | 121 |
| クローン病 | 79 | 解毒薬 | 211 | 膠原病 | 175 |
| クロスマッチ | 15 | ケルクリング皺襞 | 77 | －類縁疾患 | 175 |
| | | ケルニッヒ徴候 | 161 | 抗甲状腺薬 | 133 |
| **け** | | 原因療法 | 13 | 抗好中球細胞質抗体 | 187 |
| 痙咳期(百日咳) | 53 | 減塩 | 39 | 虹彩毛様体炎 | 185 |
| 経口栄養 | 13 | 限外濾過 | 103 | 交差適合試験 | 15 |
| 経口感染 | 193 | 限局性強皮症 | 181 | 好酸球 | 139 |
| 経口血糖降下薬 | 120 | 健康 | 5 | 高次機能 | 157 |
| 経口薬 | 13 | 減呼吸 | 9 | 抗シトルリン化ペプチド抗体 | 177 |
| 形質細胞 | 149 | 言語コミュニケーション | 11 | | |
| －白血病 | 149 | 現症 | 11 | 甲状腺 | 119, 133 |
| 経腸栄養 | 13 | 原虫疾患 | 193, 204 | 甲状腺機能亢進症 | 133 |
| 経皮感染 | 193 | 原発性アルドステロン症 | 135 | 甲状腺機能低下症 | 133 |
| 経鼻経管栄養法 | 13 | 原発性肝がん | 85 | 甲状腺刺激ホルモン | 119 |
| 経皮的冠動脈インターベンショ | | 原発性肺がん | 63 | －放出ホルモン | 119 |
| ン | 33 | 原発性肥満 | 125 | 甲状腺腫大 | 133 |
| 経皮的動脈血酸素飽和度 | 9 | 原発性マクログロブリン血症 | 149 | 甲状腺ホルモン | 119, 133 |
| 経皮的内視鏡的胃瘻増設術 | 13 | 顕微鏡的多発血管炎 | 187 | 硬性下疳 | 197 |
| 傾眠 | 9 | 減量 | 39, 125 | 光線過敏症 | 179 |
| 稽留熱 | 6 | | | 拘束性肺障害 | 53 |
| 劇症肝炎 | 83 | **こ** | | 酵素補充療法 | 111 |
| | | 抗 2 本鎖 DNA 抗体 | 179 | 高窒素血症 | 95, 101 |

好中球 139
高張グリセロール 159, 169
後天性免疫不全症候群 203
抗糖脂質抗体 167
抗トポイソメラーゼⅠ抗体 181
高トリグリセリド血症 122
高ナトリウム血症 114
高二酸化炭素血症 59
高尿酸血症 101, 109, 127
高熱 7, 51
後腹膜 93
項部硬直 161
酵母 204
硬膜下血腫 161
高マグネシウム血症 101
抗マラリア薬 204
硬脈 7
肛門 67
絞扼性イレウス 77
抗リウマチ薬 177
抗利尿ホルモン 119, 131
高リン血症 101, 115
抗リン脂質抗体 179
　－症候群 183
誤嚥 51
　－性肺炎 51
呼吸 9
　－困難 61
　－数 9
　－性アシドーシス 47
　－性アルカローシス 47
　－停止 17
　－リハビリテーション 59
骨打ち抜き像 149
骨髄異形成症候群 145
骨粗鬆症 129
骨端線 131
ゴットロン徴候 181
骨量 129
固定性分裂 41
古典的膠原病 175
ゴナドトロピン 119
　－放出ホルモン 119
コプリック斑 198
ゴム腫 197
固有心筋 25
コルチゾル 119, 135
コルヒチン 127
コレステロール 122
　－結石 87

コレラ菌 209
コロトコフ音 7
混合型（食道裂孔ヘルニア） 69
混合感染 55
混合性結合組織病 184
混迷 9

さ
サーファクタント 46
再活性化（水痘・帯状疱疹ウイ
　ルス） 199
再活性化（単純ヘルペスウイル
　ス） 201
細気管支 47
細菌感染症 193, 194, 196
細菌性肺炎 50
最高血圧 7
再構築（気道の） 57
細小血管障害 109
再生不良性貧血 142
在宅酸素療法 9
最低血圧 7
催吐 211
サイロキシン 119
サイン 7
錯乱 9
さじ状爪 141
左室肥大 41
雑音（聴診） 41
刷子縁 67
サリン 213
サルモネラ 75, 209
酸塩基平衡 139
三尖弁 21
　－輪 25
酸素中毒症 15
酸素療法 15

し
死 17
　－の3徴候 17
死因 5
シェーグレン症候群 183
ジェーンウェイ斑 43
シェーンライン-ヘノッホ症候
　群 150
自覚症状 7
耳下腺 67
子宮頸管炎 197
糸球体 93

　－過剰濾過 95
　－硬化 95
　－腎炎 105
　－毛細血管 93
　－濾過量 94
刺激伝導系 25
止血 139
自己抗体 174
自己免疫疾患 174
自己免疫性肝炎 85
自己免疫性溶血性貧血 143
脂質異常症 122
視床 157
視床下部 119, 157
　－性肥満 125
視診 11
ジストロフィンタンパク 171
シスプラチン 69
自然気胸 61
持続的血液透析濾過療法 89
市中肺炎 50
弛張熱 6
疾患 5
実質（肺） 47
湿性咳 51
指定感染症 193
至適血圧 39
自動能 25
紫斑 150
　－病性腎炎 105
社会医学 3
尺側偏位 177
シャルコーの3徴 87
周期熱 6
集合管 93
シュウ酸カルシウム結石 113
収縮期血圧 7, 39
重症筋無力症 167
十二指腸 67
　－潰瘍 71
終末期医療 17
宿主 193
縮瞳 213
受血者 15
主膵管 67
主訴 7
出血性疾患 150
腫瘍マーカー 63
消化管 67
消化器 67

| | | | | | | | |
|---|---|---|---|---|---|---|---|
| 消化性潰瘍 | 71 | －膠腫 | 171 | －欠損症 | 41 |
| 消化腺 | 67 | －節 | 201 | 腎門 | 93 |
| 消化態栄養剤 | 13 | －梅毒 | 197 | 診療録 | 11 |
| 上気道炎 | 48 | －変性疾患 | 162 | | |
| 小細胞がん | 63 | 心血管疾患 | 95 | **す** | |
| 硝子化 | 107 | 心原性脳塞栓症 | 159 | 膵液 | 67 |
| 上室性期外収縮 | 29 | 腎硬化症 | 109 | 膵がん | 89 |
| 小腸 | 67 | 人工唾液 | 183 | 推算 GFR | 95 |
| 消毒 | 209 | 人工涙液 | 183 | 水腎症 | 113 |
| 小脳 | 157 | 深昏睡 | 9 | 膵石 | 89 |
| 漿膜 | 67 | 診察 | 11 | 膵臓ランゲルハンス島 | 119 |
| 静脈栄養 | 13 | 心室 | 21 | 錐体外路症状 | 164 |
| 静脈炎 | 13 | 心疾患 | 5 | 水痘 | 199 |
| 静脈還流 | 21, 23 | 心室細動 | 29 | －疹 | 199 |
| 小葉 | 47 | 心室性期外収縮 | 29 | －・帯状疱疹ウイルス | 199 |
| 上腕動脈圧 | 7 | 心室中隔 | 21, 41 | 膵島 | 119 |
| 初期硬結 | 197 | －欠損症 | 41 | 髄膜炎 | 9, 169 |
| 除菌療法 | 71 | 心室頻拍 | 29 | 髄膜腫 | 171 |
| 食事療法 | 13 | 人獣共通感染症 | 55 | 睡眠時無呼吸症候群 | 39 |
| 触診 | 11 | 腎小体 | 93 | 頭蓋内圧亢進 | 159, 171 |
| 食中毒 | 208 | 腎錐体 | 93 | スターリングの法則 | 21 |
| 食道 | 67, 68 | 腎性高血圧 | 39 | スタチン | 123 |
| －がん | 69 | 新生児結膜炎 | 197 | ステロイドパルス療法 | 179 |
| －裂孔ヘルニア | 69 | 新生児肺炎 | 197 | ストレプトマイシン | 55 |
| 植物状態 | 17 | 新生児溶血性貧血 | 143 | スパイロメトリー | 53, 57 |
| 徐呼吸 | 9 | 腎性貧血 | 101 | スピロヘータ | 197 |
| 助産婦手位 | 133 | 腎臓 | 93 | スプーン状爪 | 141 |
| 除水 | 103 | 心臓死 | 17 | スルホニル尿素薬 | 121 |
| 女性ホルモン | 119 | 心臓拍動停止 | 17 | | |
| 除草剤 | 213 | 心臓拍動リズム | 25 | **せ** | |
| 徐脈 | 7 | 心臓弁膜症 | 36 | 生活習慣 | 39 |
| －頻脈症候群 | 27 | 迅速ウレアーゼ試験 | 71 | －病 | 5, 59 |
| 自律神経系 | 157 | 身体診察 | 11 | 生活の質 | 17 |
| シルマー試験 | 183 | 腎代替療法 | 97 | 性感染症 | 193 |
| 腎移植 | 103 | 深達度 | 73 | 性器クラミジア感染症 | 197 |
| 腎盂 | 93 | 診断的治療 | 13 | 性器ヘルペスウイルス感染症 | |
| －腎炎 | 113 | 腎柱 | 93 | | 201 |
| 心外膜 | 21 | 心電図 | 25 | 成人 T 細胞性白血病 | 147 |
| 新型インフルエンザ | 49 | －異常 | 115 | 成人病 | 5 |
| －等感染症 | 193 | 心内膜 | 21 | 生前意思 | 17 |
| 新感染症 | 193 | －炎 | 42 | 精巣 | 119 |
| 心筋 | 25 | 腎乳頭 | 93 | 成長ホルモン | 119 |
| －逸脱酵素 | 33 | 腎杯 | 93 | －放出ホルモン | 119 |
| －炎 | 35 | 心拍出量 | 21 | 生物学的製剤 | 177 |
| 真菌感染症 | 193, 204 | 心肥大 | 35 | 成分栄養剤 | 13 |
| 心筋梗塞 | 31, 33 | 心不全 | 9, 22 | 成分輸血 | 15 |
| 心筋症 | 35 | 心房 | 21 | 整脈 | 7 |
| 心筋層 | 21 | －細動 | 25, 36 | 清明 | 9 |
| 神経 | 156 | －粗動 | 25 | －度 | 9 |
| －学的診察 | 11 | 心房中隔 | 21, 41 | 生理活性物質 | 119 |

| | | | | | | |
|---|---|---|---|---|---|---|
| 脊髄 | 157 | ダイアライザー | 103 | 虫垂 | 67 | |
| −神経 | 157 | 体温 | 7 | −炎 | 75 | |
| 赤痢アメーバ | 75 | 大細胞がん | 63 | 中枢神経系 | 157 | |
| 赤痢菌 | 209 | 代謝性アシドーシス | 101 | 中枢神経ループス | 179 | |
| 石灰化(大動脈弁の) | 37 | 代償性肝硬変 | 85 | 中枢尿崩症 | 114 | |
| 舌下腺 | 67 | 帯状疱疹 | 199 | 中等度熱 | 7 | |
| 赤血球 | 139 | 対症療法 | 13 | 中毒 | 208 | |
| −コロニー形成細胞 | 139 | 体性神経系 | 157 | 腸炎 | 74 | |
| −破砕症候群 | 143 | 大腸がん | 5, 81 | −ビブリオ | 75 | |
| 節酒 | 39 | −の肉眼型分類 | 80 | 腸管出血性大腸菌 | 209 | |
| 腺がん(大腸がん) | 81 | 大腸ポリープ | 81 | 蝶形紅斑 | 179 | |
| 腺がん(肺がん) | 63 | 耐糖能 | 121 | 徴候 | 7 | |
| 尖圭コンジローマ | 201 | 大動脈弁 | 21 | 腸絨毛 | 67 | |
| 全血輸血 | 15 | −狭窄症 | 37 | 聴診 | 11 | |
| 腺腫(大腸ポリープ) | 81 | −閉鎖不全症 | 37 | −法 | 6 | |
| 全身性エリテマトーデス | | 大脳 | 157 | 腸閉塞 | 77 | |
| | 107, 109, 179 | −基底核 | 157 | 治療 | 13 | |
| 全身性強皮症 | 181 | −皮質 | 157 | チロシンキナーゼ阻害薬 | 147 | |
| 先端巨大症 | 131 | −辺縁系 | 157 | | | |
| 疝痛発作 | 87 | 唾液腺 | 67, 183 | **つ・て** | | |
| 先天性心疾患 | 40 | 他覚的所見 | 7 | 痛風 | 127 | |
| 先天性トキソプラズマ症 | 204 | 多剤併用療法 | 203 | −腎 | 109 | |
| 先天性風疹症候群 | 199 | 打診 | 11 | 低HDLコレステロール血症 | | |
| 全トランス型レチノイン酸 | 145 | 脱気 | 61 | | 122 | |
| 全脳死 | 17 | 脱髄斑 | 166 | 低カリウム血症 | 115 | |
| 潜伏期 | 193 | 多尿 | 131 | 低カルシウム血症 | 101, 115 | |
| せん妄 | 9 | タバコ中毒 | 215 | 低酸素血症 | 59 | |
| | | 多発血管炎性肉芽腫症 | 189 | 低ナトリウム血症 | 114 | |
| **そ** | | 多発性関節炎 | 177 | 低補体血症 | 105 | |
| 臓器移植法 | 17 | 多発性筋炎 | 180 | 低リン血症 | 115 | |
| 造血幹細胞 | 142 | 多発性硬化症 | 166 | テストステロン | 119 | |
| 造血細胞 | 144 | 多発性骨髄腫 | 149 | デスモプレシン | 114 | |
| 巣状分節性糸球体硬化症 | 107 | 多発性嚢胞腎 | 111 | 鉄欠乏性貧血 | 141 | |
| 総胆管 | 67 | 胆管細胞がん | 85 | 鉄剤 | 141 | |
| −結石症 | 87 | 単球 | 139 | デヒドロエピアンドロステロン | | |
| 総鉄結合能 | 141 | 胆汁 | 67 | | 119 | |
| 僧帽弁 | 21 | 単純性イレウス | 77 | 転移性肝がん | 85 | |
| −逸脱 | 37 | 単純ヘルペスウイルス | | 転移性肺がん | 63 | |
| −狭窄症 | 36 | | 169, 201 | 電解質 | 114 | |
| −閉鎖不全症 | 36 | 男性ホルモン | 119 | −コルチコイド | 119 | |
| 足細胞 | 107 | 胆石 | 87 | 転座 | 146 | |
| 塞栓症 | 36 | 胆嚢炎 | 87 | 伝染性単核球症 | 203 | |
| 続発性気胸 | 61 | 胆嚢結石症 | 87 | 点滴注射 | 13 | |
| 組織プラスミノーゲンアクチベ | | タンパク分解酵素阻害薬 | 89 | | | |
| −ーター | 159 | | | **と** | | |
| ソマトスタチン | 119 | **ち** | | 瞳孔対光反射消失 | 17 | |
| 尊厳死 | 17 | チェーン・ストークス呼吸 | 9 | 糖質コルチコイド | 119 | |
| | | チャート | 11 | 洞性徐脈 | 27 | |
| **た** | | 注射薬 | 13 | 洞性頻脈 | 27 | |
| ターミナルケア | 17 | 中心静脈栄養 | 13 | 透析 | 101, 103 | |

| | | |
|---|---|---|
| 凍瘡様皮疹 | 179 | |
| 洞停止・洞房ブロック | 27 | |
| 糖尿病 | 89, 107, 120 | |
| －合併症 | 121 | |
| －性昏睡 | 9 | |
| －性腎症 | 95, 101, 109 | |
| 頭部外傷 | 161 | |
| 洞不全症候群 | 27 | |
| 洞房結節 | 25 | |
| 動脈血酸素濃度 | 15 | |
| 動脈血酸素飽和度 | 15 | |
| 動脈瘤 | 187 | |
| 洞リズム | 25 | |
| ドーパミン | 119 | |
| トキソプラズマ症 | 204 | |
| 毒キノコ | 209 | |
| 特殊心筋 | 25 | |
| 特発性間質性肺炎 | 53 | |
| 特発性血小板減少性紫斑病 | 150 | |
| ドナー | 15, 103 | |
| ドパミン | 164 | |
| －アゴニスト | 165 | |
| ドライアイ | 183 | |
| トラコーマ | 197 | |
| 鳥インフルエンザ | 49 | |
| トリグリセリド | 122 | |
| トリヨードサイロニン | 119 | |
| 貪食能 | 139 | |

**な**

| | | |
|---|---|---|
| 内因子 | 142 | |
| 内科学 | 3 | |
| 内視鏡的粘膜切除術 | 80 | |
| 内臓求心性神経 | 157 | |
| 内臓脂肪 | 125 | |
| 内分泌 | 119 | |
| －性高血圧 | 39 | |
| －性肥満 | 125 | |
| ナチュラルキラー細胞 | 139 | |
| 軟脈 | 7 | |

**に**

| | | |
|---|---|---|
| 肉芽腫性炎症性疾患 | 79 | |
| ニコチン | 215 | |
| 二次性高血圧 | 39 | |
| 二次性肥満 | 125 | |
| 二重支配 | 21 | |
| ニトログリセリン | 31 | |
| ニボー | 55, 77 | |
| 日本昏睡尺度 | 9 | |

| | | |
|---|---|---|
| ニューモシスチス肺炎 | 149 | |
| 尿管 | 93 | |
| 尿細管 | 93 | |
| －間質性腎炎 | 99 | |
| 尿酸塩 | 127 | |
| 尿素呼気テスト | 71 | |
| 尿タンパク／クレアチニン比 | 95 | |
| 尿道 | 93 | |
| －炎 | 197 | |
| 尿毒症 | 9, 95, 101 | |
| 尿の混濁 | 113 | |
| 尿崩症 | 131 | |
| 尿路結石 | 113 | |
| 妊娠高血圧 | 39 | |
| 妊娠糖尿病 | 121 | |
| 認知症 | 163 | |

**ね**

| | | |
|---|---|---|
| 熱型 | 6 | |
| 熱帯熱マラリア | 204 | |
| ネフローゼ症候群 | 107 | |
| ネフロン | 93 | |
| 粘液浮腫 | 133 | |
| 捻髪音 | 53 | |
| 粘膜 | 67 | |
| －カンジダ症 | 204 | |

**の**

| | | |
|---|---|---|
| 脳 | 156 | |
| 脳炎 | 169 | |
| 脳幹死 | 17 | |
| 脳幹部 | 157 | |
| 脳血管疾患 | 5 | |
| 脳血管障害 | 9, 158 | |
| 脳血栓症 | 159 | |
| 脳梗塞 | 158 | |
| 脳死 | 17 | |
| 脳出血 | 158 | |
| 脳腫瘍 | 171 | |
| 脳症 | 203 | |
| 脳神経 | 157 | |
| 脳塞栓症 | 159 | |
| 脳卒中 | 5, 158 | |
| 脳動脈瘤 | 161 | |
| 脳浮腫 | 159 | |
| 脳保護抗酸化薬 | 159 | |
| 農薬 | 212 | |
| ノルアドレナリン | 21, 119 | |
| ノロウイルス | 75, 209 | |

**は**

| | | |
|---|---|---|
| パーキンソン症候群 | 165 | |
| パーキンソン病 | 164 | |
| －様症状 | 163 | |
| 肺 | 47 | |
| 肺アスペルギルス症 | 55 | |
| 肺炎 | 5, 49, 50, 52 | |
| －球菌 | 50, 195 | |
| －クラミジア | 51 | |
| －マイコプラズマ | 51 | |
| 媒介動物 | 193 | |
| 肺化膿症 | 55 | |
| 肺がん | 5, 62 | |
| 肺気腫 | 59 | |
| 肺クリプトコッカス症 | 55 | |
| 肺結核 | 54 | |
| 肺高血圧症 | 181 | |
| 肺静脈 | 47 | |
| 肺真菌症 | 55 | |
| 肺線維症 | 181, 213 | |
| バイタルサイン | 7 | |
| バイタルチェック | 7 | |
| 肺転移 | 63 | |
| 肺動脈 | 47 | |
| －弁 | 21 | |
| 梅毒 | 197 | |
| －血清反応 | 197 | |
| －トレポネーマ | 197 | |
| 排尿痛 | 113 | |
| 肺膿瘍 | 55 | |
| 肺胞 | 47 | |
| －出血 | 189 | |
| －上皮細胞 | 47 | |
| ハウストラ | 67 | |
| 白鳥の首変形 | 177 | |
| はしか | 198 | |
| 橋本病 | 133 | |
| 播種性血管内凝固 | 153 | |
| 波状熱 | 6 | |
| バセドウ病 | 133 | |
| バソプレシン $V_2$ 受容体拮抗薬 | 111, 114 | |
| バッグ交換 | 103 | |
| 白血球 | 139 | |
| 白血病 | 144, 146 | |
| 発熱 | 7 | |
| バニリルマンデル酸 | 135 | |
| ハマダラカ | 204 | |
| パラコート中毒 | 213 | |
| バラ疹 | 197 | |

針反応　　　　　　　　　185
パルスオキシメーター　　　9
半月体　　　　　　　　　105
半月弁　　　　　　　　　　21
半昏睡　　　　　　　　　　9
汎収縮期雑音　　　　　　41
半消化態栄養剤　　　　　13
ハンター舌炎　　　　　　142
反跳痛　　　　　　　　　75
パンデミック　　　　　　49

### ひ

非アトピー型（気管支喘息）　57
非アルコール性脂肪肝炎　　85
ビオー呼吸　　　　　　　　9
非感染性腸炎　　　　　　74
ビグアナイド薬　　　　　121
鼻腔栄養チューブ　　　　51
非言語コミュニケーション　11
微絨毛　　　　　　　47, 67
微小変化型ネフローゼ症候群
　　　　　　　　　　　107
ヒス束　　　　　　　　　25
ヒスタミン　　　　　　　209
ビスホスホネート　　　　129
脾臓　　　　　　　　　　139
肥大型心筋症　　　　　　35
非代償性肝硬変　　　　　85
ビタミン$B_{12}$　　　　142
ビタミン$D_3$　　　　　101
非定型肺炎　　　　　　　50
ヒトT細胞白血病ウイルス
　　　　　　　　　　　147
非特異的IgE　　　　　　57
ヒト白血球抗原　　　　　145
ヒトパピローマウイルス　201
ヒト免疫不全ウイルス　　203
泌尿器　　　　　　　　　93
微熱　　　　　　　　　　7
非びらん性食道逆流症　　68
皮膚筋炎　　　　　　　　180
皮膚硬化　　　　　　　　181
非ホジキンリンパ腫　　　148
飛沫感染　　　　　　50, 193
肥満症　　　　　　　　　125
肥満度　　　　　　　　　124
百日咳　　　　　　　　　53
病因　　　　　　　　　　5
病気　　　　　　　　　　5
病原性大腸菌　　　　　　75

鼻翼呼吸　　　　　　　　9
日和見感染　　　　　203, 204
ピラジナミド　　　　　　55
びらん　　　　　　　　　71
微量アルブミン尿　　　　95
ビリルビン結石　　　　　87
ピロリ菌　　　　70, 71, 73, 151
貧血　　　　　101, 139, 141
頻呼吸　　　　　　　　　9
頻尿　　　　　　　　　　113
頻脈　　　　　　　　7, 133

### ふ

ファーター乳頭　　　　　67
ファブリー病　　　　　　111
ファンコニ貧血　　　　　142
不安定狭心症　　　　　　31
フィードバック調節　　　119
フィブリノイド壊死性血管炎
　　　　　　　　　　　187
フィラデルフィア染色体　146
風疹　　　　　　　　　　199
フェリチン　　　　　　　141
フォンウィルブランド病　152
腹囲　　　　　　　　　　125
副交感神経　　　　　21, 157
副甲状腺　　　　　119, 133
　−機能亢進症　　　　133
　−機能低下症　　　　133
　−腺腫　　　　　　　133
　−ホルモン　　　119, 133
副腎　　　　　　　　　　134
　−アンドロゲン　　　119
副腎髄質　　　　　　　119
副腎皮質　　　　　　　119
　−刺激ホルモン　　　119
　−刺激ホルモン放出ホルモン
　　　　　　　　　　　119
　−ホルモン　　　　　135
腹水　　　　　　　　　　85
フグ毒　　　　　　　　　209
腹膜炎　　　　　　　　　75
腹膜転移　　　　　　　　73
腹膜透析　　　　　　　　103
浮腫　　　　　　　　　　85
不整脈　　7, 24, 26, 28, 95, 115
ブドウ球菌感染症　　　　195
不妊症　　　　　　　　　197
不飽和鉄結合能　　　　　141
ブラ　　　　　　　　　　61

プラリドキシムヨウ化メチル
　　　　　　　　　　　213
プランマー・ヴィンソン症候群
　　　　　　　　　　　141
プリオン病　　　　　　　193
プリックテスト　　　　　57
プリン体　　　　　　　　127
プルキンエ線維　　　　　25
ブルンベルグ徴候　　　　75
プレドニゾロン　　　　　179
ブレブ　　　　　　　　　61
プロゲステロン　　　　　119
プロラクチン　　　　　　119
分岐鎖アミノ酸　　　　　85
分子標的治療薬　　　　　63
噴門　　　　　　　　　　67

### へ

平均赤血球ヘモグロビン濃度
　　　　　　　　　　　141
平均赤血球容積　　　　　141
閉経後骨粗鬆症　　　　　129
閉塞性血栓　　　　　　　33
ベーチェット病　　　　　185
ヘパリン　　　　　　　　159
ヘモグロビン　　　139, 141
ヘリオトロープ疹　　　　181
ヘリコバクター・ピロリ
　　　　　70, 71, 73, 151
ヘルパーT細胞　　　　　203
ヘルペスウイルス　　　　199
ベロ毒素　　　　　　　　151
ベンス・ジョーンズタンパク
　　　　　　　　　　　149
弁尖　　　　　　　　　　21
扁桃体　　　　　　　　　157
扁平コンジローマ　　　　197
扁平上皮がん（食道がん）　69
扁平上皮がん（肺がん）　63
弁膜症　　　　　　　　　36
ヘンレループ　　　　　　93

### ほ

膀胱　　　　　　　　　　93
　−炎　　　　　　　　113
放散痛　　　　　　　　　31
房室結節　　　　　　　　25
房室遅延　　　　　　　　25
房室ブロック　　　　　　27
房室弁　　　　　　　　　21

傍食道型（食道裂孔ヘルニア）　　　69
法定伝染病　　　193
乏尿　　　105
ボウマン嚢　　　93
傍濾胞細胞　　　119
ホジキンリンパ腫　　　148
ホスピス　　　17
ボタン穴変形　　　177
発作性上室性頻拍　　　29
発作性夜間ヘモグロビン尿症　　　143
ボツリヌス菌　　　209
ポリペクトミー　　　80
ホルター心電図　　　31
ホルモン　　　118
本態性高血圧　　　39
ポンプ機能　　　21, 23

**ま**
マーフィー徴候　　　87
マイコプラズマ肺炎　　　51
膜性腎症　　　105, 107
膜性増殖性糸球体腎炎　　　105
マクロファージ　　　139
麻疹　　　198
末期腎不全　　　95
マックバーニー点　　　75
末梢静脈栄養　　　13
末梢神経系　　　157
末端肥大症　　　131
麻痺性イレウス　　　77
マラリア原虫　　　204
マンシェット　　　7
慢性胃炎　　　71
慢性肝炎　　　83
慢性甲状腺炎　　　133
慢性骨髄性白血病　　　146
慢性糸球体腎炎　　　105
慢性腎臓病　　　94
　－の食事療法　　　97
慢性心不全　　　23
慢性腎不全　　　101
慢性膵炎　　　89
慢性白血病　　　146
慢性閉塞性肺疾患　　　58
慢性リンパ球性白血病　　　146
マンニトール　　　159

**み**
ミエロペルオキシダーゼ　　　187
ミオパチー　　　171
未熟児網膜症　　　15
三日はしか　　　199
脈拍　　　7
　－数　　　7, 9

**む・め**
無呼吸　　　9
ムンプスウイルス　　　199
メサンギウム増殖性糸球体腎炎　　　105
メタボリックシンドローム　　　125
メチシリン感受性黄色ブドウ球菌　　　195
メチシリン耐性黄色ブドウ球菌　　　195
メトトレキサート　　　177
免疫グロブリン　　　149
免疫複合体　　　105, 107
免疫抑制薬　　　179
免疫抑制療法　　　103

**も**
毛細血管網　　　47
網状赤血球　　　139
網膜ぶどう膜炎　　　185
もうろう　　　9
モービッツⅠ型　　　27
モービッツⅡ型　　　27
問題指向システム　　　11
門脈圧亢進　　　85

**や**
薬剤耐性菌　　　50
薬剤誘発性（高血圧）　　　39
薬毒物　　　210
薬物中毒　　　210
薬物療法　　　13

**ゆ**
有機リン中毒　　　213
疣贅　　　43
遊走能　　　139
幽門　　　67
輸液療法　　　13
輸血　　　15
輸出細動脈　　　93
輸入感染症　　　204

輸入細動脈　　　93

**よ**
溶血性尿毒症症候群　　　151
溶血性貧血　　　143
葉酸　　　142
容量負荷　　　41

**ら**
ラクツロース　　　85
ラクナ梗塞　　　159
ランゲルハンス島　　　119
卵巣　　　119
ランツ点　　　75
ランブル鞭毛虫　　　75
卵胞刺激ホルモン　　　119

**り**
リウマチ熱　　　36
リウマトイド因子　　　177
リエントリー　　　29
リケッチア感染症　　　193
リパーゼ　　　89
リビングウイル　　　17
リファンピシン　　　55
リモデリング（気道の）　　　57
流行性感冒　　　49
流行性耳下腺炎　　　199
淋菌　　　197
臨床医学　　　3
臨床検査　　　11
リンパ球　　　139
リンパ節転移　　　73

**る**
涙腺　　　183
ループスアンチコアグラント　　　183
ループス抗凝固因子　　　183
ループス腎炎　　　109, 179

**れ**
レイノー現象　　　179, 181
レジオネラ肺炎　　　53
レシピエント　　　15, 103
レビー小体型認知症　　　163
レボドパ　　　165
レンサ球菌　　　195
連銭形成　　　149

**ろ**

老化　　　　　5
労作性狭心症　　31
老人性骨粗鬆症　129

老人斑　　　　　　163
ローズベンガル試験　183
ロート斑　　　　　43
ロタウイルス　75, 209

**わ**

ワルデンシュトレーム-マクロ
　グロブリン血症　149

医療系学生のための
## 図解 病態治療学テキスト＆ノート   ISBN978-4-7878-2229-1

2016 年 1 月 1 日　初版第 1 刷発行

| | |
|---|---|
| 著　　　者 | 丹羽利充 |
| 発 行 者 | 藤実彰一 |
| 発 行 所 | 株式会社　診断と治療社 |
| | 〒 100-0014　東京都千代田区永田町 2-14-2　山王グランドビル 4 階 |
| | TEL：03-3580-2750（編集）　03-3580-2770（営業） |
| | FAX：03-3580-2776 |
| | E-mail：hen@shindan.co.jp（編集） |
| | 　　　　eigyobu@shindan.co.jp（営業） |
| | URL：http://www.shindan.co.jp/ |
| 装　　　幀 | 株式会社 ジェイアイ |
| 本文イラスト | 藤立育弘 |
| 印刷・製本 | 株式会社 加藤文明社 |

©Toshimitsu NIWA, 2016. Printed in Japan.　　　　　　　　　　　　　[検印省略]
乱丁・落丁の場合はお取り替えいたします.